膝关节外科手术技巧
Knee Surgery：Tricks of the Trade

主 编 （美）詹姆斯·P. 斯坦纳德
James P. Stannard，MD
Medical Director
Missouri Orthopaedic Institute；
Hansjörg Wyss Distinguished Professor of Orthopaedic Surgery；
Chair
Department of Orthopaedic Surgery
University of Missouri
Columbia，Missouri，USA

（美）安德鲁·施密特
Andrew Schmidt，MD
Professor
Department of Orthopaedics
University of Minnesota；
Chief
Department of Orthopaedic Surgery
Hennepin County Medical Center
Minneapolis，Minnesota，USA

（美）毛里西奥·科夫里
Mauricio Kfuri，MD，PhD
Director
Orthopaedic Residency Program；
James P. Stannard，MD，and Carolyn A. Stannard Distinguished Professor in Orthopaedic
Surgery
University of Missouri；
Missouri Orthopaedic Institute
Columbia，Missouri，USA

主 审 王健全
主 译 刘 宁 魏 瑄 王续鹏

北方联合出版传媒（集团）股份有限公司
辽宁科学技术出版社
·沈 阳·

©2023 辽宁科学技术出版社。
著作权合同登记号：第 06-2022-167 号。

图书在版编目（CIP）数据

膝关节外科手术技巧 / （美）詹姆斯·P.斯坦纳德（James P. Stannard），（美）安德鲁·施密特（Andrew Schmidt），（美）毛里西奥·科夫里（Mauricio Kfuri）主编；刘宁，魏瑄，王续鹏主译.—沈阳：辽宁科学技术出版社，2023.10
ISBN 978-7-5591-3060-0

Ⅰ.①膝… Ⅱ.①詹… ②安… ③毛… ④刘… ⑤魏… ⑥王… Ⅲ.①膝关节—外科手术 Ⅳ.①R687.4

中国国家版本馆CIP数据核字（2023）第105354号

出版发行：辽宁科学技术出版社
　　　　　（地址：沈阳市和平区十一纬路25号　邮编：110003）
印 刷 者：辽宁新华印务有限公司
经 销 者：各地新华书店
幅面尺寸：210mm×285mm
印　　张：20
插　　页：4
字　　数：420千字
出版时间：2023年10月第1版
印刷时间：2023年10月第1次印刷
责任编辑：吴兰兰
封面设计：顾　娜
版式设计：袁　舒
责任校对：闻　洋

书　　号：ISBN 978-7-5591-3060-0
定　　价：288.00元

投稿热线：024-23284363
邮购热线：024-23284502
E-mail:2145249267@qq.com
http://www.lnkj.com.cn

审译者名单

主审

王健全　北京大学第三医院

主译

刘　宁　郑州市骨科医院　　　　　　　　魏　瑄　郑州市骨科医院

王续鹏　郑州市骨科医院

副主译

王金良　郑州市骨科医院　　　　　　　　李　明　郑州市骨科医院

参译人员（按姓氏汉语拼音排序）

蔡松涛　郑州市骨科医院　　　　　　　　曹耀威　郑州市骨科医院

冯　杨　郑州市骨科医院　　　　　　　　高士基　郑州市骨科医院

胡　滨　郑州市骨科医院　　　　　　　　李　哲　郑州市骨科医院

刘玉强　郑州市骨科医院　　　　　　　　骆晓飞　郑州市骨科医院

孙　博　郑州市骨科医院　　　　　　　　孙京涛　郑州市骨科医院

杨　帅　郑州市骨科医院　　　　　　　　袁　鹏　郑州市骨科医院

朱绍阳　郑州市骨科医院

翻译秘书

李　明　郑州市骨科医院

译者简介

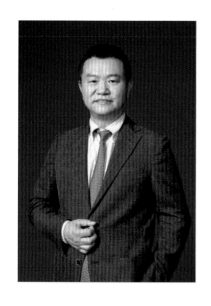

刘宁，主任医师，专业技术二级，河南大学硕士研究生导师。现任郑州市骨科医院运动医学科主任。

1983年大学毕业开始"医师"生涯，为无数患者解除了骨伤病痛。1999年师从田德祥教授和敖英芳教授跨入运动医学领域。2000年开始筹备，于2002年11月创立郑州市骨科医院运动医学科，并先后组建成立郑州市运动医学研究所、郑州市科技局运动创伤重点实验室。带领的科室在肩、膝、髋、踝亚专业的建设已初具规模，成为国内学术界具有一定影响力的运动医学专科。"河南省关节镜诊疗中心""运动员骨伤定点治疗科室""中国医师协会关节镜技术培训中心""中国肩肘运动医学专业化培训基地"等殊荣也先后落户郑州市骨科医院，为运动医学和关节镜技术的推广做出了应有的贡献。

从医40年，从事运动医学事业24年，擅长各种运动损伤和关节疾患的关节镜诊疗与术后康复，手术治疗的数十名专业运动员重返运动赛场，并取得佳绩。

发明的"网兜法治疗ACL胫骨止点撕脱骨折装置"降低了手术难度，提高了手术成功率；设计的"膝关节镜改良3入路技术"改善了前交叉韧带重建中股骨髁间凹的视野，提高了重建的精准定位率，缩短了手术时间；创立的"触摸定位法内侧髌股韧带重建技术"提高了髌骨脱位内侧髌股韧带重建定位的精准性，降低了手术难度，避免了射线对医护人员的损害。这3项技术得到了业界的广泛认可，并得到了推广应用。发表论文40余篇，其中SCI1区文章1篇，中华系列核心期刊20余篇。获河南省科技进步二等奖1项，河南省医学科技进步二等奖3项，郑州市科技进步二等奖4项。现担任ISAKOS会员，APKASS创始会员，中华医学会运动医疗分会常委，中国医师协会运动医学医师分会常委，中国医师协会运动医学医师分会髋关节学组组长，中国中西医结合学会运动医学专业委员会副主任委员，中国医师协会运动医学科普专业委员会副主任委员，BJSM中文版编委，《中华骨科杂志》《中华创伤杂志》特约审稿人，河南省医学会运动医疗分会主任委员，河南省中西医结合学会运动医学专业委员会主任委员，郑州市运动医学专业委员会主任委员等学术职务。

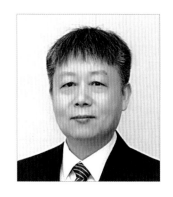

魏瑄，男，55岁，毕业于河南医科大学，主任医师，专业技术三级，郑州市骨科医院宜居健康城院区关节病科室主任，河南大学硕士研究生导师。

中国医师协会骨与关节畸形学组委员，河南省康复医学会骨关节分会副主任委员，河南省医学会骨科分会髋关节学组副组长，河南省医师协会骨科分会关节学组副组长，河南省运动医学会关节置换学组副组长。

现专于人工关节置换及翻修手术。每年主刀完成手术千余例，迄今完成髋、膝关节置换手术万余例，取得了良好的临床效果，对髋、膝关节置换手术有丰富的临床经验。

在国家级杂志发表论文数十篇。获郑州市科技进步二等奖及河南省中管局科技进步一等奖多项。参编《关节镜手术学》《髋翻修精要》等。

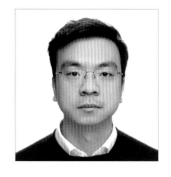

王续鹏，男，40岁，毕业于中南大学湘雅医学院，主任医师。

中华医学会运动医疗分会青年委员，中华医学会运动医疗分会骨盆与脊柱学组委员，河南省医学会运动医疗分会常委，河南省医学会骨科分会关节镜学组副组长。

现专于关节镜微创治疗肩、膝、髋关节疾病。每年主刀完成手术600余例，对肩、膝、髋关节镜手术有丰富的临床经验。

在国家级杂志发表论文十余篇。获河南省卫健委科技进步二等奖2项。

中文版序言

膝关节是人体结构最复杂的关节，在负重的同时，可完成繁复的各种运动动作。所以膝关节也是最容易损伤的关节之一，其运动损伤修复对患者运动能力的恢复十分重要。近年来，关于膝关节外科修复的技术日新月异、层出不穷，临床医生亟待一本为膝关节疾病手术治疗提供指导意见及治疗方案的图书。

这本由 James P. Stannard、Andrew Schmidt 和 Mauricio Kfuri 共同编写的 *Knee Surgery：Tricks of the Trade* 系统全面地介绍了膝关节创伤、运动医学及成人重建等学科，对临床的指导意义很大。编者从骨骼到软组织，通过示意图与临床图片结合，深入浅出地介绍了膝关节各种损伤，并为各种损伤提供了规范的治疗方案。该书为读者提供了丰富、新颖、生动和实用性极强的专业知识，为临床医生更好地了解和进行术后康复指导提供了准确参考，同时也为相关科研人员提供了重要的参考资料。

刘宁教授牵头翻译的这本书，希望可以为骨科和运动医学科医生提供关于膝关节损伤诊断治疗方案。相信本书的出版必将促进国内膝关节外科的进一步发展。希望今后能够有更多的相关著作出版，共同推动国内运动医学的发展。

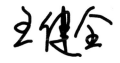

2023 年 7 月 19 日于北京

中文版前言

近年来，骨科技术的发展日新月异，其专业的细化也趋于极致。膝关节疾病的诊治在国际上发展迅速，目前已经成为临床上的研究热点。同样，国内膝关节疾病的诊疗水平也取得了长足的进步，越来越多的临床医生积极地参与到膝关节疾病治疗的领域中来，使患者从中受益。但由于膝关节本身解剖及生理功能较为复杂，疾病范围涉及创伤及关节退行性病变等多种病因，使得系统治疗膝关节相关疾患相对困难。临床上急需规范、系统、全面的书籍来帮助相关从业人员更好地理解膝关节疾患，对膝关节疾病的规范性治疗有更加深刻的认知。

由詹姆斯·P. 斯坦纳德（James P. Stannard）、安德鲁·施密特（Andrew Schmidt）和毛里西奥·科夫里（Mauricio Kfuri）主编的 *Knee Surgery：Tricks of the Trade* 是一本系统治疗膝关节疾患的专业性图书，内容涵盖了膝关节创伤、运动医学、成人重建三大方面疾病的病理变化、诊断要点与治疗原则。不仅介绍了各种手术技术，同时对膝关节创伤和疾病的非手术治疗方法、康复计划也进行了详细的阐述。该书编者云集了多位国际上知名膝关节专家，提出的理念与观点为国际上最新并被业界广泛接受，具有较高的实用价值。

为了更好地帮助临床医生系统地认识膝关节病患，提高膝关节疾病的规范化治疗水平，郑州市骨科医院运动医学科及关节科两大团队的专家联手，结合自身的临床实践经验，共同编译了这本《膝关节外科手术技巧》。希望能给各位骨科和运动医学同道的工作带来一定的帮助。

本书在编译过程中得到了郑州市骨科医院运动医学科和关节科众多同道的大力支持。北京大学第三医院运动医学科王健全教授对本书的编译给予了系统性的指导，并对全书进行了细致、全面的审阅，在此表示衷心的感谢。是大家夜以继日的辛苦付出最终促成了本书的顺利出版！

2023 年 7 月 17 日于郑州

序言

本书是一本旨在帮助骨科医生提高手术技术的图书。内容简明扼要，主要介绍了一流国际外科专家的诊疗意见和手术技巧。它不是为读者提供参考资料或详细的治疗史，而是为各种膝关节疾病的手术治疗提供专家指导意见及方案，涵盖创伤、运动医学和成人重建等学科。

我们希望读者会发现这是一本有指导意义的手术技巧图书，他们可以在进入手术室之前翻阅。

James P. Stannard，*MD*
Andrew Schmidt，*MD*
Mauricio Kfuri, MD，*PhD*

致谢

我要感谢我优秀的妻子 Carolyn 和孩子，感谢他们包容我再写一本书。他们的耐心、爱和支持是我前进的动力。这是最后一本，我保证！

James P. Stannard, MD

首先，我要把这本书献给我的妻子 Jamie、孩子 Michael 和 Katherine，他们的爱、支持和友谊对我来说比什么都重要。其次，我要感谢 Hennepin 医疗保健公司的合作伙伴们，感谢他们对患者的无私奉献、他们的坚韧和他们的团队精神。能与这么优秀的人一起工作是我的荣幸。最后，我还要感谢帮助我们策划和出版这本书的 Thieme 出版社的责任编辑。

Andrew Schmidt, MD

我要把这本书献给那些对膝关节始终充满热情，并一直有兴趣了解这个复杂关节各个方面的人。首先，我要特别感谢我的妻子 Glaucia 以及我们的孩子 Pedro 和 Julia，他们的爱和支持让我有时间来完成这个项目。他们是我所有行动的不竭动力。其次，我的导师 Cleber Paccola 和 Joseph Schatzker，以及我的住院医师和同事给了我很多帮助和鼓励，他们给予我的可能比他们得到的回报要多得多。最后，我将这本书献给我的患者们，是他们的信任，才让我如此荣幸能为他们服务。

Mauricio Kfuri, MD, PhD

编者名单

Rene Jorge Abdalla, MD, PhD
Full Professor;
Head of the Knee Institute – Hcor;
Professor of the Translational Surgery
  Post-Graduation Program;
Department of Orthopedics and Traumatology
Paulista School of Medicine - Federal University
  of São Paulo
São Paulo, Brazil

John D. Adams Jr, MD
Orthopaedic Surgeon
Prisma Health
University of South Carolina SOM- Greenville
Greenville, South Carolina, USA

Ajay Aggarwal, MD
Orthopaedic Surgeon
Department of Orthopedic Surgery
University of Missouri
Columbia, Missouri, USA

Marcio Albers, MD
Orthopedic Surgeon;
Resident Physician
Department of Radiology
University of Pittsburgh
Pittsburgh, Pennsylvania, USA

Rodrigo Satamini Pires E Albuquerque, MD, PhD
Orthopaedic Surgeon
Department of General and Specialized Surgery
Fluminense Federal University (UFF)
Niterói, Brazil;
National Institute of Traumatology and Orthopedics
Rio de Janeiro, Brazil

Zachary S. Aman, MD
Medical Student
Sidney Kimmel Medical College
Philadelphia, Pennsylvania, USA

Elizabeth A. Arendt, MD
Professor and Vice Chair
Department of Orthopedic Surgery
University of Minnesota
Minneapolis, Minnesota, USA

Diego da Costa Astur, MD
Affiliated Professor and Post-Doctorate in
  Translational Surgery
Department of Orthopedics and Traumatology
Escola Paulista de Medicina / Federal University of
  São Paulo;
Head
Knee Group of the Discipline of Sports Medicine
Department of Orthopedics and Traumatology
EPM/UNIFESP
São Paulo, Brazil

Suthorn Bavonratanavech, MD
Chief of Orthopedic and Trauma Network;
Senior Director
Bangkok Orthopedic Center
Bangkok International Hospital
Huaykwang, Bangkok, Thailand

Stefano A. Bini, MD
Professor of Clinical Orthopaedics;
Chief Technology Officer
Department of Orthopaedic Surgery
University of California San Francisco (UCSF);
Founder and Chair, UCSF Digital Orthopedics
  Conference (DOCSF)
San Francisco, California, USA

Jordan A. Bley, MPH
Department of Orthopaedic Surgery
Vanderbilt University
Nashville, Tennessee, USA

William D. Bugbee, MD
Department of Orthopaedic Surgery
Scripps Clinic
La Jolla, California, USA

Jeremy M. Burnham, MD
Orthopedic and Sports Medicine Surgeon;
Medical Director of Sports Medicine;
Orthopedic Surgery Department Head
Ochsner Health – Baton Rouge
Baton Rouge, Louisiana, USA

John Byron, DO
Orthopedic Spine Surgeon
Florida Orthopedic Institute
Florida, Miami, USA

Gilberto Luis Camanho, MD, PhD
Full Professor
Department of Orthopedics and Traumatology
University of São Paulo School of Medicine
São Paulo, Brazil

Moises Cohen, MD
Full Professor of Orthopedics, Traumatology and
    Sports Medicine
Federal University of São Paulo- Brazil;
Head of Cohen Orthopedic and Sports Medicine Institute
Hospital Israelita Albert Einstein
São Paulo, Brazil

Juan Manuel Concha, MD
Professor of Orthopedics and Traumatology
University of Cauca;
Susana López Hospital in Valencia
Popayán, Colombia, Bogotá

Corey Cook, MA
Clinical Research Coordinator
Columbia Orthopaedic Group
Columbia, Missouri, USA

Brett D. Crist, MD, FAAOS, FACS, FAOA
Professor
Vice-Chairman of Business Development;
Director Orthopaedic Trauma Service;
Director Orthopaedic Trauma Fellowship;
Co-Director Limb Preservation Center;
Surgery of the Hip and Orthopaedic Trauma
Department of Orthopaedic Surgery
University of Missouri
Columbia, Missouri, USA

Marco Kawamura Demange MD, PhD
Associate Professor
Department of Orthopedics and Traumatology
University of São Paulo School of Medicine
São Paulo, Brazil

Vishal S. Desai, MD
Resident Physician
Department of Orthopedic Surgery
State University of New York Upstate
Syracuse, New York, USA

Lars Engebretsen, MD, PhD
Professor
Division of Orthopedic Surgery
University of Oslo
Oslo, Norway

Igor A. Escalante Elguezabal, MD
Attending professor of Orthopaedic Surgery
Universidad Central de Venezuela
Hospital Universitario de Caracas
Caracas, Venezuela

George C. Fanelli, MD
Orthopaedic Surgeon
GeisingerWoodbine - Orthopaedics and Sports Medicine
Danville, Pennsylvania, USA

Matthew G. Fanelli, MD
Orthopaedic Surgeon
GeisingerWoodbine - Orthopaedics and Sports Medicine
Danville, Pennsylvania, USA

Fabricio Fogagnolo, MD
Head of Knee Surgery and Orthopaedic Trauma
Department of Orthopaedics and Anesthesiology
Hospital das Clínicas
University of São Paulo
São Paulo, Brazil

Carlos Eduardo Franciozi, MD, PhD
Affiliate Professor;
Head of the Orthopedic Surgery Residency Program;
Professor of the Post-Graduation Orthopedics -
    Radiology Program;
Department of Orthopedics and Traumatology
Paulista School of Medicine - Federal University of
    São Paulo
Knee Institute - HCor
São Paulo, Brazil

Freddie Fu, MD
Chair
Department of Orthopaedic Surgery;
David Silver Professor of Orthopaedic Surgery
University of Pittsburgh School of Medicine
Pittsburgh, Pennsylvania, USA

Nicholas P. Gannon, MD
Orthopedic Surgeon Resident
Department of Orthopaedic Surgery
University of Minnesota
Minneapolis, Minnesota, USA

Andrew J. Garrone, MD
Professor
Department of Orthopaedics
The Ohio State University
Columbus, Ohio, USA

Alan Getgood, MD, FRCS (Tr and Orth), Dip SEM
Assistant Professor
Schulich School of Medicine & Dentistry;
Fowler Kennedy Sport Medicine Clinic
3M Centre, University ofWestern Ontario
London, Ontario, Canada

Vincenzo Giordano, MD, PhD, FBCS
Orthopaedic Trauma Surgeon
Orthopedics and Traumatology Service Professor
Nova Monteiro
Miguel Couto Municipal Hospital;
Orthopaedic Trauma Surgeon
Clínica São Vicente
Rio de Janeiro, Brazil

Riccardo Gobbi, MD, PhD
Associate Professor
Hospital das Clínicas
Institute of Orthopedics and Traumatology
Faculty of Medicine
University of São Paulo
São Paulo, Brazil

Jan S. Grudziak, MD, PhD
Assistant Professor
Department of Orthopaedic Surgery
University of Pittsburgh
Pittsburgh, Pennsylvania, USA

Benjamin Hansen, MD
Orthopaedic Surgeon
Department of Orthopedic Surgery
Kirk Kerkorian School of Medicine
University of Nevada Las Vegas
Las Vegas, Nevada, USA

George Hanson, MD
Orthopaedic Surgeon
Hennepin Healthcare System
Minneapolis, Minnesota, USA

Arlen D. Hanssen, MD
Orthopedic Surgeon
Department of Orthopedic Surgery
Mayo Clinic
Rochester, Minnesota, USA

Christopher D. Harner, MD, FAOA, FAAOS
Orthopaedic Surgeon
Pittsburgh, Pennsylvania, USA

Jörg Harrer
Orthopaedic Surgeon
Department of Orthopedics and Traumatology
Regiomed Klinikum Lichtenfels
Lichtenfels, Germany

Steven F. Harwin, MD, FAAOS
Chief of Advanced Technology of Total Hip and
 Knee Arthroplasty
Mount SinaiWest;
Professor of Orthopaedic Surgery
Icahn School of Medicine at Mount Sinai
New York, New York, USA

Betina B Hinckel, MD, PhD
Assistant Professor
Oakland University
Rochester, Minnesota, USA;
Department of Orthopaedic Surgery
William Beaumont Hospital
Royal Oak, Michigan, USA

Patrick Horst, MD
Assistant Professor
Department of Orthopedic Surgery
Medical School, University of Minnesota
Minneapolis, Minnesota, USA

David Hubbard, MD
Chief
Orthopaedic Trauma Service;
Professor
Department of Orthopaedics
School of Medicine
West Virginia University
Morgantown,West Virginia, USA

Felix Hüttner, MD
Orthopaedic Surgeon
Department of Orthopaedics and Traumatology
Regiomed Klinikum Lichtenfels
Lichtenfels, Germany

Sheila J. McNeill Ingham, MD, PhD
Affiliate
Department of Orthopedics and Traumatology
Escola Paulista de Medicina - Universidade Federal
 de São Paulo
São Paulo, Brazil

Eli Kamara, MD
Assistant Professor of Orthopaedic Surgery
Albert Einstein College of Medicine
Bronx, New York, USA

James Keeney
Chief, Adult Reconstruction Service;
Associate Professor
Department of Orthopaedic Surgery
University of Missouri
Columbia, Missouri, USA

Mitchell I. Kennedy, MD
Research Coordinator II
Eastside Research Associates
Seattle, Washington, USA

Peter Kloen, MD, PhD
Professor of Orthopaedic Traumatology
Amsterdam University Medical Center
Amsterdam, The Netherlands

Christian Krettek, FRACS, FRCSEd
Professor
Medizinische Hochschule Hannover (MHH)
Hannover, Germany

Robert F. LaPrade MD, PhD
Complex Knee and Sports Medicine Surgeon
Twin Cities Orthopedics;
Adjunct Professor
Department of Orthopaedic Surgery
University of Minnesota
Minneapolis, Minnesota, USA

Samantha L. LaPrade MD
Resident Physician
Department of Otolaryngology
Medical College of Wisconsin
Milwaukee, Wisconsin, USA

Mark A. Lee, MD, FACS
Professor and Vice Chair of Education;
Chief, Orthopaedic Trauma Service;
Director, Orthopaedic Trauma Fellowship
Department of Orthopaedic Surgery
UC Davis Health
Sacramento, California, USA

Frank A. Liporace, M.D.
Chief
Division of Orthopaedic Trauma & Adult Reconstruction
Department of Orthopaedic Surgery
Saint Barnabas Medical Center
Livingston, New Jersey, USA

Robert Longstaffe, MD, FRCSC
Fowler Kennedy Sport Medicine Clinic
3M Centre, University of Western Ontario
London, Ontario

Philipp Lobenhoffer, MD, PhD
Professor, Orthopedic and Trauma Surgery
Go: h Joint Surgery Orthopedics Hanover
Lobenhoffer, Agneskirchner, Tröger GbR
Hanover, Germany

Walter R. Lowe, MD
Ed T Smith Professor and Chair
University of Texas McGovern Medical School
Houston, Texas, USA

Congfeng Luo, MD
Orthopaedic Surgeon
Department of Orthopaedic Surgery
Shanghai Sixth People's hospital
Shanghai Jiaotong University
Shanghai, China

Richard Ma, MD
Gregory L. and Ann L. Hummel Distinguished Professor
Department of Orthopaedic Surgery;
Chief, Division of Sports Medicine
Missouri Orthopaedic Institute
University of Missouri – Columbia
Columbia, Missouri, USA

Sven Märdian, MD
Chief Senior Physician
Head of the Traumatology and Musculoskeletal
   Tumor Surgery Section
Center for Musculoskeletal Surgery (CMSC)
Campus Virchow Klinikum
Charité - University Medicine Berlin
Berlin, Germany

Chatchanin Mayurasakorn, MD
Orthopaedic Trauma Surgeon
Bangkok International Hospital
Bangkok, Thailand

Wilson Mello Jr, MD
Research and Study Center
Wilson Mello Institute;
Pontifical Catholic University Hospital of Campinas
Campinas, Brazil

Rory McHardy, ATC
Program Director - Ochsner Sports
Medicine Institute SMA Residency
Ochsner Health – Baton Rouge
Baton Rouge, Louisiana, USA

Conor I. Murphy, MD
Orthopedic Surgeon
Department of Orthopaedic Surgery
University of Pittsburgh
Pittsburgh, Pennsylvania, USA

Volker Musahl, MD
Department of Orthopaedic Surgery
UPMC Freddie Fu Sports Medicine Center
University of Pittsburgh
Pittsburgh, Pennsylvania, USA

Douglas D.R. Naudie, MD, FRCSC
Professor
Department of Surgery (Division of Orthopaedic Surgery)
Schulich School of Medicine
Western University;
Consultant Orthopaedic Surgeon
London Health Sciences Center
Joint Replacement Institute
University Hospital
London, Ontario, Canada

Julio César Palacio-Villegas, MD
Professor of Orthopaedic Surgery
Javeriana University;
Chief of the Hip and Knee Reconstruction Group;
Coordinator of The Fellowship Program in Hip and
Knee Reconstruction Surgery
Clínica Imbanaco Grupo QuirónSalud.
Cali, Colombia, Bogotá

Idemar Monteiro da Palma, MD
Orthopaedic Surgeon
Montese Medical Center
Resende - RJ
Rios D'Or Hospital
Rio de Janeiro, Brazil

Kevin I. Perry, M.D.
Orthopedic Surgeon
Department of Orthopedic Surgery
Mayo Clinic
Rochester, Minnesota, USA

Robinson Esteves Pires, MD, PhD
Professor of Orthopaedic Surgery;
Chief of the Department of the Locomotor Apparatus
Federal University of Minas Gerais;
Director of the Orthopaedic Trauma Division
Felicio Rocho Hospital and Orizonti Institute
Belo Horizonte, Minas Gerais, Brazil

Joshua Pratt, MS, LAT, ATC, OTC, PES
Sports Medicine Assistant Resident
Ochsner Health – Baton Rouge
Baton Rouge, Louisiana, USA

J. Spence Reid, MD
Orthopaedic Surgeon
Penn State University College of Medicine
Milton S. Hershey Medical Center
Hershey, Pennsylvania, USA

Rodrigo Salim, MD, PhD
Knee Surgeon Orthopedist
Foundation for Support of Teaching,
   Research and Assistance
HCFMRP;
Clinical Hospital of the Faculty of
   Medicine of Ribeirão Preto
Ribeirão Preto, Brazil

Dominique Saragaglia, MD
Professor Emeritus
Orthopaedic Unit
Grenoble-Alpes-Voiron University Hospital
Voiron, France

Michael Schuetz, FRACS, FaOrth
Director
Jamieson Trauma Institute;
Professor & Chair of Trauma
Queensland University of Technology;
Department of Orthoapedics and Trauma Service
Royal Brisbane andWomen's Hospital
Brisbane, Australia

Seth L. Sherman, MD
Associate Professor of Orthopedic Surgery
Stanford University California, USA

Patrick A. Smith, MD
Columbia Orthopaedic Group
Adjunct Professor of Orthopaedic Surgery;
Co-Director of Sports Medicine Fellowship;
Team Physician
University of Missouri
Columbia, Missouri, USA

Felipe Serrão de Souza, MD
Orthopaedic Trauma Surgeon
Orthopedics and Traumatology Service Professor
Nova Monteiro
Miguel Couto Municipal Hospital;
Rio de Janeiro, Brazil

Matthew Stillwagon, MD
Orthopaedic Surgeon
Mission Hospital
Asheville, North Carolina, USA

Wolf Strecker, MD
Orthopaedic Surgeon
Department of Orthopedics and Traumatology
Klinikum Bamberg
Bamberg, Germany

Michael J. Stuart, MD
Professor
Department of Orthopedic Surgery
Mayo Clinic
Rochester, Minnesota, USA

Luis Eduardo Passarelli Tirico, MD
Knee Surgeon
Orthopedic and Traumatology Institute
Hospital das Clinicas;
Assistant Professor
University of São Paulo Medical School;
São Paulo, Brazil

Elizabeth C. Truelove, MD
Orthopedist
University of Chicago Medical Center
University of Chicago
Chicago, Illinois, USA

David Volgas, MD
Orthopaedic Surgeon
Department of Orthopedic Surgery
University of Missouri Health Care
Columbia, Missouri, USA

AndréWajnsztejn, MD, MBA, PhD
Orthopaedic Surgeon
Hospital Israelita Albert Einstein
São Paulo, Brazil

YukaiWang, MD
Orthopaedic Surgeon
Department of Orthopaedic Surgery
Shanghai Sixth People's hospital
Shanghai Jiaotong University
Shanghai, China

Ryan J.Warth, MD
Director of Operations
REDCap Cloud
Houston, Texas, USA

Jacob Worsham, MD
Assistant Professor
Orthopaedic Surgery - Sports Medicine
University of Texas at Houston
Houston, Texas, USA

Richard S. Yoon, MD
Director of Orthopaedic Research
Department of Orthopaedic Surgery
Division of Orthopaedic Trauma & Adult Reconstruction
Saint Barnabas Medical Center
Livingston, New Jersey, USA

Connor G. Ziegler, MD
Orthopedic Shoulder, Elbow, Hip, and Knee Specialist
New England Orthopedic Surgeons,
Springfield, Massachusetts, USA

目录

视频目录

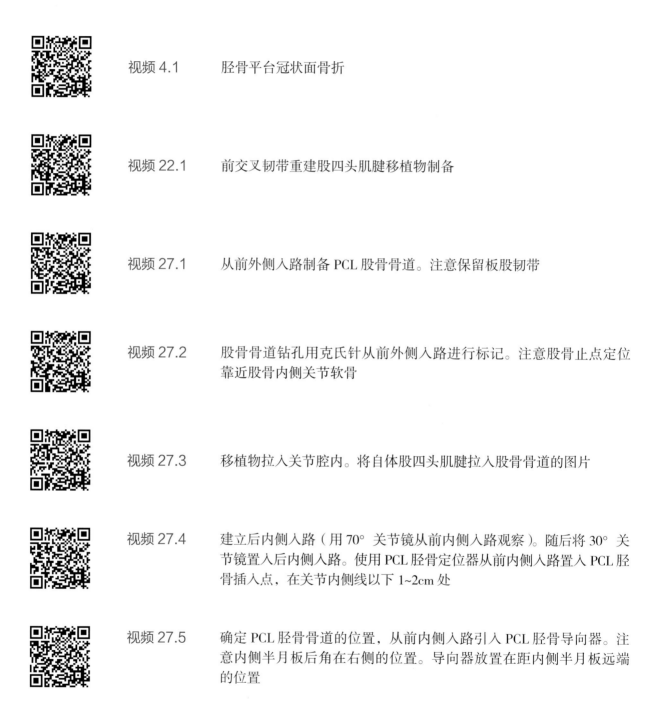

第一部分
创伤

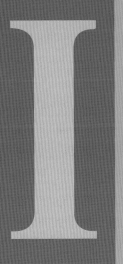

第一章　外侧胫骨平台骨折

David Hubbard

王续鹏 / 译

1.1 概述

该手术适用于孤立型外侧胫骨平台骨折，这种骨折通常伴有皮质破坏（劈裂部分）和关节嵌塞（塌陷部分）（图 1.1）。复位关节面，并进行固定。

1.2 关键原则

使用可延长外侧手术入路暴露外侧胫骨平台，如需要可通过半月板下关节切开术，直接观察外侧半月板下的关节面（图 1.2）。这样可以评估外侧半月板，必要时进行修复。抬高塌陷的骨折块，利用植骨或植骨替代物来填充干骺端缺损（图 1.3），挤压关节内骨折线。

使用支撑型植入物。支撑型植入物通常是非锁定植入物，严重骨质疏松症是锁定植入物的唯一适应证。许多植入物生产厂家有专门的胫骨近端植入物。

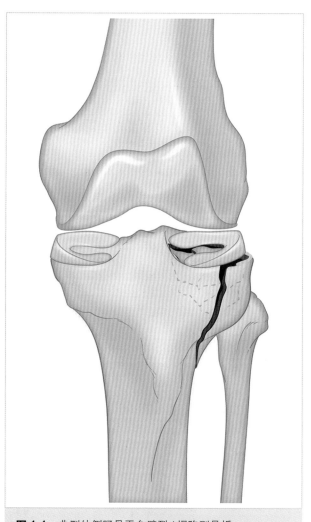

图 1.1 典型外侧胫骨平台劈裂 / 塌陷型骨折

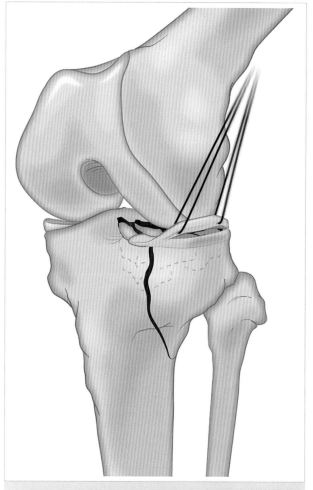

图 1.2 使用半月板下关节切开术来改善术中对关节骨折的显露

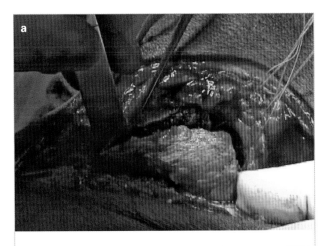

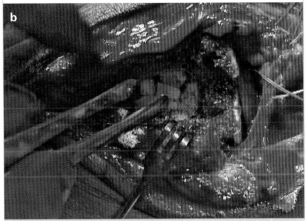

图1.3 a、b. 利用植骨（本例为异体松质骨）填充提升关节面后出现的干骺端缺损

1.3 预期

该技术可以很好地观察到前部和中部的关节面，但修复后部的关节面嵌插比较困难。即使残余一些关节面不平整，当膝关节对线和稳定性恢复时，预后一般良好，手术的目标是复位后关节面塌陷 < 2mm。尽管膝关节相关的韧带或半月板损伤的可能性很大，但后期手术并不常见，创伤后关节炎的风险较低。

1.4 适应证

外侧胫骨平台骨折手术治疗的一般适应证包括关节面下降和（或）塌陷、关节不稳定和（或）胫骨近端相对于对侧增宽。

1.5 禁忌证

禁忌证包括影响手术安全的软组织损伤或患者身体状况不稳定。例如，术区并发有骨折水疱和（或）擦伤，皮肤存在"褶皱"。

1.6 特殊考虑

在手术前，必须完全了解三维解剖结构。大多数外科医生使用计算机断层扫描（CT）来更好地了解骨折类型；但是，最近一些外科医生主张使用磁共振成像（MRI）来评估术区软组织的情况。手术前必须减少明显的肿胀，处理骨折处的水疱。

骨筋膜室综合征是另一个挑战。有指征时应行筋膜切开术。可以将外侧筋膜切开术切口与外侧入路切口对齐，使其成为外侧入路切口的延续。在最终固定之前，筋膜切开术的切口应闭合或可闭合。

1.7 特殊说明、体位和麻醉

患者取仰卧位。在患侧髋关节下方放置一个垫块，使腿部轻微内旋。使用止血带。在腿下放置一个泡沫斜面或一叠布单，使其高于对侧腿，以便于侧位透视。将C臂机从手术区域的对侧引入，并使其能在正位和侧位之间自由旋转。选用麻醉剂时，应考虑联合肌松剂（图1.4）。

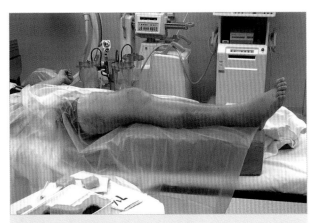

图1.4 外侧胫骨平台骨折术中体位

1.8 提示、要点和经验

1.8.1 入路

将皮肤切开后，剥离胫前肌和髂胫束的筋膜，形成一个长的连续切口。根据钢板固定的需要，将胫前肌从胫骨上松解，同时需要将髂胫束从 Gerdy 结节上松解开，然后在半月板和胫骨之间进行半月板下关节切开术。进行缝合，以实现更稳定的半月板复位。

1.8.2 术区视野

使用通用或股关节牵开器可"打开"外侧关节间隙，通过施加内翻应力可进一步促进外侧关节间隙的"打开"（图 1.5）。使用头灯可以使光线照射到切口，以便更好地观察。可以游离外侧半月板前角，随后进行修复，以进一步改善手术视野。

1.8.3 骨折复位

骨折复位方式取决于是无塌陷的单纯劈裂型骨折还是劈裂/塌陷型骨折。单纯劈裂型骨折需要进行挤压。暴露关节面后，使用大骨盆夹或特定的关节周围复位钳将骨折块挤压在一起（图 1.6），复位过程中始终注意关节整体情况。一旦关节解剖复位，放置临时克氏针以暂时维持复位。然后用最终植入物取代。

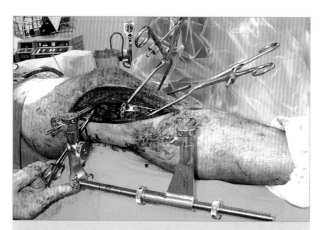

图 1.5 术中照片显示使用牵开器协助打开外侧膝关节间隙，以促进骨折复位

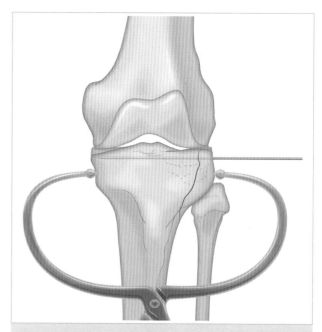

图 1.6 使用 C 形关节周围复位钳对预复位的干骺端进行外部加压

劈裂/塌陷型骨折的复位方式与此不同。有两种方法：闭合法或开页法。在闭合法中，通过骨刀形成的皮质窗口将塌陷区域抬高（图 1.7）。将劈裂部分留在原位，直到关节面重建。使用顶棒或打入器进行抬高，用植骨或植骨替代物填充缺损，用软骨下克氏针支撑关节面。然后如上所述用夹钳挤压关节面。在开页法中，利用远端形成的铰链将劈裂部分向前打开。这样可以直接看到塌陷的骨折块，然后直接操作，将其复位到外侧骨折块或内侧的完整关节面。用植骨或植骨替代物再次填充缺损（图 1.3）。旋转外侧骨折块进行复位，同时观察关节面。用复位钳挤压。

在任何情况下，都要通过目视和 X 线透视检查复位情况。

1.8.4 内固定

根据处理原则，外侧胫骨平台骨折仅需要一个起支撑作用的钢板。唯一的例外是，单纯塌陷型骨折只需要软骨下支撑。因此，最常用的钢板是非锁定钢板。锁定钢板只在骨质较差的情况下使用。市面上有许多"胫骨近端"钢板。这些植入物的型号都较为齐全。

如果是单纯劈裂型骨折，则在复位后应用支撑技术来挤压关节。如果骨折块较小，可使用克氏针或小直径螺钉，或将其留在原位以支撑这些压缩的骨折块。所谓的软骨下"筏钉"也可用于挤压和支撑这些塌陷的骨折块（图 1.9）。

理想状态下，钢板长度应允许在骨折最远端外侧放置 3~4 枚螺钉。

1.8.5　闭合

通过关闭半月板下的关节切口开始手术切口闭合。通常胫骨近端的软组织缺失或质量较差。一些钢板可用于近端缝合固定的孔；当然，也可以将缝线系在钢板和（或）螺钉头周围。用无创技术闭合皮肤。

1.9　可能遇到的困难

如果关节损伤和（或）塌陷区域在后方，手术视野的暴露和固定可能会很困难。可通过进行腓骨头截骨术或股骨外上髁截骨术来增加术区视野。确定和复位所有嵌塞骨折块非常重要，通过仔细研究包括 CT 重建在内的术前影像，有助于确定手术方案和复位。有时，如果骨折的劈裂部分不完整，可以转变为垂直骨折，以便"开页"，更好地看到干骺端松质骨。应预料到皮肤闭合问题，并小心处理软组织。应在骨折线上仔细规划切口，以降低术区皮肤缝合的难度。

1.10　关键手术步骤

• 进行暴露。将半月板向上提拉。

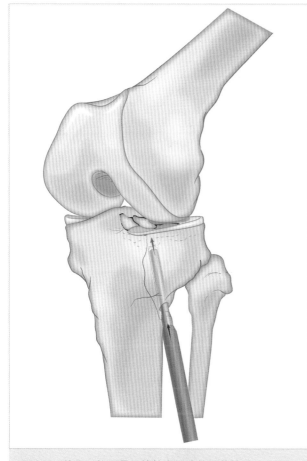

图 1.7　使用圆柱形骨顶棒抬高塌陷的关节块

板。钢板放置在外侧，第一枚螺钉放在骨折延伸处的最远端。钢板略微过度塑形将会产生加压作用。然后可以在更远端放置其他螺钉，以固定骨干。接下来，用软骨下拉力螺钉挤压骨折（图 1.8）。

如果是劈裂 / 塌陷型骨折，也要用类似的钢板

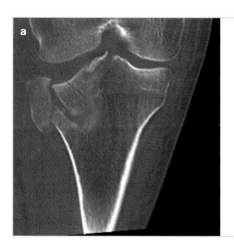
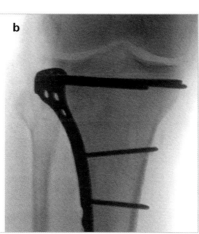

图 1.8　a、b. 劈裂 / 塌陷型骨折的 X 线片，使用预塑形非锁定胫骨外侧支撑板稳定大关节块

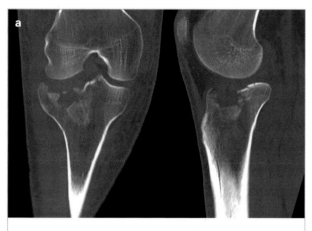

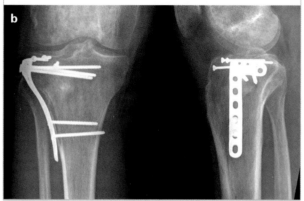

图1.9 a、b. 劈裂/塌陷型骨折X线片，在预塑形的胫骨外侧支撑板近端放置2枚软骨下"筏钉"，稳定这种情况下的粉碎性关节块，根据骨折的方向，"筏钉"在外侧胫骨平台上的方向是由前向后的

· 必要时使用可视化辅助工具。通过直接目视检查和透视判断复位。

· 复位关节面，用克氏针暂时固定。如果为劈裂/塌陷型骨折，实际的关节复位方法有以下两种。闭合法，即制造一个皮质窗，用打入器从下方抬高关节塌陷（图1.7）。另一种是开页法。利用远端形成的铰链打开劈裂部分的后方，将塌陷的节段复位到外侧骨折块或内侧骨折块，然后

"合页"（图1.3）。如果后方塌陷，可以用骨打入器将其抬高，从前方观察。除非采用腓骨头截骨术来增加暴露，否则很难将植入物放在更靠后的位置。

· 用植骨或植骨替代物填充任何残留的骨空隙。

· 挤压关节骨折线，并使用支撑板。

1.11 补救措施

外科医生应了解在需要时增加手术暴露的方法，如半月板下关节切开术、外侧半月板前角横切和修复术、上髁截骨术。外侧胫骨平台骨折很少需要使用关节牵开器，但在极少数情况下可能需要使用。如果术后出现骨筋膜室综合征，则需要立即行筋膜切开术。如果有伤口破裂或感染，应向整形外科转诊，可以考虑使用腓肠肌旋转皮瓣进行修复。

1.12 陷阱

其中一个陷阱是不能识别或认识到外侧半月板撕裂的位置。外侧半月板撕裂通常是周围撕裂，可在半月板下关节切开术中观察到。这在闭合时很容易修复。然而，在严重塌陷的劈裂/塌陷型骨折病例中，可能看不到半月板。这是因为撕裂的半月板被嵌在骨折部位，必须在复位前取出。

另一个陷阱是由于无法完全抬高塌陷的关节面而导致无法重建患者之前的力线。这可以通过比较对侧正常膝关节的X线片或透视检查进行观察。必须比较轴向力线以及外侧关节面的后倾角。

最后，一旦固定和关节闭合完成，必须检查关节稳定性。这可以通过透视进行观察。在完全伸展的膝关节上施加外翻应力，以检查内侧关节间隙。还应通过查体，再次检查后交叉韧带和前交叉韧带的稳定性。

第二章　内侧胫骨平台骨折

Nicholas P. Gannon, Andrew Schmidt

王续鹏 / 译

2.1　概述

该手术针对孤立型内侧胫骨平台骨折，其修复可能需要重建关节面，恢复和封闭胫骨平台的边缘，用支撑板固定骨折干骺端部分。

2.2　关键原则

孤立型内侧胫骨平台骨折与高能量创伤有关，有较高的软组织和神经血管损伤风险。对于大的剪切型内侧胫骨平台骨折，胫骨干和外侧胫骨平台相对于内侧胫骨平台和股骨向外侧平移，代表膝关节脱位。这些骨折块通常具有明显的力学不稳定性。可通过临时跨膝关节外固定架固定的分期治疗方法，在适当的时候评估和治疗各种损伤。

可将内侧胫骨平台骨折认为是劈裂的楔形骨折，其中主要骨折平面将胫骨平台边缘一分为二，从胫骨近端干骺端水平穿出。确定主要骨折块的

形态至关重要，因为它决定了手术方法。骨折的平面变化很大，虽然最常想到的是矢状面骨折，但在大约 60% 的内侧胫骨平台骨折中，主要骨折位于冠状面（图 2.1~ 图 2.3）。在相当多的病例中，主骨折面延伸至胫骨平台外侧，并伴有后外侧缘粉碎。

在单纯骨折类型中，在与主骨折面平行的干骺端放置一个支撑板，可以恢复骨折的稳定性和患者的肢体力线。对于更复杂的骨折类型，例如伴胫骨平台后外侧粉碎性骨折，由于可用于支撑板固定的区域有限，因此更难处理。外科医生可以选择尝试对该区域进行解剖复位，或者恢复胫骨平台边缘的封闭。

矢状面骨折可以使用直接的内侧切口入路，而冠状面骨折则需采用后内侧切口入路。对于没有粉碎性骨折的关节，可以直接复位干骺端骨折，如果皮质骨解剖复位，也能间接证实关节内骨折已复位（通过影像学或关节镜验证）。对于延伸到胫骨平台外侧的骨折，任何粉碎或塌陷的关节骨

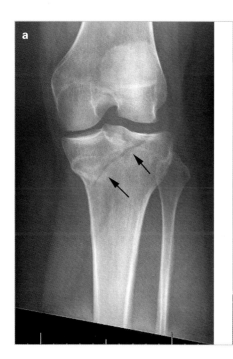
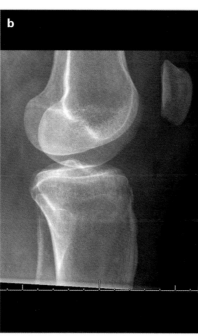

图 2.1　孤立型内侧胫骨平台矢状面劈裂型骨折的 X 线片：正位（a）和侧位（b）

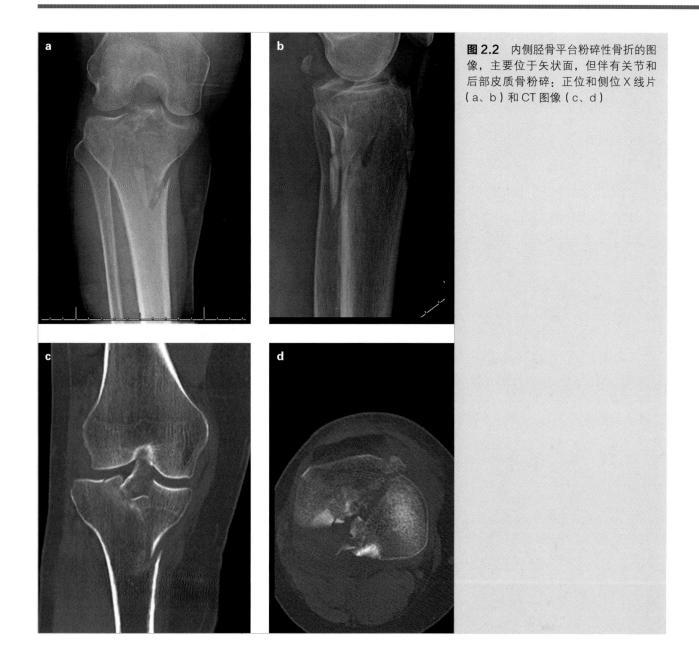

图2.2 内侧胫骨平台粉碎性骨折的图像，主要位于矢状面，但伴有关节和后部皮质骨粉碎：正位和侧位 X 线片（a、b）和 CT 图像（c、d）

折都需要关节复位，必要时行骨移植。只要可以在整个主骨折面使用顶棒来复位骨折，就可以通过使用相同的支撑板方法来实现。或者，胫骨平台外侧髁的扩展入路可以暴露后外侧塌陷的骨折块，允许直接复位和植骨支撑。通常采用非锁定植入物进行固定。

2.3 预期

这种类型的胫骨平台骨折预后最差，因为相关神经血管损伤的潜在发病率更高。如果没有神经血管损伤、骨筋膜室综合征或明显的软组织损伤，患者的预后通常良好，并有望恢复正常的功能和运动范围。创伤后关节炎不常见，但其在骨折延伸至髁间隆突者中发生率略高。膝关节后外侧角的相关损伤可通过术前磁共振成像（MRI）或麻醉下固定胫骨平台内侧后的体格检查发现。若发生后外侧不稳定，应计划重建后外侧角，以避免继发内固定失效。

2.4 适应证

手术治疗一般适应证包括与骨折移位相关的膝关节外翻 ≥ 5°，关节塌陷或间隙 ≥ 2mm，关节

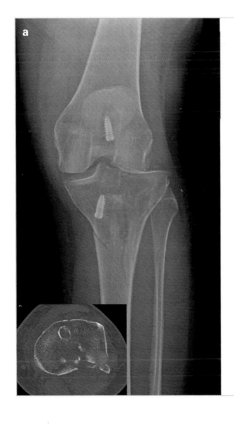
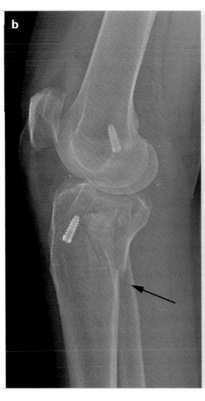

图2.3　胫骨近端冠状面粉碎性骨折的图像，患者有前交叉韧带（ACL）重建史。正位（a）和侧位（b）X线片与横断面计算机断层扫描（CT）图像（a中左下插图）

嵌塞≥5mm，骨性或韧带性关节不稳定，或有并发症（如骨筋膜室综合征、血管损伤或开放性骨折）的证据。

2.5　禁忌证

当骨折水疱、污染的皮肤擦伤、皮肤深度挫伤或坏死证明软组织包膜受到威胁或损害时，不应进行开放手术修复内侧胫骨平台骨折。在这种情况下，应通过放置临时跨关节外固定架进行"损伤控制"。开放性骨折或并发急性骨筋膜室综合征的骨折内固定时，需要特别考虑伤口可能会使内植物暴露。术前应对患者进行适当复苏，确保其不妨碍安全麻醉，导致医学并发症。

2.6　特别注意事项

在高能量损伤中，应假定局部软组织损伤并推迟最终固定。内侧胫骨平台骨折会增加腘动脉及其分支损伤的风险。软组织也有受伤的风险，包括交叉韧带（通常表现为髁间嵴撕脱骨折）、后外侧角（腘肌腱和腘腓韧带）和半月板损伤。由于膝关节内翻移位，腓总神经容易受到牵拉损伤，

在就诊时，应进行全面的体格检查。血管损伤患者应进行探查和必要的血管重建；有骨筋膜室综合征的患者应立即行筋膜切开术。如果在紧急情况下排除禁忌使用固定，临时的跨膝关节外固定架可以立即提供稳定性。外固定后的CT检查可以更好地评估骨折，方便术前计划。如果怀疑有韧带损伤，可以进行MRI检查，但最好在外固定前进行，因为外固定会导致伪影。

2.7　特殊说明、体位和麻醉

采用内侧入路进行骨折修复的患者，需要仰卧在射线可透台上。后内侧入路也可在仰卧屈腿的情况下进行，但应注意确保患者同侧髋关节可以外展和外旋，以便提供更多的手术操作空间。

胫骨后内侧入路见图2.4。可在对侧髋关节下放置一个凸块以外旋术肢，以进一步方便后内侧入路。如果选择直接后内侧（Lobenhoffer）入路，患者取俯卧位。将非无菌止血带置于大腿上方。术者取对侧位，C臂机取损伤同侧位，轻松进入。对于内侧入路，可将术肢放置在泡沫斜面或布单上抬高，以优化侧位透视。根据外科医生的喜好，通常采用全身麻醉。

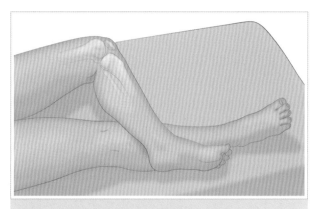

图 2.4 仰卧位后内侧入路的患者体位图示

2.8 提示、要点和经验

• 外科医生需要在临时固定、复位和固定之前，确定相关的神经血管损伤情况。内侧胫骨平台损伤实际上可能是膝关节骨折 – 脱位损伤的一部分，初步评估需要精确和全面记录受伤肢体的运动和感觉，并测量踝臂指数（ABI）。如果 ABI ≤ 0.9，则需要血管外科会诊。

• 获取未受伤的对侧膝关节的 X 线片进行比较，以恢复原有的髁宽度和倾角。

• 使用跨关节外固定时，确保在手术过程中获得多个透视投影来减少膝关节脱位。

• 术前计划螺钉的位置，以便为将来可能的韧带重建做好准备。

• 如果要进行筋膜切开术，在计划筋膜切开术的切口时，要考虑到将来开放复位内固定所需的切口。

• 可以用头灯照射手术区域。

• 内侧放置的通用股骨牵开器用于消除股骨对胫骨平台的牵张力，并牵开膝关节。如果放置跨膝关节外固定架进行临时固定，则外固定架可以用来牵开关节，促进韧带整复。

• 如果采用后内侧入路，牵开器应放在腘肌前方，以避免损伤腘肌血管。

• 避免侵犯内侧副韧带深层。不要从胫骨上部剥离内侧副韧带以暴露干骺端区域。

• 屈曲膝关节可以放松后神经血管束，从而帮助保护后神经血管束，也可以防止阻碍外科医生复位骨折，因为股骨髁可能会把胫骨平台往下推。一旦获得安全暴露，最好在膝关节伸直的情况下进行复位，用克氏针固定，然后稍微屈曲膝

关节，以放置后内侧支撑板。

• 提前将克氏针置于内侧骨折块中，可以起到临时复位把持，并在复位后用克氏针进行临时固定。

• 轻度挤压钢板有助于复位和加压。

• 除严重的骨质疏松症或骨质较差的情况外，锁定钢板在这种情况下作用不大。

• 将第一枚皮质骨螺钉放在紧靠骨折尖的远端。

• 根据骨折方向和与冠状面的倾角，可能需要将钢板直接放在内侧、后内侧，或这两侧均放置。支撑板应始终与主骨折面平行。最好将钢板放置在外科医生放置拇指的位置。

• 经皮钢板的应用对于延伸到干骺端的骨折很有效。

• 在开放性骨折导致软组织缺损的情况下，腓肠肌内侧头的旋转皮瓣是用于覆盖的一种很好的选择。

• 明确固定后，应在麻醉下进行全面体格检查，以评估韧带的完整性。如果出现功能不稳定，应进行分期韧带重建。

2.9 可能遇到的困难

彻底进行影像学检查以确定外侧髁骨折或塌陷，以便制订适当的手术计划。如果不能识别相关的软组织损伤，将限制术后的稳定性、康复和功能结果。仔细规划切口以让骨折充分暴露，特别是在行筋膜切开术时。

2.10 关键手术步骤

2.10.1 直接内侧入路

• 患者取仰卧位，腿从大腿上部到脚踝准备好，用止血带固定。膝关节保持轻微屈曲。

• 切口直接开在胫骨内侧，从股骨远端内上髁远端开始，一直向远端朝向胫骨嵴。

• 分离缝匠肌筋膜浅层，并在切口的近端和后部显露鹅足肌腱。可以分开和修复鹅足和内侧副韧带浅层。不能将内侧副韧带从胫骨上剥离。应注意避免损伤内侧副韧带深层。小心隐神经的髌下支、隐静脉、膝下内侧动脉和腘动脉。

• 暴露骨折部位，并清除骨折部位的血凝块和任何软组织。直接复位干骺端骨折。通过透视

间接确认关节复位。

- 用克氏针进行临时固定。垂直于骨折面放置的尖复位钳可以提供加压。根据骨折方向，可在外侧做小切口，放置复位钳。

- 将支撑板直接放在胫骨内侧面。根据解剖结构，可以部分松解足肌腱，钢板可以放置在肌腱上（图 2.5）。

- 进行常规皮肤缝合。

2.10.2 俯卧位或仰卧位的 Lobenhoffer 后内侧入路

- 患者俯卧或仰卧，在对侧髋关节下方放置一个凸块，以便于暴露腿后内侧。

- 沿着腓肠肌内侧头的内侧边缘做一个 8cm 切口，从关节线开始向远端延长。注意切口近端的小隐静脉；通常位于腓肠肌的两头之间。

- 切开腓肠肌内侧头筋膜，向外侧牵开腓肠肌内侧头。

- 确定鹅足肌腱，并将其向内侧牵开或切开，以便根据骨折类型进行后期修复。

- 骨折入路在腓肠肌内侧头前方。应将腘肌从胫骨抬高，以便进一步暴露骨折，从而方便正确放置 Hohmann 拉钩，保护神经血管束（图 2.6）。

- 通常通过膝关节伸展、轴向牵引、施以外翻力和轻微内旋辅助复位。

- 直接复位干骺端骨折。通过透视间接确认关节复位。

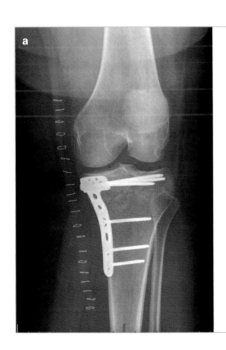
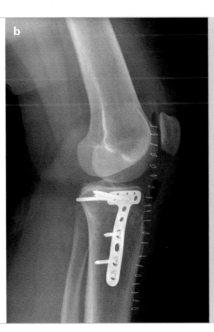

图 2.5　a、b. 内侧胫骨平台矢状面劈裂型骨折内侧支撑板示例（同图 2.1）

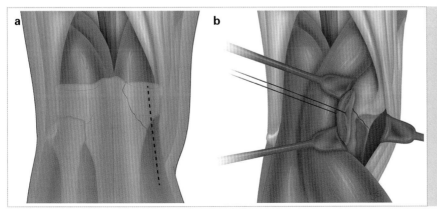

图 2.6　a、b. Lobenhoffer 入路至胫骨近端后内侧的图示

•	用克氏针进行临时固定。尖复位钳有助于在垂直于骨折平面的方向上进行压缩。根据骨折方向，可在外侧做一个小切口，放置复位钳。

•	在足肌腱下方和内侧副韧带浅层止点后方放置支撑板。预塑形的关节周围钢板通常为3.5mm，可缩短手术时间，而不需要术中塑形（图2.7）。

•	如果骨折块允许，交叉韧带撕脱骨折应使用小螺钉或穿线钻孔固定。

2.11 补救措施

根据骨折类型的变化增加手术切口范围。很少需要内侧半月板下关节切开术，因为内侧关节压缩和塌陷并不常见。可以纵向分离或标记鹅足肌腱，然后在闭合时修复，鹅足肌腱可以恢复其原始状态，可纵向分离内侧副韧带浅层，但在暴露中不能横向分离。在胫骨后内侧，从近端起点对胭肌进行骨膜下抬高，从远端起点对比目鱼肌

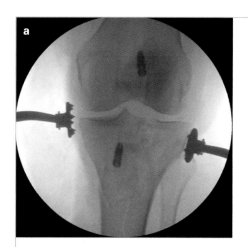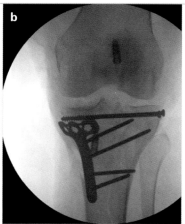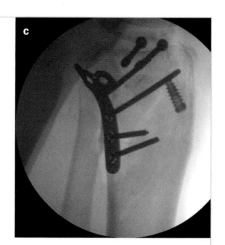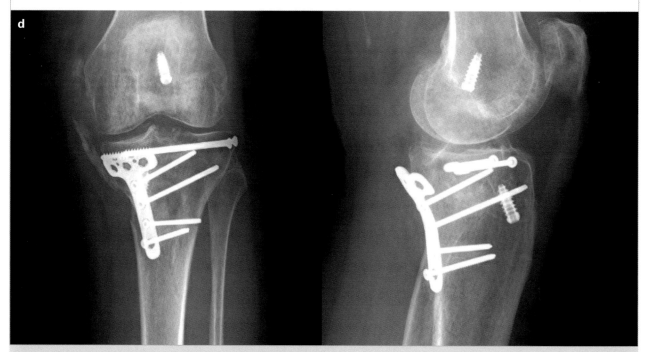

图2.7	内侧胫骨平台冠状面劈裂型骨折后内侧支撑板示例（同图2.3）。冠状面的术中透视图，显示复位钳用于恢复胫骨平台宽度（a）。完成固定的术中正位（b）和侧位（c）视图。采用外侧－内侧拉力螺钉恢复平台宽度，同时采用后内侧钢板支撑后内侧骨折块。愈合后的最终X线片（d）

进行骨膜下抬高，有利于显露骨折部位，并保护神经血管束。也可松解腓肠肌内侧头；但应注意识别和保护膝下内侧动脉。此外，对于更复杂的骨折，后内侧入路可向远端延长。

2.12 陷阱

• 将腿部定位，以确保有足够的角度放置所有螺钉。

• 对于内侧胫骨平台骨折，不建议采用中线切口，因为除了所需的软组织分离外，很难将钢板放置在内侧。如果切口太靠前，可能会使隐神经和静脉在浅层分离中面临损伤的风险。在胫骨干骺端后内侧缘后方 1~2cm 处做切口。

• 在手术暴露过程中，可以通过将腘肌从胫骨后方抬起，使肌肉作为手术暴露和腘窝之间的缓冲物来避免腘肌神经血管束损伤。

• 轻微骨折复位不良可导致内翻塌陷，引起早期创伤后关节炎。一旦获得暴露，伸展膝关节复位骨折有助于重新准确对线。

• 由于骨折块可能被旋转，骨折尖端处的完美复位"显示"可能不会转化为胫骨平台边缘的解剖复位。拍摄适当的关节"平台视图"（图像增强器向后倾斜 10°）将有助于识别关节面水平的双轮廓（表明关节复位不良）。

• 由于骨折类型不稳定，通常不建议经皮固定。

• 锁定钢板仅适用于严重骨质疏松的患者，因为锁定螺钉可能仅有助于使固定牢固，而不会提供必要的加压。

• 在手术结束时，利用麻醉检查相关韧带损伤。

• 术后用石膏或夹板固定会导致膝关节僵硬。但是，患者在睡眠时使用膝关节支具有助于避免术后膝关节的疼痛性屈曲挛缩。

第三章　胫骨平台双侧骨折

Mark A. Lee

王续鹏 / 译

3.1　概述

　　该手术恢复胫骨平台双侧骨折的稳定。由于这些损伤的骨折类型存在显著差异，外科医生必须仔细分析给定病例的特定骨折模式，并能够根据手头的病例调整手术方法。

3.2　关键原则

3.2.1　对线

　　手术最重要的目标是恢复骨折肢体的功能对线。冠状面对线不良是有问题的，通过 X 线片很容易发现。虽然在手术室中难以确定对线情况，但应始终尝试恢复冠状面机械轴。矢状面对线不良也可能具有重要的功能意义，对矢状面后方骨折块进行仔细的后方支撑对于避免晚期骨折移位和动态失稳至关重要。

3.2.2　支撑物

　　术前分析骨折移位趋势和骨折块位置对于优化双侧骨折类型中支撑有效性至关重要。必须仔细选择手术暴露，以便在关节骨折块的干骺端尖部精确地放置支撑植入物。根据需要固定的骨折块的尺寸、位置和预期载荷，常使用多种不同类型的钢板进行固定。仔细塑形植入物，优化钢板在干骺端脱离部位正下方的骨接触，是钢板应用的要点。

3.2.3　关节暴露

　　通常，内侧关节无损伤或损伤程度极低，其骨折线可能在冠状或矢状方向。随着塌陷数量和位置的变化，外侧骨折形态的变化更为显著。了解骨折类型是选择手术暴露方法的关键。多种优化膝关节手术视野的方法对这些骨折的关节重建至关重要。与影像学引导的关节复位相比，通过半月板下切开术进行的关节复位更充分。机械关节牵张对改善局部关节牵张非常有帮助，而且几乎不增加手术时间和发病率。可以进行更积极的手术松解（上髁截骨术），以最大限度地牵开关节，并允许对关节内中线及后部进行更具侵入性的观察。

3.2.4　关节段压迫

　　必须挤压主要关节骨折线以达到最佳稳定性，关节必须缩小至原生宽度。传统植入物可以让板 - 骨接触并提供压缩，在关节层面优化压缩时使用更受青睐。锁定型植入物只有在压缩骨折段并将关节缩小到原生宽度后，才能在质量较差的骨质中起到固定作用。

3.3　预期

　　在无主要软组织并发症（骨筋膜室综合征、手术部位感染、伤口裂开）的情况下，结果通常良好。早期的硬性不稳定并不常见，而功能恢复通常非常好。除极少数病例外，患者有望在 4~6 个月内恢复损伤前的功能状态。如果肢体对线得到恢复，膝关节功能稳定，创伤性关节炎较罕见。

3.4　适应证

　　这些是完全关节骨折，通过手术治疗恢复关节一致性、关节稳定性和肢体对线。具体手术指征包括：

　　• 开放性骨折：并不常见，但提示高能量创伤。

　　• 移位性骨折：有些类型的关节移位很小，但仍然需要关节复位。

　　• 膝关节不稳定：骨折导致的关节不稳定或韧带损伤导致的关节不稳定，对关节的长期功能和寿命都是有害的。

　　• 骨筋膜室综合征：出现在高达 30% 的高能量胫骨平台骨折病例中，会改变骨折护理的顺序 /

时间。

3.5　禁忌证

- 大面积软组织肿胀或严重软组织损伤：在这种情况下，可采用临时跨膝关节外固定的分期治疗方案。
- 严重医学疾病。
- 活动性关节感染。

3.6　特别注意事项

伴有骨筋膜室综合征的骨折需要特别的计划。当进行筋膜切开术的外科医生与进行关节重建的外科医生是同一人时，可能提供最佳治疗方案。在这种情况下，可以在肢体上画出预期的手术切口，并修改筋膜切口以保持安全的皮肤桥。对固定的手术时间有争议，可以在筋膜切开术时、筋膜切开术关闭时进行，或延迟进行。在这种情况下，骨折早期固定似乎不会增加风险，但可能需要软组织重建。

3.7　特殊说明、体位和麻醉

体位取决于所选择的手术暴露。许多双侧骨折类型可以采用仰卧位（前外侧切口和后内侧切口）进行治疗，但对于可延伸后外侧切口或可延伸后内侧切口（倒 L 形）入路，通常采用侧位和（或）"漂浮位"（侧卧位）。选择能够优化最难暴露和复位的体位，以适应当下的情况。

通常采用全身麻醉，因为局部阻滞可能掩盖某些病例的术后骨筋膜室综合征症状。肌松很少有用，特别是在使用机械牵张时。

3.8　提示、要点和经验

- 在了解复杂骨折中关节内骨折块的位置、大小和移位时，计算机断层扫描（CT）必不可少。
- 胫骨平台双侧骨折通常由高能量创伤导致；谨慎对待和潜在分期方案适用于避免多种手术入路的软组织并发症，这些手术入路通常可以有效支撑这些骨折并恢复稳定对线。
- 术前应通过透视装置获得对侧肢体的透视图像。

- 将切口开在关节区的中心，这样在暴露时就不会受到软组织的阻挡。
- 对于高度粉碎性骨折，机械牵张通常能改善关节暴露，有助于恢复对线。
- 从有可靠复位"开页"的骨折块开始重建。很多时候，内侧骨折在干骺端出口位置的结构更简单，复位用的关节外骨钉可以准确定位单侧骨折块。

3.9　可能遇到的困难

超过 3 周的骨折复位将会特别困难，特别是当跨关节牵张无法维持时。无论如何都要避免这些后期固定。

3.10　关键手术步骤

- 通过复位和初步固定最大限度地获得相对完整的骨折平台，必须将骨折从双侧型转变为单侧型。骨折几乎都是内侧平台或者经常是内侧平台的后内侧干骺端，放置有效的支撑板对准骨折块脱出部位的顶端（图 3.1）。内侧钢板可能需要放置在后内侧或直接放置于内侧，这取决于骨折顶点的位置（图 3.2）。使用具有一定柔韧性的钢板，并将钢板的型号略微减小，以优化骨折块接触。机械牵张通常有助于实现这一点，但有时内侧骨折块复位需要屈曲，机械牵张就不那么简单了。
- 外侧关节复位需要最佳视野。对于复杂的关节形态，影像学间接复位并不可靠。进行积极的暴露以观察关节表面，必要时利用机械牵张。进行半月板下关节切开术，以直接观察关节复位情况。聚焦照明（头灯）对观察关节的深层部分非常有帮助。在优化关节牵张和暴露时，外侧机械牵张器械不可或缺（图 3.3）
- 在多节段关节损伤中，通过将前部骨折块旋转出关节来观察关节的更深部分，使暴露最大化。可以通过截骨术来改善关节深处的可视化。用钢丝固定关节内侧，从最深或最内侧部分向外侧重建关节。可将钢丝拉至与关节内侧骨折块齐平，以便与外侧骨折块对合。
- 除了关节复位外，还必须通过挤压关节面和使用关节周围复位钳重建关节宽度来优化稳定性（图 3.4）。理想情况下，复位关节时应将复位钳夹在植入物上，以防止侵入和丢失压缩强度。

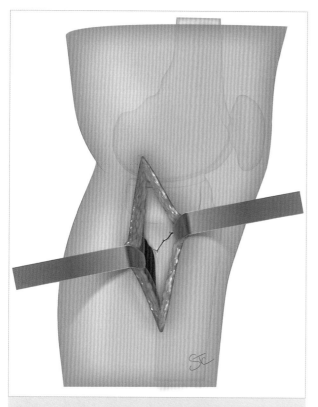

图 3.1 选择一个暴露点，用来观察和将钢板置入内侧干骺端骨折部位

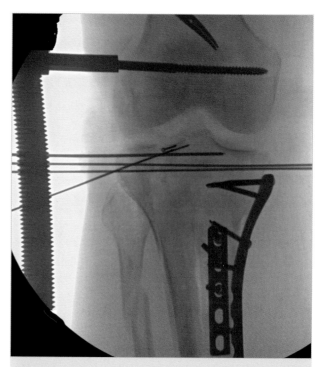

图 3.3 机械牵张对于优化关节面视野和操作空间至关重要

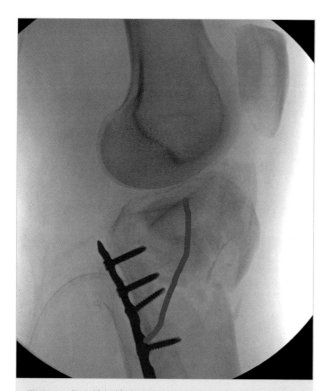

图 3.2 将支撑板精确地放置在骨折顶点的抗滑移位置

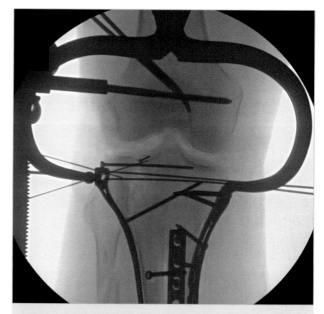

图 3.4 使用大号关节复位钳挤压关节面，实现骨折块间压缩，恢复关节宽度

·为了保证关节段和干骺端以上的稳定性，需要对关节段进行挤压。在挤压得到优化之前，避免使用锁定螺钉。

3.11 补救措施

当关节复位因粉碎或软骨/骨丢失而无法完整复位时，应优先考虑复位对线。恢复半月板对关节囊的稳定性。对于最复杂的骨折类型，更多地显露可能有帮助。在这种情况下，外上髁截骨术或结节截骨术可最大限度地显露关节内情况；当然，这些手术应只用于年轻患者中最复杂、最严重的关节损伤。

对于不可修复的损伤，关节异体移植是一种选择，但一旦软组织得到适当处理，伤口并发症和感染的风险降至最低，就应该保留关节进行后续治疗。

3.12 陷阱

将内侧骨折脱位误诊为双侧骨折是一种常见的错误。内侧骨折脱位可能有内侧或后内侧骨折移位，需要特殊的支撑方法。

可能存在外侧关节损伤，需要单独的特定手术方法。最重要的是，特定的骨折脱位合并相关的韧带损伤，需要相应的修复或治疗。

大量的双侧骨折存在后内侧矢状面骨折。入路、复位和支撑必须通过后内侧入路进行。靠前的关节骨折块可能需要单独的支撑植入物。后内侧的骨折块也必须有钢板支撑，外侧植入物的锁定螺钉不能很好地控制它。

使用未压缩到骨上且未将关节压缩回正常内外侧宽度的锁定植入物会导致关节载荷异常。

锁定螺钉可能有助于固定质量差的骨块，但不能有效地促进骨折复位。

后侧入路对于支撑后方部分关节块非常有效，但对于观察关节内并不理想。这些入路通常需要同时建立，以提高准确复位关节骨折线的能力。

第四章　胫骨平台冠状面骨折

Yukai Wang, Congfeng Luo

王绂鹏 / 译

4.1 概述

该手术治疗针对累及胫骨平台后半部分的骨折（TPF），这种骨折需要特殊的手术入路来恢复膝关节稳定性和（或）处理后关节面嵌塞。倒 L 形入路可单独用于后柱骨折，也可与外侧入路联合用于更复杂的损伤。

4.2 关键原则

根据最初的"三柱分型"和进一步的损伤机制进行评估，可以制订后柱 TPF 的手术计划（图 4.1）。骨折畸形是损伤机制的结果，损伤机制包括损伤时膝关节的位置（屈 / 伸）和暴力的方向（内翻 / 外翻）。术前计划按以下步骤进行：①通过 X 线片和 CT 图像评价胫骨后倾角（pTSA）和胫骨近端内侧角（mTPA）（图 4.2a、b）；②通过上述影像学参数分析损伤机制；③根据影像学参数确定

压缩或伸展侧（图 4.3）；④通过计算机断层扫描（CT）评估关节面受累情况。mTPA 和 pTSA 降低提示屈曲 – 内翻损伤，在冠状面有后内侧和后外侧骨折。

4.3 预期

后柱骨折通常分为两柱或三柱 TPF，相应地分为屈曲 – 外翻损伤和屈曲 – 内翻损伤。倒 L 形入路主要适用于屈曲损伤，避免损伤后外侧角复合体和腓总神经。

4.4 适应证

胫骨平台后侧冠状面骨折的手术适应证一般与 TPF 相同，包括开放性骨折、伴有神经血管损伤或骨筋膜室综合征的骨折、移位性关节内骨折、导致膝关节不稳定的关节塌陷和骨折脱位。膝关

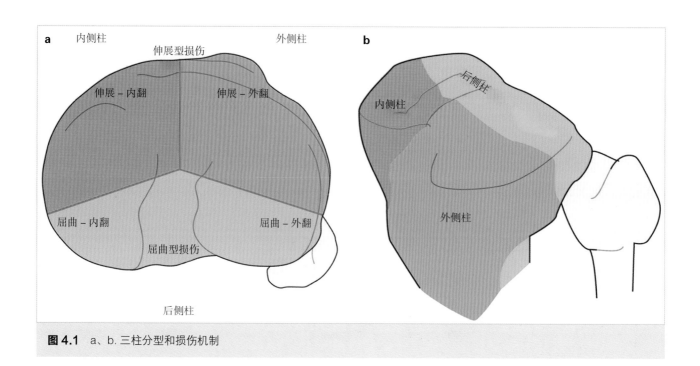

图 4.1 a、b. 三柱分型和损伤机制

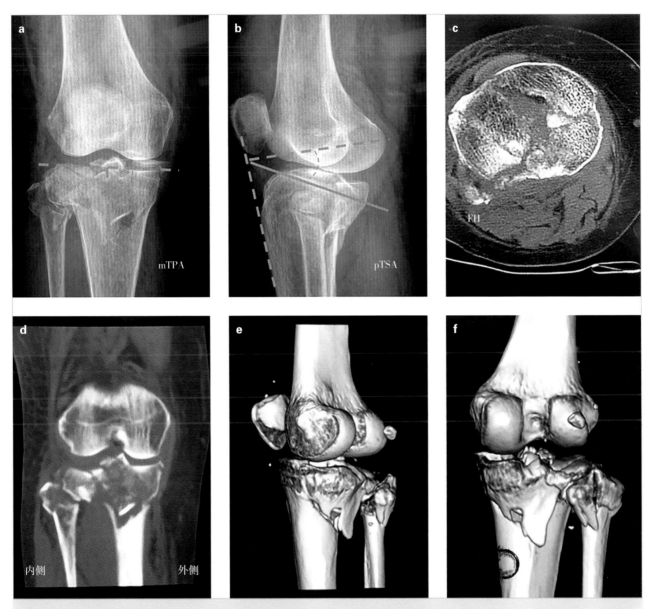

图 4.2 后侧胫骨平台损伤的示例。胫骨近端内侧角（mTPA）(a) 和胫骨后倾角（pTSA）(b) 减小，表明有屈曲 – 内翻损伤。冠状面有后内侧和后外侧骨折 (c)，而关键关节面位于胫骨平台中部 (d~f)

节不稳定是决定手术与否的最重要因素，建议在膝关节屈曲 30° 时进行膝内翻 / 外翻应力测试。还必须在侧位 X 线片上观察相对于胫骨的股骨后侧半脱位。

4.5 禁忌证

- 一般状况差。
- 深静脉血栓形成（DVT），未经适当治疗。
- 手术区软组织损伤严重。

4.6 特别注意事项

术前详细评估软组织（皮肤、韧带和半月板）、骨和相关损伤至关重要。通过 X 线和 CT 检查可以完全了解骨折的形态，并根据之前报告的"三柱分型"对骨折进行分型（图 4.2c~f）。可根据受伤分型制订固定策略。通过了解损伤机制，可以预测膝关节软组织稳定装置的相关损伤，也可以从骨折类型中推断。例如，外翻损伤可导致前内侧胫骨平台骨折，也可损伤后侧 / 后外侧软组

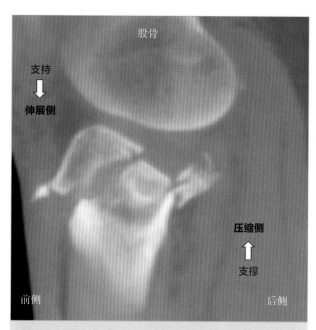

图 4.3 胫骨平台骨折的压缩侧和伸展侧，骨折侧与损伤机制有关，并决定了固定策略。矢状位计算机断层扫描（CT）显示胫骨平台冠状面骨折屈曲损伤，后侧为压缩性骨折，前侧为张力性骨折

织，如后交叉韧带（PCL）和（或）后外侧复合体（PLC）。这些相关的损伤通常发生在对角线上。同样，对于冠状面 TPF，应注意排除前交叉韧带（ACL）、内侧副韧带（MCL）或外侧副韧带损伤。磁共振成像（MRI）有助于详细描述相关软组织损伤的类型和严重程度。

4.7 特殊说明、体位和麻醉

患者被置于所谓的"漂浮位"，以提供进入膝关节后、内侧或外侧的入路（图 4.4a）。

- 上半身为侧卧位，下半身旋转成接近俯卧位（图 4.4a）。
- 在腋窝下放置枕垫。
- 考虑插管代替喉罩进行气道控制。
- 对于肌肉强壮的患者，考虑使用额外的肌松剂（如维库溴铵），以更好地暴露后侧胫骨平台。
- 要求使用可透射线的手术台，最好使用能够倾斜的手术台。
- 在伤肢踝关节下放置一个垫块，帮助保持膝关节轻微弯曲，以便通过倒 L 形切口暴露（图 4.4b）。然而，在某些类型的屈曲型损伤中，应在最初切口和分离后将垫块放置在膝关节下，因为膝关节必须保持伸直，以帮助复位和固定。
- 另一种前外侧入路可通过屈曲膝关节和外旋转肢体进行（图 4.4c）。

4.8 提示、要点和经验

4.8.1 暴露和分离

在倒 L 形入路深层剥离的过程中，应保护鹅足肌腱并将其向侧方牵开。如果发生医源性损伤，应予以标记并在之后进行修复。

避免损伤腘窝内的神经血管束，所有从内侧到外侧的剥离均应在近端腘肌的下方进行。

4.8.2 复位原则

首先放置主支撑板，扭转骨折侧的压缩力。

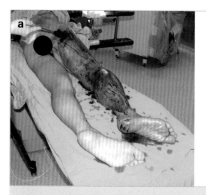
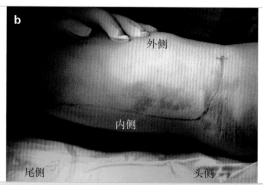
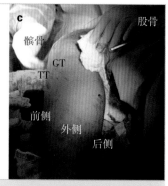

图 4.4 患者体位示例。a."漂浮位"，上半身为侧卧位，下半身接近俯卧位。b. 倒 L 形切口。c. 手术台向健侧倾斜，伤腿屈曲，并在下方放置一个垫块，就可以在患者处于漂浮位时采用外侧入路。缩写：TT，胫骨结节；GT，Gerdy 结节

在伸展侧放置第二块支撑板，保持复位的关节面和防止过度复位。只有在出现关节粉碎性骨折或初次支撑后仍不稳定时才需要支撑板。

4.8.3 术中透视和 CT 扫描

在与冠状面成 35° 角处拍摄的膝关节斜位片能最准确评估胫骨平台的后内侧和后外侧。在这两种斜位片中，后内侧或后外侧关节面显影最大，腓骨显影最小。

下肢处于自由漂浮位置，进行术中透视检查前，在手术肢体下放置一个垫块。应根据关节线的方向调整 C 臂，目的是提供正位和侧位清晰的切线位视图。

如果有条件，术中 CT 扫描可帮助外科医生确认螺钉的长度和深度，从而避免螺钉穿透到关节内，特别是在多块钢板固定的情况下。

4.8.4 后外侧支撑板的预塑形

根据胫骨平台后外侧的解剖形状，在术前或术中弯曲 3.5mm 的支撑板（桡骨远端斜行钢板），并沿从头外侧到尾内侧的方向放置。

4.8.5 评价后外侧支撑板的放置

不建议使用 AP（正位）视图来评价后外侧支撑板的高度，因为透视时胫骨前、后平台可以重叠，所以 AP 视图容易产生误导。当后外侧支撑板在真正侧位像中与腓骨头一致时，可以认定其放置高度合适。

4.9 可能遇到的困难

4.9.1 后外侧关节面复位

用前外侧或外侧入路直接暴露后外侧关节面的塌陷区域较困难。然而，下肢处于自由漂浮位置时，采用倒 L 形切口，通过（医源性）骨折窗口可以观察到关节面塌陷，通过该窗口可实现关节面抬高。骨折复位评估为间接评估，需要术中透视图像进一步核实。

4.9.2 骨折类型

• 在极端（屈曲－内翻损伤）情况下，主要骨折线在后冠状面，次要骨折线在前冠状面。因此，内侧胫骨平台被分为 3 个部分：后内侧、内侧和前内侧。可通过扩大倒 L 形切口从而显露前内侧骨折块来解决术野问题；同样，对内侧和后内侧骨折块的操作可以照常。必须注意保护前部皮瓣。

• 另一种极端情况属于屈曲－外翻损伤范畴，前部骨折块不仅移位而且还翻转压缩，后外侧骨折块发生粉碎和移位。在这种情况下，首先采用前外侧入路［腿部处在自由位置（图 4.4c）］，并探查前外侧骨折块（经软组织显露）。可通过骨折窗探查后外侧骨折片，并取出嵌顿的半月板或软组织以及倒置的关节面，以免影响后外侧支撑。然后，采用后侧倒 L 形入路来复位和支撑后柱骨折。当后外侧的后壁得到支撑时，就可以复位和稳定前外侧或外侧 TPF。否则，外侧 TPF 的复位可向后移。

4.10 关键手术步骤

4.10.1 骨折复位和内固定

以下手术步骤基于图解病例（图 4.5），属于内翻损伤伴内侧压缩性和外侧张力性骨折。其主要冠状面骨折线在胫骨平台后侧。

• 在腘肌中心做倒 L 形切口，平行于 Langer 线的上方和内侧。远端，切口在腘窝内侧角转弯，向下延伸至深筋膜。切口应该在骨折线的远端。在浅表分离过程中必须注意保护腓肠神经和隐静脉（图 4.4b）。

• 暴露腓肠肌内侧头肌腱，并向外侧牵开。钝性剥离，将腘肌和比目鱼肌起端从胫骨近端后内侧抬高至外侧。在 Hoffman 拉钩的帮助下，显露冠状面骨折（图 4.5a）。

• 首先处理后内侧骨折块；通过牵开和膝关节伸展实现骨折复位。将预塑形的后内侧胫骨平台钢板［或略微缩小的 3.5mm 锁定压缩－动态压缩钢板（LC-DCP）或 3.5mm T 形钢板］纵向放置在胫骨后内侧嵴上，作为主要支撑。注意放置在

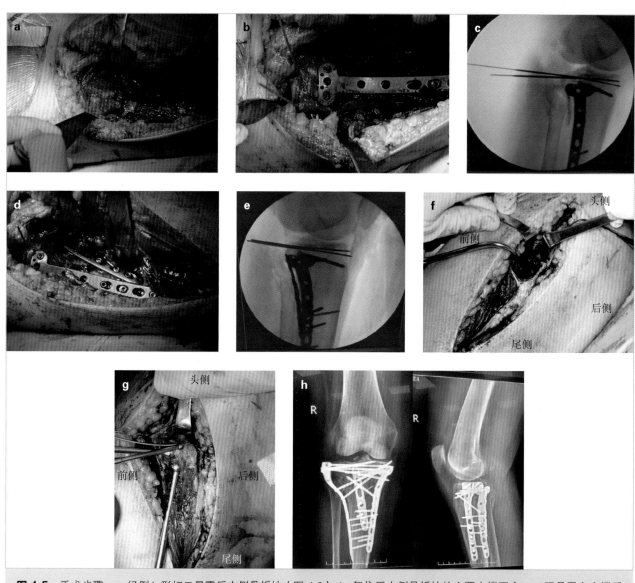

图 4.5 手术步骤。a. 经倒 L 形切口暴露后内侧骨折块（图 4.2）。b. 复位后内侧骨折块的主要支撑固定。c. 胫骨平台支撑后的内侧斜位片（34°），注意到后外侧骨折块移位。d. 弯曲钢板后，借助辅助支撑板复位移位的后外侧骨折块。e. 胫骨平台后内侧斜位片（34°）显示冠状面两个骨折块均得到复位和支撑。f. 外侧塌陷关节面暴露。g. 关键外侧关节面复位后的筏钉固定。h. 该病例的术后即刻正位和侧位 X 线片

近端的螺钉不宜过长，以免影响胫骨平台外侧骨折块的进一步复位和固定（图 4.5b、c）。

· 接下来是后外侧骨折块。使用骨膜剥离器通过"骨折窗"将关节面抬高。通常使用斜行后外侧钢板支撑骨折块。钢板远端放置加压螺钉，可保留近端螺钉孔（图 4.5d、e）。在进入外侧入路之前，需要暂时闭合倒 L 形切口。

· 最后，采用前外侧入路（切口从关节线开始，在 Gerdy 结节的前方弯曲，并向远端延伸至胫骨近端）复位和稳定外侧或前外侧骨折块。通过

半月板下入路行关节囊切开术。通过骨折窗复位关节面，应用外侧"筏钉"固定，作为外侧和后外侧骨折块的支持固定（图 4.5f~h）。

· 在闭合伤口过程中，保持深筋膜开放，以防止骨筋膜室综合征。通过低负压引流闭合皮下组织和皮肤。

4.10.2 相关损伤的治疗

· 尽可能修复所有破裂的半月板。

- PCL 胫骨止点撕脱性骨折可见于后柱骨折。经倒 L 形入路用于骨折复位和固定同时修复损伤的韧带。撕脱性骨折可使用螺钉固定。

- ACL 损伤也常见于后柱骨折。如果止点断裂，可经前外侧入路直视探查。可以用 Ethibond 缝线修复韧带残余部分，并通过骨道进行固定。然而，如果 ACL 的体部断裂，后期可能需要在关节镜下重建。

- 大多数情况下，MCL 损伤采用非手术方式治疗。

4.11　补救措施

虽然发生率很低，但经倒 L 形入路横向过度剥离或克氏针错位时可能损伤胫后返支动脉（胫前动脉近端的分支，也是胫动脉的分叉）。首先要做的是确保患者使用止血带，并且切口向更外侧延伸。探查出血血管：如果胫动脉返支受到损伤，可结扎；如果胫动脉分叉受到损伤，则需要立即修复。

4.12　陷阱

临床研究表明，对于伴有后侧骨折块的复杂 TPF，采用膝关节自由漂浮位和倒 L 形入路具有良好的影像学和临床结果。因此，应保留倒 L 形入路法，将其用于传统方法无法解决的骨折类型。如果想要实现解剖复位和稳定固定，最好选择常规的仰卧位双侧入路法。常规方法具有学习曲线短、辅助人员少、手术时间短、术中对线评估容易等优点。

第五章 股骨远端单髁骨折

Vincenzo Giordano, André Wajnsztejn, Felipe Serrão de Souza

高士基 / 译

5.1 概述

矢状面上股骨远端关节内部分移位骨折可通过解剖复位和绝对固定进行很好的治疗。本章作者主要描述使用拉力螺钉和（或）支撑板，以实现坚强固定和关节早期活动。

5.2 关键原则

股骨远端单髁骨折应解剖复位。确定主骨折面十分重要。拉力螺钉应垂直于骨折面放置，而支撑板应与骨折面平行。平行于骨折面并位于骨折顶点的支撑板具有最佳的生物力学性能以承受剪切应力。如果骨密度良好，如年轻活跃的成年人，我们在骨折顶点处使用皮质骨螺钉和金属垫圈对骨折块进行固定，而不是支撑板。接着使用 2 枚拉力螺钉穿过主骨折面固定。3.5mm 或 4.5mm 非锁定钢板是用于支撑固定的首选植入物。对于骨质疏松患者应考虑使用锁定钢板。当使用支撑板时，我们主张在骨折块顶点近端使用 2 枚螺钉固定，并且至少 2 枚拉力螺钉穿过主骨折面。

5.3 预期

对于 33 B1 型剪切骨折，可以尝试在 C 臂机透视下闭合复位和经皮固定技术。对于不可复位骨折、压缩性骨折和开放性损伤，可采用切开复位技术。我们首选前外侧入路治疗股骨外髁骨折。

对于 33 B2 型骨折，只有当骨折无移位时，才适合使用闭合复位和经皮固定技术。一般来说，大部分 B2 型股骨远端骨折首选切开复位技术。使用股骨远端内侧股下入路可以充分复位和固定骨折。而内侧髌旁入路可更好地显露关节内压缩性骨折或内侧 Hoffa 骨折等复杂骨折。

5.4 适应证

根据 AO/OTA 分类，33 B1（股骨外侧髁）型或 33 B2（股骨内侧髁）型骨折应进行手术治疗，以实现坚强固定和关节早期活动。

5.5 禁忌证

手术固定股骨髁关节内移位骨折的绝对禁忌证是急性感染，相对禁忌证是非急性期无移位的骨折，以及一般情况差、无法耐受手术的患者。股骨髁的爆裂伤伴有明显的骨软骨和（或）软组织的丢失，将会妨碍骨折的固定，并可能需要考虑关节重建。

5.6 特别注意事项

详细的术前评估至关重要。CT 扫描有助于明确骨折类型和骨折块的形状。仔细评估骨质情况和骨折粉碎程度，有助于我们选择复位技术（闭合与开放）和植入物（非锁定与锁定）。

手术处理复杂骨折时应使用止血带。术中透视可提供骨折复位和植入物定位方面的重要信息。复位工具至关重要。术前应准备球钉、点式复位钳、关节周围复位钳和共线复位钳。对于关节内压缩性骨折，可使用打砸器来减少骨软骨压缩，并使用骨填充物填塞空隙。通常我们使用自体髂骨填充，但有时我们也会使用骨替代物作为填充物。我们将填充物完全塞入空隙内，尤其是股骨外侧，以避免髂胫束摩擦。根据患者的体形、股骨髁的大小以及骨折类型，选择填充物。首选 3.5mm 的植入物，在股骨远端使用骨盆套件中超长螺钉很有帮助。

5.7 特殊说明、体位和麻醉

- 腰麻联合静脉基础麻醉。
- 患者仰卧在可透视手术台上。
- 在大腿近端上止血带，防止术中出血影响手术视野。
- 铺巾前检查透视成像系统，以确保股骨远端的正常可视化。获得膝关节正侧位透视投影对术中复位骨折以及植入物的放置至关重要。
- 如果计划使用自体骨移植物，还应消毒一侧髂嵴处的皮肤。
- 根据骨折的位置，手术切口位于股骨髁外侧或内侧。

5.8 手术技巧、经验和教训

5.8.1 闭合复位

透视下使用特殊复位钳复位骨折。通常需要两把钳子或一把钳子和一根球钉来获得复位。根据骨折类型，在大腿远端外侧或内侧的骨折顶点

上方开一个小的皮肤切口。将一根 4.0mm 斯氏针插入骨折尖端，用于防止单髁骨折块向近端移位（图 5.1a）。使用球钉或点式复位钳闭合复位骨折近端。第二个皮肤小切口定位在关节内骨折块体表投影处。使用点式复位钳（或共线复位钳）解剖复位关节内骨折（图 5.1b）。透视下确认复位情况（图 5.1c）。在近端使用一根 2.5mm 无螺纹克氏针临时固定骨折块，以确保在拧入拉力螺钉时骨折不移位并避免剪切应力（图 5.2）。将一枚 3.5mm 皮质骨拉力螺钉放置在股骨髁的前 1/3 处，而第二枚 3.5mm 皮质骨拉力螺钉则放置于股骨髁中 1/3 和后 1/3 之间。骨折块得到加压并获得绝对稳定。我们建议在年轻成人患者中使用金属垫圈，以增强骨折块间的加压（图 5.3）。经皮将一预折钢板插入近端切口（骨折侧），用于支撑骨折尖端。建议将斯氏针穿过钢板上的一个孔，以帮助确定钢板位置。在拧入螺钉之前，再次确认钢板的位置。第一枚 3.5mm 皮质骨螺钉将钢板远端固定在骨折块上，但不要完全拧紧。第二枚 3.5mm 皮质骨螺钉拧入骨折顶点附近，并牢牢拧紧，将钢板下压至骨表面。此时将第一枚螺钉拧紧，然后拧入其他皮质骨螺钉（图 5.4）。透视检查确认骨折块复位以及植入物情况。冲洗切口，用不可吸收缝线

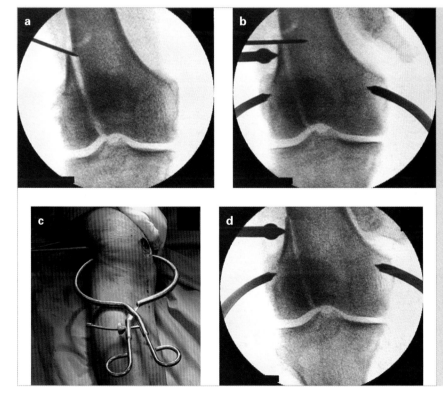

图 5.1 B1 型股骨远端单髁骨折的经皮复位。a. 在骨折尖端插入一根斯氏针，用于控制远端单髁骨折片。b. 使用球钉复位工具近端闭合骨折，同时使用点式复位钳解剖复位骨折的关节内部分。c. 术中图片显示联合使用关节周围复位钳和球钉。d. 透视图像显示关节面复位满意

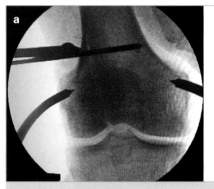
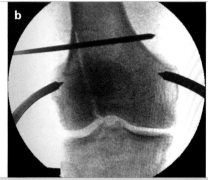
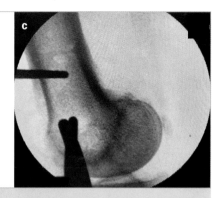

图 5.2 B1 型股骨远端单髁骨折的经皮复位。a. 在骨折近端使用 2.5mm 的无螺纹克氏针临时固定复位，避免在拧入远端拉力螺钉时近端产生剪切应力。b. 移除球钉，但股骨远端关节周围复位钳仍在原位，确保关节面复位。c. 股骨远端侧位片显示股骨髁解剖复位

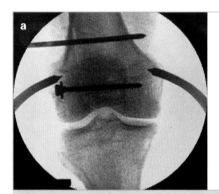
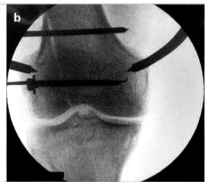
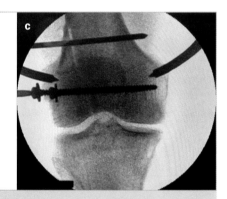

图 5.3 a~c. 33 B1 型股骨远端单髁骨折的经皮固定。插入 2 枚拉力螺钉，1 枚在前面，1 枚在后面，都垂直于骨折面。我们推荐使用垫片以增强骨折块之间的加压

缝合皮肤。

5.8.2 切开复位

开放性骨折、不可复位和（或）严重嵌顿 B1 型骨折以及移位的 B2 型骨折采用切开复位内固定技术（ORIF）治疗可取得良好疗效。开放性损伤应与所有开放性骨折一样进行早期处理，包括创口冲洗、清创以及关节骨折的固定。对于闭合性移位骨折，在暴露骨折部位后，应清除关节内血肿和碎片，以便复位。直视下复位骨折块，并用 2.5mm 无螺纹克氏针临时固定；如果计划进行软骨下骨移植，在主骨折复位之前，必须将其填塞在骨软骨下面。微骨块螺钉或埋头螺钉可用于固定小的骨软骨块。后续步骤包括固定顺序，与前面描述的内容相同。

5.9 可能遇到的困难

在闭合复位过程中，如果关节内血肿和软骨碎片阻止骨折块的解剖复位，为直视下复位，需要切开复位。使用点式复位钳时，骨质疏松的骨块可能会碎裂。在点式复位钳的尖端使用尖头圆盘，增加了夹钳的接触面积，降低皮质骨碎裂的风险。由于透视不当导致的钢板定位不正确可能导致复位失效。股骨远端的斜视图非常重要，可以确保螺钉不会因太长而穿过对侧皮质。

在切开复位过程中，嵌顿的关节骨软骨碎片以及合并的冠状面骨折可能会导致手术困难增加。为了解骨折形态和制订手术计划，术前应充分研究影像学资料。

如果延迟骨折治疗，复位关节内骨折将变得十分困难。这种情况下，必须进行切开手术，以清除

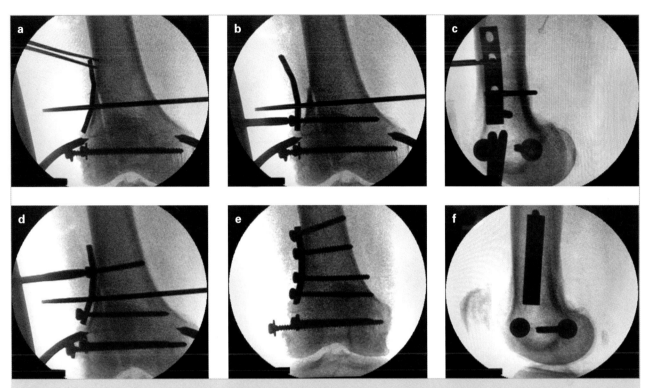

图 5.4 a~f. 支撑板的放置。骨折复位并适当加压后，将一块预折弯的 1/3 管状 4 孔板平行于主骨折平面放置。在骨折顶点近端置入 2 枚螺钉，再通过钢板的远端孔放置 2 枚拉力螺钉

骨折部位的瘢痕组织，并进行骨折复位和内固定。

5.10 关键手术步骤

5.10.1 患者体位

患者仰卧在可透视的手术台上，手术侧肢体下方放一块垫板，使患肢相对于对侧肢体适当抬高。这种体位便于多个方位进行透视。

5.10.2 ORIF 入路

前外侧入路适用于几乎所有 33 B1 型股骨远端骨折的 ORIF。该入路可以直接暴露股骨外侧髁和关节面。皮肤切口从髌骨外侧约 1.0cm、近端 4.0cm 处开始，向前弯曲越过股骨外侧髁，朝向胫骨结节。沿皮肤方向纵向劈开髂胫束纤维。向外侧牵拉股外侧肌并结扎穿支血管。在股骨外侧髁的前 1/3 上方切开关节囊，暴露关节面。如果使用点式复位钳进行复位，内侧皮肤应建立一个小切口，以便夹钳定位在股骨内侧髁上。

对于 B2 型骨折，直达股骨远端的内侧入路通常能够满足复位和固定骨折块的需要。皮肤切口以内收肌结节为中心，近端从大收肌腱水平开始，弧形经过髌骨内侧，远端延伸至关节线以下约 2.0cm 处。经股下入路小心地将股内侧肌从后中隔抬高以暴露股骨远端内侧。如果使用点式复位钳，外侧皮肤应建立小切口，以便夹钳定位。

5.10.3 固定

复位后，使用 2.5mm 无螺纹克氏针或点式复位钳临时固定。克氏针用于复位近端骨折块以及避免在拉力螺钉拧入过程中产生剪切应力。在股骨骨折块远端放置 2~3 枚 3.5mm 皮质骨螺钉和金属垫圈，加压关节内骨折。然后应用一块小钢板来支撑骨折块。骨软骨碎片的固定可考虑使用微骨块螺钉或埋头螺钉。

5.11 补救措施

如果患者有严重的骨质疏松，必须使用更长

的锁定钢板。在远端螺钉尖端周围注射磷酸钙骨水泥，通常用于骨质疏松患者股骨和肱骨近端骨折的治疗，可以提高固定结构的强度。对于有成角畸形的陈旧性骨折，我们使用股骨牵张器进行重建手术。

5.12 陷阱

踝部小骨折块加压应用皮质骨螺钉与支撑钢板相结合的方式。当使用带垫圈的 4.5mm 皮质骨螺钉支撑骨折顶点时，建议使用大骨块皮质骨螺钉或松质骨螺钉加压骨折的关节内部分。对于骨质疏松患者，我们推荐使用大骨块锁定钢板进行固定。

应注意不要将植入物放置在低于 Blumensaat 线的位置，以防止将螺钉拧入关节内髁间窝处。我们获取多个方位的透视图像，包括股骨远端正侧位，以确认植入物位置良好。

术后延迟康复将导致关节纤维化和膝关节僵硬。坚强内固定后应早期活动膝关节。关节内骨折固定后，应对患者进行止痛及康复指导治疗。

未能及时处理的韧带和（或）半月板损伤可能导致膝关节慢性疼痛和不稳定。骨折固定后，应立即修复半月板损伤。当患者有膝关节松弛的临床症状时，可在骨折愈合后治疗韧带损伤。对于严重移位或粉碎性膝关节骨折，术前应考虑进行磁共振成像（MRI）检查。通过 MRI 有助于了解膝关节损伤范围，并做好全面的术前规划，包括合并软组织损伤的治疗以及膝关节分期治疗策略。

第六章　股骨远端双髁骨折

Brett D. Crist

高士基 / 译

6.1 概述

本章介绍股骨远端双髁骨折的切开复位内固定技术（ORIF），包括手术适应证 / 禁忌证、手术技巧和陷阱、关键的手术步骤以及术中遇到困难时的补救措施。

6.2 关键原则

· 关节复位需要所有平面矫正旋转，然后进行加压。

· 避免骨干后段冠状面和矢状面复位不良。

· 避免使用短钢板，降低骨不连和植入物失效风险。

6.3 预期

· 目标是解剖复位关节。

· 矫正骨干后段冠状面和矢状面移位。

· 恢复稳定性，允许膝关节早期活动和患者康复运动。

· 关节内骨折的预后主要与关节粉碎程度有关。大多数患者可以在至少 90° 屈曲范围和膝关节稳定的情况下实现功能性活动。

6.4 适应证

所有关节内移位的骨折均应考虑 ORIF。即使干骺端的移位很小，ORIF 也有利于膝关节早期活动和患者康复运动。因此，通常所有股骨远端双髁关节内骨折都要接受手术治疗，以尽量减少关节内移位、长期关节固定或患者活动受限带来的不良后果。

6.5 禁忌证

手术禁忌证包括存在严重的并发症，使患者无法耐受麻醉，或者患者一般情况差无法耐受手术（例如一般生理情况不稳定的创伤患者）。手术的相对禁忌证包括不可重建的关节面，尤其是严重粉碎和（或）骨质质量差的老年患者。这种情况下，鉴于失败的风险较高，应避免使用 ORIF，可考虑采用股骨远端置换的全膝关节置换术（TKA）。

6.6 特别注意事项

6.6.1 老年性和骨质疏松性骨折

股骨远端骨折通常发生在老年患者中，因此需要考虑两个相互矛盾的因素，即早期负重和植入物失效。早期负重可以让患者更好地恢复活动，但较差的骨质质量将导致植入物失效，需要找到两者的平衡点。对于老年患者，还需要考虑限制负重的不利影响。所有老年性股骨远端骨折均应考虑早期负重。为了提高骨质疏松患者的固定效果，建议使用长钢板结合传统内固定原理的双皮质非锁定骨干螺钉进行弹性固定。如果钢板在紧贴骨干时引起复位不良，可以手动对钢板进行塑形以匹配骨干形态，也可以使用锁定螺钉将钢板固定到骨骼上（即使钢板可能不会紧贴骨干，也就是锁定内固定理念）（图 6.1）。与不锈钢相比，钛金属植入物硬度较低，钛板在股骨远端骨折中的弹性增加可以改善骨折愈合。在股骨远端骨折中使用硬度高的不锈钢锁定钢板失败风险更高。最后，由于植入物周围骨折风险增加，外科医生应考虑使用植入物保护整个股骨（图 6.1）。如果植入物不能保护整个股骨，最后一枚近端骨干螺钉应该是一枚单皮质骨锁定螺钉，以形成一个应力过渡区，最大限度地减少植入物近端的应力集中。

6.6.2 开放性骨折

开放性骨折导致骨丢失，主要发生在骨干干骺端区域。此时植入物应力增加，如果使用单个

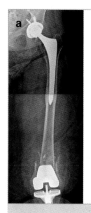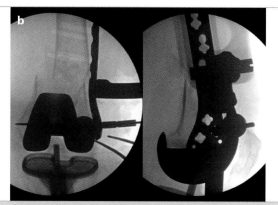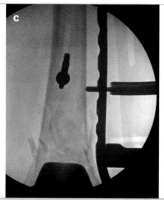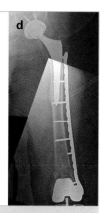

图 6.1　a.假体间股骨远端骨折伴外翻移位的正位（AP）X线片，表明骨折需要侧向钢板固定，以支撑关节骨折块。b. 术中正位和侧位透视图，95°轴线穿过钢板并与关节面平行（左侧图）。尽管如此，在使用钢板固定时，关节骨折块向内移位形成了"高尔夫球杆"畸形。侧位图（右侧图）显示将钢板位置向前调整，但由于钢板轮廓的问题，关节骨折块仍然向内移位。c.使用假体周围锁定螺钉拉动关节骨折块以帮助冠状面复位，锁定钢板未压缩至骨表面。d.钢板起到桥接"内固定器"的作用

钢板固定骨折，将会导致植入物早期失效。如果骨丢失超过 1cm，外科医生可考虑临时使用抗生素浸泡间隔物填充缺损处，并随后进行植骨术。由于开放性损伤中干骺端骨折的愈合时间会延长，如果骨折的关节内部分相对容易处理，则考虑使用第二块内侧钢板、髓质（或皮质替代）钢板或髓内钉（IMN）进行固定。

6.6.3　软骨损伤或缺失

对于大多数不考虑进行关节置换术的关节周围骨折患者，软骨损伤或缺失是一个尚未解决的难题。目前的治疗策略是通过钻孔受损区域并在有或无生物刺激（即富含血小板的血浆）情况下进行微骨折术，生成纤维软骨替代物修复受损区域。如果骨缺损不明显，延迟同种异体骨软骨移植（OCA）可能是治疗软骨损伤和软骨完全缺损的一种选择。如果软骨下骨丢失超过 1cm，则该治疗方式的骨融合时间延长，晚期失效的风险增加。

6.7　特殊说明、体位和麻醉

• 标准的可透视手术台，包括跳板式手术台或全透视手术台。
• 根据麻醉师、外科医生和患者的需求，可以使用全身麻醉或脊髓麻醉。周围神经阻滞将有助于控制术后疼痛，但会影响患者术后 24h 的活动能力，可能需要使用伸直锁定的膝关节支具，以降低跌倒风险。

• 体位：
◦ 仰卧位可能是最常用的体位，因为它易于摆放，不需要特殊设备，并且能够在不改变患者体位的情况下处理其他损伤。除了易于摆放外，仰卧位有利于术者暴露和复位整个关节面，复位冠状面和矢状面骨折移位，并在术中和透视下评估下肢的对线轮廓。
- 在患侧臀部下方放置一个非无菌的垫块，以抵消髋关节的外旋，并固定未受伤的四肢和躯干。
- 为了改善侧位像的透视效果，更好地评估复位情况，应将双下肢消毒。这样外科医生在术中可以通过屈曲非手术侧髋膝关节来改善手术侧股骨近端侧位像的透视效果。
◦ 侧卧位最有利于暴露骨折的关节外部分，并放置外侧植入物。但是它无法允许放置内侧植入物。在显露股骨外侧时，重力有助于后部软组织收缩。这有利于对股骨外侧进行横向显露。
- 使用沙袋固定躯干和骨盆。由于下肢相对，透视侧位像将很难看到患肢情况。
- 注意：在侧位像上冠状面和旋转复位更难判断。容易导致将股骨畸形复位为外翻外旋位。

6.8 手术技巧、经验和教训

6.8.1 术前计划

• 在脑海中制订一个术前计划是有益的，但把它写在纸上或数码仪器上会更好。需要拍摄股骨全长以及膝关节平片。CT 扫描有助于评估关节受累情况（图 6.2）。确保没有冠状面骨折（Hoffa 骨折）至关重要。没有这些信息将导致严重的后果。术前计划练习的目标是尽可能高效地进行手术。Jeff Mast 曾说过，犯一个可以扔进垃圾箱或者删除的错误，比在一个患者身上犯错误要好。

术前计划应包括围手术期护理（即抗生素、术后负重状态等）、手术台、患者体位、复位器械、植入物、术中复位和固定步骤以及闭合伤口。

• 当使用钢板固定股骨远端骨折时，应评估初始损伤射线片，确定关节内骨折块在冠状面上的移位方向，决定是在内侧还是外侧放置钢板，以便有效地支撑固定骨折块。如果骨折块移位是外翻，可将钢板放置在外侧（图 6.1）。如果骨折块移位是内翻，或者骨折块的内侧面向近端移位，可将钢板放置在内侧（图 6.2）。

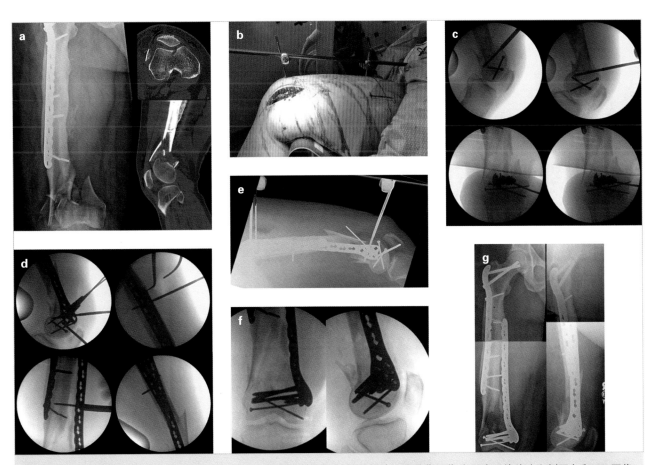

图 6.2 a. AO/OTA 33 C2 2 型 Gustilo-Anderson 股骨远端开放性骨折伴内翻移位正位（AP）X 线片（左侧图）和 CT 图像（右侧图）。由于内翻畸形的存在，钢板应放置在内侧起到支撑作用。此外，内侧钢板可避免移除之前的股骨近端外侧钢板。轴向 CT 扫描（右图上）显示关节面受累。矢状位重建图（右图下）显示无冠状面（Hoffa）骨折。b. "全股骨"外固定架用于恢复股骨长度并复位矢状面移位。c. 透视图显示骨折复位步骤。侧位透视图显示位于关节骨折块中的远端 Schanz 针（左图上）。旋转平移关节骨折块以矫正伸直畸形，并连接到近端销钉（右图上）。正位透视图显示，关节骨折块内放置一根 Schanz 针，以纠正冠状面力线（下图）。d. 侧位透视图显示钢板远端位置靠前（左图上），近端位于骨干中间位置（右图上）。正位透视图显示一枚用于将骨拉向钢板以帮助冠状面复位的皮质骨螺钉（左图下）。然而，侧位透视图显示该枚螺钉引起了骨块前向移位（右图下）。e. 术中股骨侧位片证实了这一点。f. 术中最后矫正复位固定后的正侧位透视图。g. 术后正侧位片

6.8.2 手术显露

- 改良外侧入路。
- TARPO 入路。
- Swashbuller 入路。
- 内侧 / 肌下入路。

6.8.3 常用复位器械

复位器械是手术成功的关键，外科医生术前应准备好术中要使用的器械。常用器械包括：

- 大小点式复位钳，包括改良的有齿夹钳。
- 关节周围复位钳。
- 骨盆复位钳。
- 共线复位钳（DePuy Synthes，West Cherter，PA）。
- "全股骨"外固定架，5mm Schanz 针，两个外固定钳和一根固定杆。
- 2.0mm 克氏针作为操控杆复位髁骨折块或单个骨折块。

6.8.4 有助于复位的工具

- 透光三角架。
- 垫板。
- 骨牵引器。

6.8.5 植入物

- 4.5mm 预折弯股骨远端锁定钢板或钛板，3.5mm 非锁定或锁定板。
- 2.7mm 和 3.5mm 长皮质骨螺钉（与所使用钢板或髓内钉的金属类似）用于固定关节。
- 有多种远端固定选择的逆行髓内钉。

6.8.6 复位技巧

关节复位

复位关节时不要使用骨牵引器。纵向牵引增加了侧副韧带的张力，使复位髁骨折块变得更加困难。

评估骨干干骺端复位情况

术前双下肢同时消毒，将有利于术中透视侧位像观察测量整个下肢长度和力线情况。术中可以屈曲非手术侧髋膝关节，避免其遮挡无菌 C 臂机，进一步透视显露股骨近端。术中可以对比双侧下肢的长度和力线，以及髋关节和膝关节的活动度。术中通过透视将 Bovie 绳或力线杆（包括任何长直导杆）放置在股骨头和踝关节的中心，来确定冠状面的机械轴。机械力线由力线工具经过膝关节的表面来定位。正常情况下，该线刚好穿过胫骨平台外侧髁间棘的内侧面。为避免错误评估机械轴，在测量过程中应确保膝关节完全伸直，且从髋关节到膝关节应拉紧 Bovie 绳。依照对侧透视股骨旋转状态来确定患侧股骨旋转情况。为利用"小转子征"，首先获取正常侧髌骨向前的膝关节正位（AP）透视图，然后在术中或消毒铺巾前获取小转子的正位透视图作为参照。患侧股骨获取同样的透视图。当术中透视见患侧小转子轮廓与健侧相匹配时，提示复位良好。或者获取健侧膝关节纯侧位片，并同时获取同侧股骨颈轴向侧位片，通过计算 C 臂机弧线角度差来确定患者正常的股骨扭转状态。复位后，术侧股骨也应获取相同的透视图以匹配正常股骨扭转。

6.8.7 固定技巧

- 沿着股骨髁前后向将髁间拉力螺钉或定位螺钉放置在预设区域，以最大限度地降低钢板固定系统受损的风险（图 6.3）。大多数关节周围侧方锁定钢板可沿着股骨外髁放置足印区参照模块，帮助确定髁间螺钉的放置位置，避免螺钉穿过钢板。

- 当使用侧方钢板时，钢板位置对于避免复位不良至关重要。股骨髁突出于股骨干后方。如果钢板位置靠后，并将骨拉向钢板，它会使股骨髁相对骨干向内移位，形成"高尔夫球杆"畸形（图 6.1）。这将使机械轴内移，导致膝关节内翻应力增加。为了将这种风险降至最低，钢板应尽可能放置在股骨远端前方。不同的钢板具有不同的旋转轮廓，这有助于确定钢板的位置和固定方式。如果不注意这点，在固定骨折块时可能会发生股骨髁的旋转。如果钢板近端不居中，可能会导致骨折矢状面和旋转面畸形，或增加术后钢板脱落的风险。钢板近端位置可以通过在近端做一个足够大的切口来确认，或通过触摸钢板在骨骼上的位置，或者使用透视侧位像和大多数钢板系统配

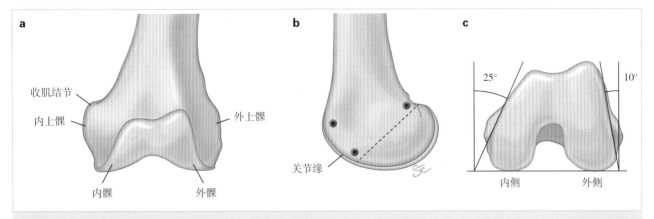

图 6.3　a. 股骨远端冠状面的正常解剖。b. 股骨远端外侧显示关节内骨折固定用于放置拉力螺钉的位置。c. 股骨髁正常角度的轴视图，以避免穿透植入物

备的经皮导向器来确认钢板放置在中心位置（图 6.2）。

6.9　可能遇到的困难

· 最常见的畸形复位不良是关节骨折块的伸直畸形。然而，外科医生还必须应对双髁骨折中由于侧副韧带附着导致的每个髁突的伸直畸形。侧副韧带还会引起每个髁突的外旋。

· 双髁骨折遇到的最后困难是复位髁间窝。髁间窝过度加压将导致滑车缩窄以及髌骨轨迹不良。这种情况最常见于髁间窝前方粉碎性骨折，以及使用单个偏前复位钳或拉力螺钉时。如果前部有粉碎性骨折，应避免用复位钳过度加压和使用拉力螺钉，而应使用定位螺钉。如果使用单个偏前位置的复位钳，则存在髁间窝后方裂开的风险。在近端使用一个偏前位置复位钳，在髁上轴线处使用一个稍偏远端后方的复位钳同时固定可以减少髁间窝后方裂开的机会（图 6.4）。

6.10　关键手术步骤

6.10.1　选择正确的手术入路

外侧入路

适应证
· 计划使用外侧植入物。
· 外侧 Hoffa 骨折。

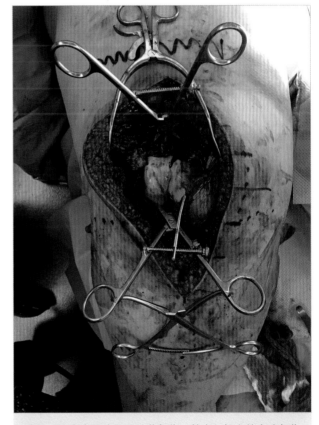

图 6.4　术中照片显示关节复位，其中一把大的点式复位钳放在近端，另一把沿着髁上轴线放置以复位髁间关节骨折。患者近端关节软骨缺失

· 骨折为外翻移位。
· 计划使用支撑 / 防滑钢板。
· 对入路的熟悉程度。

变化

标准外侧入路伴髌旁关节囊切开术。

TARPO（经关节逆行经皮接骨术）

适应证

· 股骨双髁关节内粉碎性骨折，尤其是有两处冠状面骨折和需要外侧置入钢板时。

· 切开复位关节骨折及髓内钉固定。

描述（图 6.5）

· 标准前正中切口从髌骨近侧 3~4cm 处开始延伸至胫骨结节远端，显露整个关节面。

· 外侧或内侧髌旁关节囊切开使髌骨半脱位，牵开髌骨显露整个关节面包括髌股关节和股骨内外髁（图 6.6）。

· 如果在外侧放置钢板，可在肌肉下逆行放置。如果患者体形较大，使用瞄准臂可能会对外侧皮肤施加过大的张力。

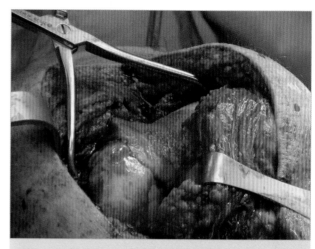

图 6.6 术中照片显示经关节逆行经皮接骨术（TARPO）联合髌旁内侧关节囊切开显露和复位关节骨折块

Swashbucker 入路

适应证

与 TARPO 相同。

描述

如 TARPO 部分所述，使用标准正中切口。然而，仅在近端进行外侧髌旁关节囊切开，即在肌腱外侧分开股四头肌。

内侧股下入路

适应证

· 内侧 Hoffa 骨折。

· 股骨内髁受累。

· 骨折内翻移位。

◦ 计划使用支撑 / 防滑钢板。

描述（图 6.7）

股内侧肌通常仅在股骨髁内侧近端可触及。根据骨折包括干骺端复位的需要，纵向切口尽可能靠近端。股浅动脉位于内侧隔的后方，随着膝关节的屈曲，股浅动脉更加靠后。在钢板近端附近做切口。将钢板放置在皮肤上，钢板的远端位于预定位置，此时通过透视法确定近端切口位置。利用股直肌和缝匠肌之间的间隙做一个纵向切口。向后牵拉股内侧肌保护股血管。旋股外侧动脉的降支位于股中间肌上方，如果钢板位置超过股骨

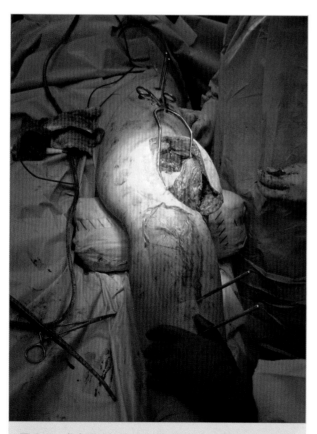

图 6.5 术中照片显示经关节逆行经皮接骨术（TARPO）联合髌旁内侧关节囊切开

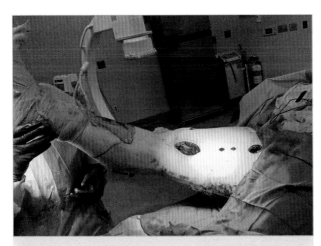

图 6.7　术中照片显示经内侧股下入路放置内侧钢板

远端总长度的 60%，需要分隔保护该动脉支。当切口距离小转子 < 8cm 时，必须小心识别和保护该血管，必要时需要较大的切口显露保护。小心使用钝性软组织分离技术，经皮放置钢板远近端之间的螺钉。

6.10.2　关节复位和固定

- 由于侧副韧带附着牵拉，股骨髁会发生旋转和分离。应避免牵引下肢，以减少韧带牵拉力。将 2.0mm 克氏针置入股骨髁——沿滑车嵴从前向后置入一根克氏针，股骨外髁从外向内、股骨内髁从内向外置入另一根克氏针，以获得两点固定，便于控制股骨髁。

- 如果有冠状面骨折，应首先复位。通常，远端放置一把大的点式复位钳在关节软骨的边缘，近端放置在滑车嵴处，以控制旋转并加压骨折块。

- 固定：从前向后置入多根临时克氏针以控制长度和旋转，同时避免阻挡预想的固定路线。完成临时复位和固定后，沿着滑车嵴从前向后放置 2 枚拉力螺钉（3.5mm、4.0mm 或 4.5mm 螺钉），螺钉拧入关节软骨下方，并避免穿透远端 / 后方关节面。2 枚螺钉可用于控制任何旋转移位，并对称加压骨折块。注意应避免螺钉的位置阻挡后续内外向螺钉的放置。

- 复位髁间骨折：
- 使用置入的 2.0mm 克氏针控制复位髁骨折块。在滑车前方使用一把大的点式复位钳（Weber 钳）固定，在远端后方髁上轴线处放置另一把复位钳复位骨折块（图 6.4）。如果仅在滑车前方放置一把复位钳，就有可能过度加压前方皮质，导致髁间窝后方开口。至少放置 2 枚横向拉力螺钉或定位螺钉（如果存在粉碎性骨折），并避开钢板或髓内钉的固定位置。大多数钢板系统都有股骨远端钢板足印模块，可用于安全放置螺钉。

6.10.3　复位骨干干骺端

复位冠状面和矢状面及恢复长度

由于肌肉和韧带张力牵拉、有限的透视视野以及经常遇到粉碎性骨折等原因，该步骤变得十分困难。如果是简单骨折并且不考虑软组织因素，就可以直接复位骨折块。然而，如果存在粉碎性骨折或软组织问题，就要使用多种复位工具和技术来矫正每个平面的畸形。

骨干干骺端畸形应力

- 内收肌、腘绳肌和股四头肌的拉力导致骨折长度缩短。
- 矢状面伸展畸形由腓肠肌和腘绳肌引起。
- 冠状面内翻畸形由内收肌引起。

复位矢状面和恢复长度技术

虽然人工或骨牵引可能有帮助，但作者更喜欢使用"全股骨"外固定架（图 6.2）。它可以帮助矫正并维持矢状面力线和恢复长度。复位后一旦拧紧外固定钳，复位就保持不变。无菌垫或三角架能作为补充微调复位。万能牵引器（DePuy Synthes，West Chester，PA）可以代替外固定钳和固定杆，但作者认为，牵引器的重量太大难以保持肢体位置。

放置销钉（"全股骨"外固定架见图 6.2）

- 透视下将一根 5mm 的 Schanz 针从前向后放置在远端干骺端骨折块中。
- 第二根针从前向后置入粉碎性骨折以外的骨干中。

复位冠状面技术

钢板（作者偏好）

使用 95° 固定轴孔的钢板（图 6.1）或远端已知角度的固定角度钢板（即角钢板），可以矫正冠状面畸形。将角固定器放置在膝关节间隙处，在骨干中置入螺钉或螺纹复位装置，以恢复股骨远端外侧角以及股骨干在关节面上的移位（图6.1）。由于钢板轮廓和患者自身解剖结构不匹配，有时会过度复位关节骨折块（图6.1）。此时可取下钢板重新塑形，或者让钢板与股骨稍分离。锁定螺钉可用于改善复位。

Schanz针

将Schanz针从内向外置入重建的关节骨折块中，可以复位冠状面畸形（图6.2）。

关节周围复位钳

大的点式复位钳或关节周围复位钳均可用于复位冠状面畸形，并恢复股骨长度。

6.10.4 固定策略

步骤

固定关节
- 螺钉类型：
  ◦ 3.5mm、4.0mm或4.5mm皮质骨螺钉或空心螺钉。
  - 位置：
  ◦ 冠状面骨折。
  ◦ 髁间劈裂骨折。

最终固定——钢板/髓内钉
- 钢板有利于股骨远端双髁骨折的固定，因为其可以有效多点复位固定关节内骨折块。
- 但是作者会考虑在固定老年骨质疏松或骨质较差患者关节骨折块后使用髓内钉固定。作者也会考虑在干骺端粉碎性骨折或骨质丢失的情况下使用髓内钉固定。
- 钢板功能决定手术步骤。如前所述钢板可用于复位冠状面移位。临时固定钢板近端和远端，使用95°轴孔钢板纠正力线，将至少一根钢针插入远端骨折块控制旋转，并将一根钢针通过导向器置入钢板最近端孔中，以维持骨折长度。如果"全股骨"外固定架不能有效复位矢状面移位，可

以通过导向器在近端干骺端骨折块处增加一根钢针，以恢复矢状面稳定性。皮质骨螺钉或螺纹复位器放置在骨折近端复位冠状面移位。获得所需的骨折复位后，通过透视确认矢状面复位。由于钢板位于股骨前外侧，在冠状面复位过程中，当骨被拉向钢板时，矢状面复位也会受到影响（图6.2）。完成复位后，将锁定螺钉放置在远端，骨干皮质骨螺钉放置在近端。对于钢板固定和髓内钉远端固定，在确定螺钉/螺栓长度时，应考虑股骨内髁的角度，以避免穿透对侧而引起症状（图6.3）。如果担心穿透对侧，可以行轴位像透视确认。当冠状面复位仍受到皮质骨螺钉的影响时，可以在近端使用锁定螺钉。

6.10.5 关闭切口

使用可吸收缝线缝合深层组织，尼龙线缝合皮肤。

6.11 补救措施

手术过程中最困难的因素是关节内粉碎性骨折和骨干干骺端复位。使用较小的皮质骨螺钉当作拉力螺钉或定位螺钉，使用克氏针或生物可吸收钉来处理关节内粉碎性骨折。当骨干干骺端复位困难尤其是有骨质丢失时，使用内外侧钢板可以很好地应对这一情况。或者可以使用皮质替代物或髓质钢板来复位内侧干骺端。如果关节骨折块足够大，除了单纯固定关节外，可以考虑使用逆行髓内钉固定。对于骨质差、关节内粉碎性骨折或骨丢失严重的老年患者，可考虑采用股骨远端TKA。

6.12 陷阱

最常遇到的陷阱是矢状面复位不良和侧钢板位置靠后导致关节骨折块内移。如果钢板近端未居中放置，螺钉位置不佳将会增加近端钢板脱落的风险。最后，髁间粉碎性骨折可能会导致前关节面过度复位。通过本章介绍，作者试图引导读者尽量避免陷入这些陷阱。

第七章　股骨远端冠状面骨折——Hoffa 骨折

Robinson Esteves Pires, Richard S. Yoon, Frank A. Liporace

高士基 / 译

7.1 概述

目前有多种股骨远端冠状面（Hoffa）骨折的手术入路和治疗方法。本章旨在概述这些治疗方法以及作者个人偏好。

7.2 关键原则

股骨远端冠状面骨折在多发骨折损伤中容易漏诊。计算机断层扫描（CT）是确定主骨折面三维位置的必要手段，并可以帮助制订精确的术前规划。决定预后和治疗方式的关键因素包括软组织情况、骨密度、骨折块大小、合并的矢状面骨折以及骨折粉碎程度。

7.3 预期

可以从前向后使用螺钉固定，或从后向前使用螺钉和支撑钢板固定股骨远端冠状面后外侧骨折。从后向前固定比从前向后固定生物力学上更稳定。然而，在合并矢状面骨折需要使用前方入路时，可采用从前向后螺钉固定。我们针对股骨远端冠状面后外侧骨折的首选治疗方法是后外侧支撑钢板固定。埋头螺钉可用于固定小的骨软骨碎片。对于后内侧骨折，作者通常采用后内侧入路和后内侧支撑板。必要时可使用拉力螺钉补充固定。

7.4 适应证

股骨远端冠状面骨折可引起关节面不平整以及膝关节不稳定。因此，治疗方式应包括解剖复位和坚强固定。对于不完全骨折或严重并发症无法耐受手术的患者，可以考虑保守治疗。

7.5 禁忌证

- 存在软组织感染或骨髓炎。
- 与手术相关的临床并发症风险超过了手术的益处。
- 同侧肢体血管功能严重不足。

7.6 特别注意事项

术前规划对预防股骨远端冠状面骨折并发症至关重要。正侧位 X 线片通常可显示骨折。对于严重的关节内或干骺端粉碎性骨折，轻度牵引下的 X 线片有助于更好地了解骨折类型。然而，CT 对于了解骨折形态和制订术前规划是必需的。

7.7 特殊说明、体位和麻醉

手术是在全身麻醉下进行的。通常，患者俯卧或侧卧于可透视的手术床上。对于双 Hoffa 骨折，可以选择俯卧位。在大腿下方放置垫子，确保两条大腿不在同一水平面上。目的是方便获取股骨远端侧位透视图。对于冠状面后外侧骨折也可以选择膝关节完全伸直下的侧卧位体位。或者，如果需要使用前方入路，可以选择仰卧位。内侧 Hoffa 骨折可以通过患者仰卧位并在对侧臀部下方放置垫子来处理。这有助于建立后内侧入路。大腿近端放置止血带，但不常规使用。

7.8 手术技巧、经验和教训

骨折类型决定了手术入路。对于冠状面骨折，通常选择后外侧或后内侧入路。然而，当需要处理联合矢状面和冠状面的复杂骨折时，可能还需要前外侧或前内侧入路。我们使用改良 Letenneur 分型作为股骨外髁骨折的治疗指南（图 7.1）。

7.8.1 后外侧入路

我们采用后外侧入路加支撑钢板治疗 Letenneur Ⅰ型骨折。如果Ⅰ型骨折合并有粉碎性骨折或关节面塌陷，行 Gerdy 结节截骨有助于显露关节面塌陷或粉碎性骨折块。前外侧入路结合前向后拉力螺钉和横向钢板是一种替代治疗方案。联合后外侧和前外侧固定的双入路，可以同时使用后外侧支撑钢板固定 Hoffa 骨折以及使用埋头螺钉固定中央骨折块。

由于髁骨折块太小，等同于骨软骨块，钢板固定 Letenneur Ⅱ型骨折几乎是不可能的。我们首选的治疗方法是使用埋头螺钉从后向前固定。对

于 Letenneur Ⅲ型骨折，我们通常采用前外侧髌旁入路，并用从前向后拉力螺钉辅以水平带状钢板固定骨折。

后外侧入路用于外侧髁冠状面骨折。沿着股二头肌腱走行做一个 10cm 的纵向切口。仔细分离皮下组织，避免出现医源性腓总神经麻痹。在股二头肌腱内侧分离腓总神经。2 号 Penrose 引流管或 Surg-I-Loop 用于移动和保护腓总神经。在股二头肌腱和髂胫束之间分离深层组织（图 7.2）。

伸直膝关节可复位骨折。使用克氏针临时固定，并拍摄正侧位透视片。3.5mm 锁定加压钢板（L. C. P）或 1/3 管状钢板塑形支撑外髁的后外侧骨折。如果中间存在关节内骨折片（Letenneur Ⅰ型变型），标准后外侧入路不足以充分显露骨折块。这种情况下，我们首选 Gerdy 结节截骨术，并用埋头螺钉固定中央骨折块。然后使用一枚 3.5mm

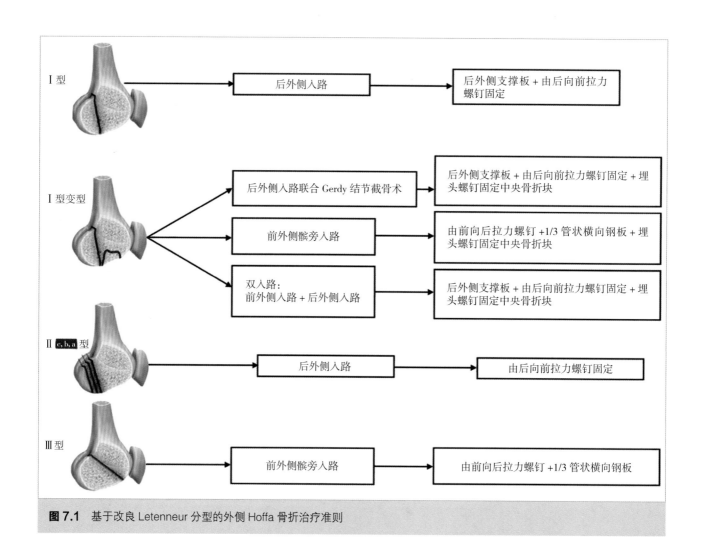

图 7.1 基于改良 Letenneur 分型的外侧 Hoffa 骨折治疗准则

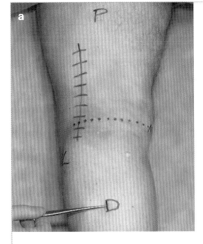
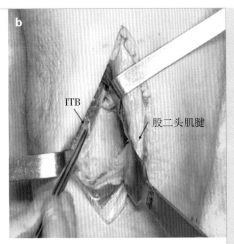
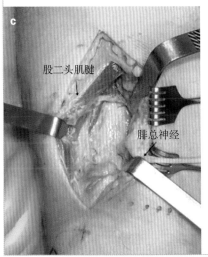
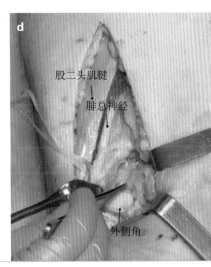

图 7.2 a. 膝关节后视图。股骨远端的纵向入路。P，近端；D，远端；L，外侧；M，内侧。b. 髂胫束（ITB）和股二头肌之间的软组织窗。c. 膝关节后视图。股二头肌腱和腓总神经之间的组织间隔。d. 经腓总神经内侧处理股骨外髁，小心地牵开腓肠肌外侧头

皮质骨螺钉和垫圈固定 Gerdy 结节（图 7.3）。

处理 Letenneur Ⅱ a、Ⅱ b 和 Ⅱ c 型骨折，我们首选股二头肌腱和腓总神经之间的后外侧入路。

通过该入路可以很容易地使用埋头螺钉从后到前固定股骨外髁小骨折块。也可以在腓总神经内侧处理股骨外髁，将腓肠肌外侧头向内侧牵拉以保护腘血管。我们不推荐使用从前向后的方式固定 Letenneur Ⅱ 型骨折，因为较小的骨折块会阻碍螺钉完全穿过骨折线，从而影响骨块的加压。

7.8.2 前外侧入路

前外侧入路是复位固定 Letenneur Ⅲ 型骨折的首选入路，也是处理 Letenneur Ⅰ 型变型的备选入路。前外侧入路始于髌腱外缘，经外侧支持带止于股骨远端干骺端。向内侧牵开髌骨，复位钳复位骨折。使用克氏针临时固定骨折块。

Letenneur Ⅲ 型骨折通常表现为水平骨折线，使用从前向后拉力螺钉可有效固定骨折块。我们推荐额外使用一块水平带状钢板以提高结构稳定性（图 7.4）。

7.8.3 内侧入路

与外髁骨折相比，股骨内髁冠状面骨折的发生率较低且存在形态差异。内侧 Hoffa 骨折通常呈现更水平的骨折线。矢状面骨折分布研究显示，外髁骨折线多集中在外髁中 1/3 处，而内髁骨折线的集中程度较低。粉碎性骨折更加集中于外髁的承重区，而在内髁则较为分散。

我们依据内侧 Hoffa 骨折骨折块大小以及骨折

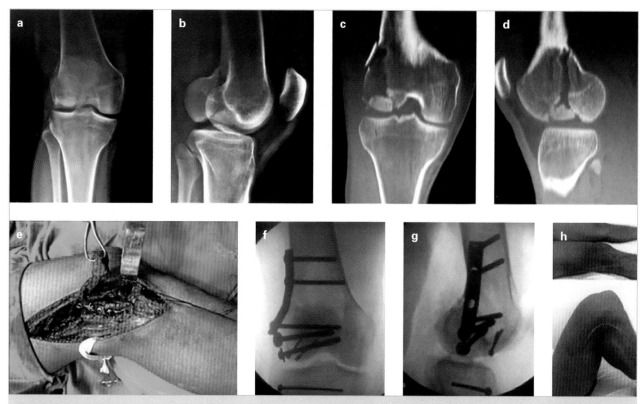

图7.3 a、b.正侧位X线片显示 Letenneur Ⅰ型变型。c、d.CT冠状面及矢状面显示中央骨块。e.术中照片显示 Gerdy 结节截骨和使用防滑钢板及 Herbert 钉对中央骨块进行固定。f、g.术后正侧位片显示骨折固定情况。h.伤口愈合后照片显示患膝活动度恢复正常

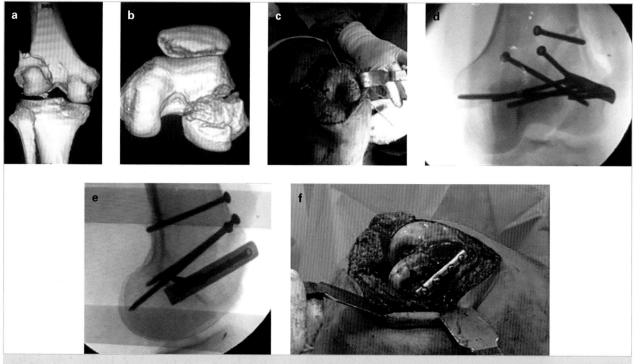

图7.4 a、b.三维CT重建显示合并中央粉碎性骨折的Ⅰ型变型。c.术中照片显示经前外侧入路显露骨折复位及克氏针临时固定。d、e.术后正侧位X线片显示横向钢板及前后向螺钉固定骨折块。f.术中照片显示了固定股骨髁的横向钢板

粉碎程度制定了一套简单的综合分型系统和治疗准则（图 7.5）。

相较于之前制定的股骨内髁冠状面骨折治疗准则，这种骨块特异性固定策略的优势在于可以根据骨折类型选择手术入路和理想的固定方式。经股下后内侧入路可安全有效地处理无粉碎的简单骨折类型（Ⅰ 型和 Ⅱ 型）。切口向远端延伸，可以经股薄肌和腓肠肌内侧头之间的间隙显露后内侧骨折块（图 7.6）。

可延展的内侧股下入路联合双窗固定技术被用来处理股骨内髁前后区域粉碎性骨折（Ⅰc 型和 Ⅱc 型）。使用该入路，根据骨折类型、位置和粉碎程度，可以在内侧副韧带前方和后方进行

两次关节囊切开。骨块特异性固定采用多枚螺钉（2.0mm、2.4mm 或 2.7mm，取决于骨折块大小）在不同方向固定以实现正确固定。使用支撑 LCP 或 1/3 管状钢板固定 Hoffa 骨折。

对于一些严重的粉碎性骨折，前内侧髌旁关节囊切开，从前向后拉力螺钉结合水平钢板固定是一种有效且简单的治疗方法。如果需要更大覆盖面积的额外固定，可以非常规使用跟骨钢板或倒置的肱骨近端锁定钢板固定骨折。倒置的预折弯肱骨近端钢板可以提供良好的贴合度和许多具有理想固定效果的锁定螺钉组合。

尽管设想这些钢板可有效固定粉碎性骨折，但没有生物力学研究证实这一假设。骨软骨移植

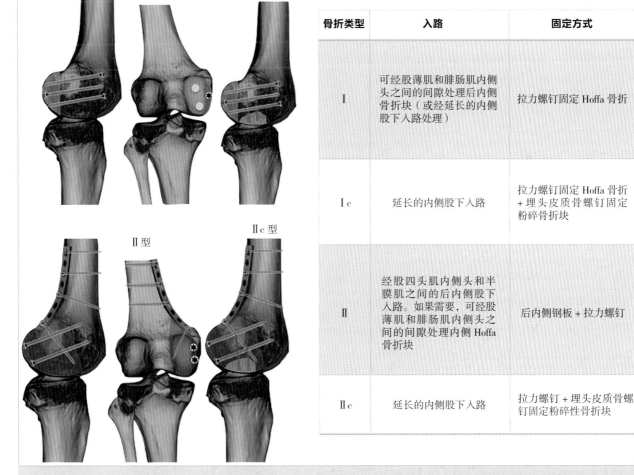

骨折类型	入路	固定方式
Ⅰ	可经股薄肌和腓肠肌内侧头之间的间隙处理后内侧骨折块（或经延长的内侧股下入路处理）	拉力螺钉固定 Hoffa 骨折
Ⅰc	延长的内侧股下入路	拉力螺钉固定 Hoffa 骨折 + 埋头皮质骨螺钉固定粉碎骨折块
Ⅱ	经股四头肌内侧头和半膜肌之间的后内侧股下入路。如果需要，可经股薄肌和腓肠肌内侧头之间的间隙处理内侧 Hoffa 骨折块	后内侧钢板 + 拉力螺钉
Ⅱc	延长的内侧股下入路	拉力螺钉 + 埋头皮质骨螺钉固定粉碎性骨折块

图 7.5 图示显示根据我们的分型系统确定的固定方法。Ⅰ 型：骨软骨 Hoffa 骨折。Ⅰc 型：Ⅰ 型伴有粉碎性骨折（无论粉碎性骨折位置）。Ⅱ 型：骨折线穿过股骨远端后皮质的干骺端。Ⅱc 型：Ⅱ 型伴有粉碎性骨折（无论粉碎性骨折位置）。拉力螺钉的方向垂直于骨折线。从膝关节后方观察从前向后固定 Ⅰ 型骨折的螺钉（黑色星形）投影

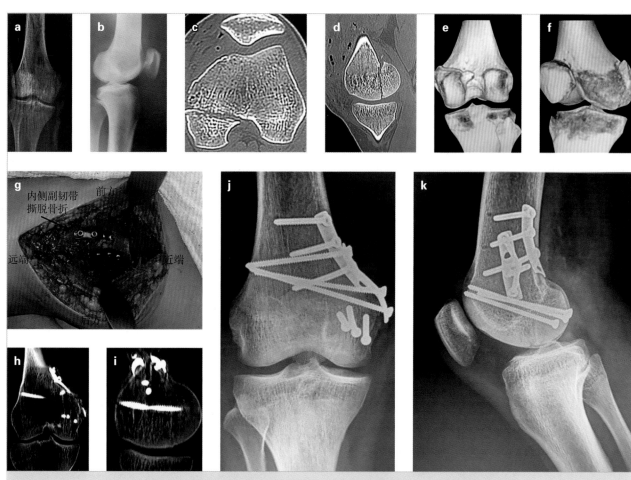

图7.6　a、b.正侧位X线片显示内侧Ⅱ型Hoffa骨折。c、d.轴位和矢状位CT显示内侧髁冠状面骨折。e、f.三维CT重建显示骨折涉及股骨远端后皮质干骺端（Ⅱ型）。合并内侧副韧带（MCL）撕脱性骨折。g.股内侧肌和半膜肌之间的股下后内侧入路，患者取仰卧位并在对侧臀部下方放置垫子。通过股薄肌和腓肠肌内侧头之间的间隙从后向前放置拉力螺钉。h、i.轴位和矢状位CT显示骨折解剖愈合。j、k.术后1年正侧位X线片显示骨折愈合。使用钢板固定MCL撕脱性骨折

可能是一种有益的治疗选择。

7.9　可能遇到的困难

　　Hoffa骨折通常随着膝关节的完全伸直而复位，但在膝关节屈曲时更易于观察骨折块使得仰卧位前外侧入路进行手术变得困难。此外，使用前外侧入路从后向前放置植入物、钢板和螺钉是非常具有挑战性的。

　　经后外侧入路治疗伴有关节中央塌陷的粉碎性骨折具有挑战性，通常需要Gerdy结节截骨显露

骨折块。

　　Letenneur Ⅱ型骨折可能会出现腘肌腱卡压的情况，因此骨折复位困难。

7.10　关键手术步骤

　　术前规划、准确的骨折分型、患者定位以及合适的骨钳，有助于股骨远端冠状面骨折的复位固定。

　　正确的入路和显露是手术成功的关键。我们通常从后向前固定Hoffa骨折。然而，前外侧入路

有助于处理粉碎性骨折，尤其是使用拉力螺钉从前到后固定并辅以水平带状钢板以增强结构稳定性时。

7.11 补救措施

　　漏诊或固定不足将导致 Hoffa 骨折不愈合和畸形愈合。这将引起极其严重的症状，导致关节疼痛伴活动受限和轴向畸形。使用 CT 扫描进行行术前规划必不可少。通过 CT 打印模型可以更好地了解骨折类型，有助于手术入路、复位和固定方式的选择。图 7.7 和图 7.8 显示了术后 6 个月骨折畸形愈合的补救措施。患者出现膝关节疼痛、严重外翻畸形和活动受限。

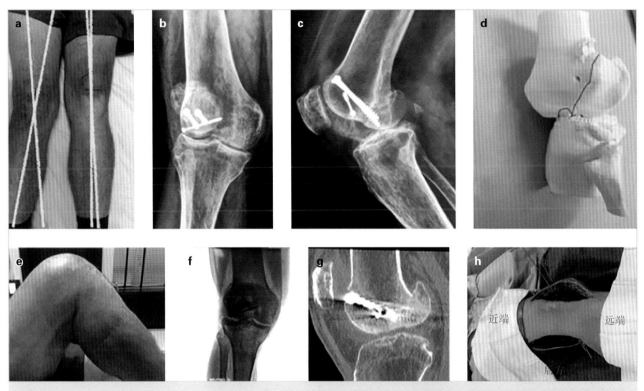

图 7.7 a. 术前照片显示一名男性患者（55 岁）的膝关节明显外翻畸形。b、c. 斜侧位 X 线片显示 Hoffa 骨折畸形愈合。d. 3D 打印模型再现畸形愈合部位。e. 膝关节屈曲受限。f. 矢状位 CT 扫描显示 Hoffa 骨折畸形愈合。g. 正位片显示外翻畸形。h. 患者侧卧位，采用双入路（前外侧和后外侧入路）。如此显露有利于截骨和矫正外翻畸形

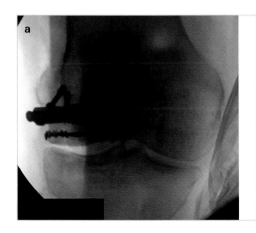

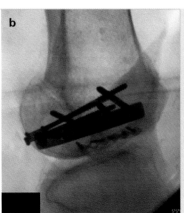

图 7.8 a、b. 术后正侧位片显示畸形愈合处截骨，并使用从后向前拉力螺钉和水平带状钢板进行固定。关节内截骨是为了处理中央塌陷骨折。我们使用微型钢板固定截骨处

7.12 陷阱

仰卧位固定外侧 Hoffa 骨折十分困难，因为需要在膝关节完全伸直下复位骨折块，并且有时必须在髁突后方置入内固定物。我们建议在俯卧位或侧卧位固定 Hoffa 骨折。通过仰卧位并在对侧臀部下方放置垫子，可有效处理内侧 Hoffa 骨折。

Letenneur Ⅱ型骨折表现为小的关节内骨块，由于螺纹无法穿过骨折线，几乎不可能实现从前向后固定加压骨折块。

Letenneur Ⅰ型变型（中央粉碎或塌陷）几乎不可能通过后入路处理，除非我们进行 Gerdy 结节截骨或建立双入路（前外侧和后外侧入路）。

第八章 股骨远端假体周围骨折——钢板内固定

Sven Märdian, Michael Schuetz

高士基 / 译

8.1 概述

本章介绍使用锁定钢板进行股骨远端假体周围骨折内固定手术。

8.2 关键原则

许多固定方式可用于稳定股骨远端假体周围骨折。锁定钢板系统革新了内固定技术,目前被视为金标准技术。市面上有多种不同的钢板系统可供选择,并有不同的植入物周围固定理念（图8.1）。尽管现代固定技术趋向于微创——所谓的"生物钢板",但坚强固定、恢复力线、旋转和

长度对于取得良好效果和假体长期存活至关重要（图8.2）。对于股骨远端粉碎性骨折,支撑股骨内侧柱至关重要。可采用支撑植入物或钢板重建内侧柱。外侧板和内侧柱组成的双钢板固定具有良好的生物力学性能。股骨远端粉碎性骨折通常见于老年人。作者首选股骨远端假体周围粉碎性骨折的治疗方法是双钢板固定,因为该年龄组骨愈合过程中的支撑移植骨不易融合。

8.3 预期

对于简单骨折,采用闭合复位及经皮瞄准器放置钢板可以有效固定股骨且对软组织干扰较

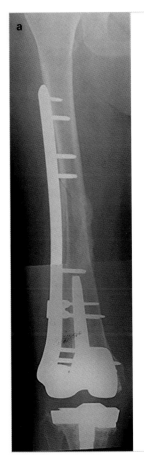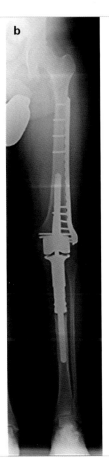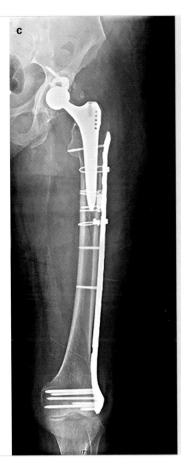

图8.1 目前假体周围骨折固定有不同的固定方法。"L. A. P."（锁定连接钢板,Synthes,Umkirch）表示应用于假体周围的附加钢板（a）。髓内假体周围最多可以放置4枚3.5mm的锁定螺钉。并且这种钢板仅提供单轴螺钉。因此,可能很难绕过髓内假体干。现代钢板系统提供了多轴螺钉放置选项（b,VA-LCP髁突,Synthes,Umkirch）。如果髓腔足够宽,可以在假体周围实现双皮质螺钉固定。最近,引入了一种新的钢板系统（c,aap Implantate AG,Berlin）。它可以在主植入物上添加"机翼"。这些"机翼"可根据股骨解剖结构进行调整,每个"机翼"提供2枚多轴螺钉选项。固定原理与L. A. P.类似,但术者能够在可变角度下实现固定

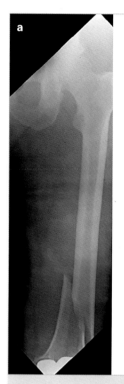
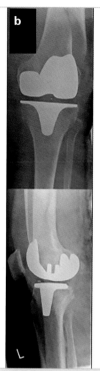
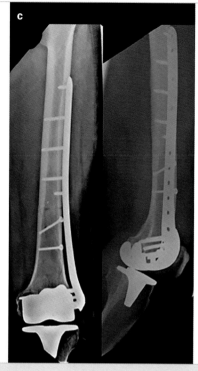
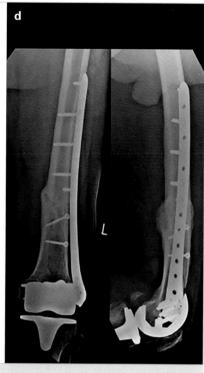

图 8.2 一名 77 岁男性股骨远端假体周围骨折（a，V. 3 C 型）。他接受了锁定钢板固定手术（b，L. I. S. S.，Synthes，Umkirch）。术后即刻 X 线片显示骨折解剖复位（c）。除锁定钢板外，还使用经皮骨块拉力螺钉。术后 6 个月 X 线片显示骨折已愈合（d）

小（图 8.3）。针对长的螺旋骨折，我们的策略是施加牵引并纠正旋转。放置钢板过程中使用经皮复位钳维持复位（图 8.3）。对于简单的骨折，额外的拉力螺钉可提高稳定性。尽管似乎与既往理论相矛盾，但临床数据显示使用拉力螺钉结合锁定钢板治疗简单骨折，疗效优于单独使用桥接钢板。必须强调的是，需要解剖复位简单骨折。否则，植入物失效或骨不连的风险会增加。本章所选择的病例均需要切开复位以获得理想复位。对于这些病例，通过股下外侧入路可以显露并直接钢板固定骨折，可以在大多数情况下实现解剖复位。

8.4 适应证

股骨远端假体周围骨折内固定术的适应证：
- 骨折移位。
- 股骨远端有足够骨量进行坚强内固定。
- 假体稳定。

内固定相对适应证是骨折无移位的活动受限患者。

8.5 禁忌证

- 骨块远端无法使用螺钉稳定固定。
- 假肢松动。
- 感染。
- 不适宜手术的严重并发症。

8.6 特别注意事项

我们在患者住院时拍摄股骨平片，包括后髌膝关节正侧位片。我们做出治疗决策考虑的因素包括以下几点：
- 患者年龄。
- 患者整体健康状况和并发症。
- 骨折类型：形态、位置。
- 可用于股骨远端固定的骨量。
- 骨质质量。
- 伤前的膝关节病史：骨折前是否有机械症状、疼痛或感染。
- 假体类型：是否是十字韧带保留型、后固定型或翻修型。

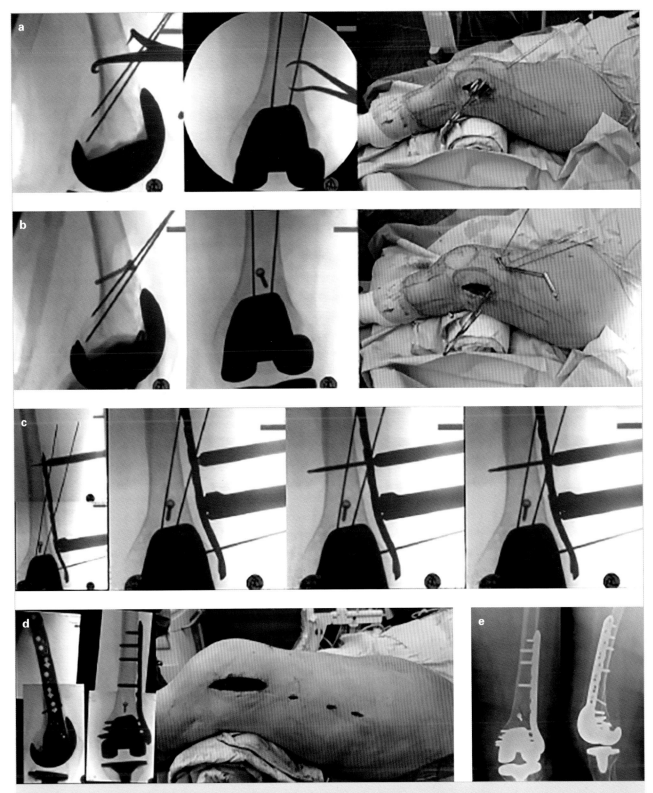

图 8.3 该患者股骨远端假体周围骨折（V.3 C 型）。使用经皮复位钳闭合复位，并插入克氏针（a），之后引入经皮拉力螺钉（b）。我们使用带有多轴螺钉的锁定钢板（VA-LCP 髁突，Synthes，Umkirch）。通过导向器置入复位器械（c）恢复力线。所有螺钉均通过导向器置入，避免额外的软组织剥离（d）。术后 4 周疗效良好（e）

如果股骨远端骺段太短,或者骨折可能会影响股骨假体的稳定性,我们需要进行计算机断层扫描(CT),以确定钢板固定是否可行。采用高分辨率CT联合现代软件处理可减少金属伪影,改善骨/植入物可视化效果。

8.7 特殊说明、体位和麻醉

- 患者仰卧在可透视的手术床上。
- 我们首选全身麻醉。
- 通过透视可检查股骨全长。
- 如果TKA的稳定性良好,我们喜欢使用牵引床,以便更好地控制股骨长度和复位骨折。
- 从下肢中下1/3到髂骨嵴消毒铺巾。

8.8 手术技巧、经验和教训

- 通常采用标准外侧股下入路。如果股骨假体松动,可选择转为内侧髌旁入路。两入路之间的皮肤应足够宽(至少8cm),以防止软组织并发症。
- 膝关节应保持轻度屈曲,下方垫一块垫子,以抵消腓肠肌对远端骨块的牵引,利于复位。
- 术前行CT检查确定置入假体周围双皮质骨螺钉是否可行。如果股骨柄阻碍股骨远端双皮质骨螺钉置入,可以选择使用锁定连接板进行补充固定。这些小钢板与股骨远端外侧钢板相连,允许在股骨柄周围置入螺钉。
- 对于简单骨折,可以通过牵引、矫正扭转和经皮复位钳实现复位。这样做通常可以实现解剖复位。我们插入克氏针代替复位钳以方便钢板置入。作者更偏好从前向后和(或)从内侧插入克氏针。有时,作者会使用环扎/线缆来实现有效复位。作者更喜欢使用线缆环扎,因为使用线缆系统的复位器械可以很好地复位骨折。外科医生必须决定是否将其用作临时复位工具。如果选择使用线缆固定,我们将线缆锁放置在钢板应放置的位置之外。此外,目前关于环扎/线缆对骨骼血液供应的影响仍存争议,不推荐同时使用多个环扎/线缆。
- 对于粉碎性骨折,我们倾向于使用桥接钢板维持相对稳定性。我们的目标是恢复下肢长度、力线和旋转。有时在放置钢板的过程中,可在前方使用外固定器维持复位。另一个方法是插入钢板,将其固定在远端骨块上(此时完美的钢板位

置至关重要),然后将钢板-远端骨块复合体作为辅助复位工具。一旦骨折复位,钢板位于远端骨块的中心,我们用螺纹克氏针固定钢板近端。克氏针须穿过钻头导向器以稳定外部瞄准器。接着插入复位工具(旋钮),将近端骨块拉向钢板。通过透视证实最终复位后,我们将螺钉置入钢板。对于大多数粉碎性骨折,我们倾向于在内侧使用第二块钢板。

- 如果股骨假体松动了怎么办?
术前必须回答以下问题:
   ◦ 膝关节置换假体的设计和品牌是什么?
   ◦ 是否可以通过翻修类型假体仅更换股骨假体,或者说是否必须进行全膝关节置换翻修术?
- 术前应经多学科治疗改善患者一般情况并预想到所有可能的临床和手术需求,尤其要准备好内固定物和膝关节翻修器械。

8.9 可能遇到的困难

闭合复位可能具有挑战性。如果是这种情况,应进行开放手术,但要考虑到骨折部位的生物力学特性。最重要的是,按照生物固定的原则处理软组织。

应熟悉股骨血管的解剖。当在股骨内侧放置钢板或在转子下区域从外向内拧入双皮质骨螺钉,或在股骨周围应用环扎/线缆时,应特别注意保护血管。外科医生应做好应对血管意外损伤的准备。

在侧板固定骨折后,应在麻醉下透视,对膝关节施加内外翻应力。如果存在残余不稳定,应对股骨内侧柱进行额外固定。

8.10 关键手术步骤

我们从股骨外髁远端1~2cm处开始,在大腿远端外侧做一个10cm的切口。顺着皮肤切口切开皮下组织和髂胫束。显露并从后隔处拉开股外侧肌。此时应注意从后向前止于股外侧肌的穿支血管。需要电凝或在某些情况下结扎这些血管。在复位骨折后,我们将钢板置于股下肌间隙。

我们在多角度透视下将钢板放置在股骨远端。钢板位置确定后,我们使用螺纹钢针将钢板临时固定,并使钢针平行于股骨远端髁的切线。透视侧位像至关重要,可避免出现股骨远端骨骺过伸以及远端钢板位置不佳。不应在Blumensaat线以

下看到钢板。我们通过透视确认钢板近端在股骨位置是否正确。钢板位置确定后，我们使用螺纹克氏针临时固定。此时，钢板由两根克氏针固定并连接至外部导向器。有时，通过建立股骨外侧一个小切口可以更可靠地将钢板放置在骨块近端。

之后使用复位器械复位骨折并恢复力线（图8.3c）。不仅要恢复冠状面力线，还要确保矢状面力线的恢复。由于预折弯钢板不一定适合每名患者的解剖结构，有时将钢板与骨侧面并列放置，可能会在骨折部位产生外翻或内翻畸形。术者应确认将骨拉向钢板时不会产生畸形。有时，我们会在钢板和骨之间留出一个空间以获得最理想的解剖复位。手术结束时我们取下导向器，再次透视确认骨折复位情况和植入物的位置。逐层缝合切口：髂胫束、皮下组织和皮肤。

对于假体位于髋关节周围的股骨远端骨折，推荐使用长锁定钢板固定，因为它不会产生应力集中（图8.4）。然而，术前应特别考虑到，如果股骨柄位于股骨近端，应确保同样可以进行钢板固定。新一代植入物或多向螺钉置入可以克服这一困难（例如，L. A. P. 锁定连接钢板，Synthes，Umkirch）。这

两种选择都可以在股骨柄周围放置双皮质骨螺钉。

对于使用外侧钢板固定复杂骨折后仍存在明显不稳定的情况，我们建议增加内侧锁定钢板。目前没有预折弯解剖钢板适用于股骨内髁。我们会使用倒置胫骨 L. I. S. S. 钢板（DePuy Synthes）。钢板的形状允许将其放置在股骨远端前内侧。术者能够在此位置使用导向器在股骨远端1/3处安全地置入经皮螺钉。当需要更长的钢板时，我们建议将折弯的 4.5mm L.C.P. 放置在股骨近端前方，避免损伤血管。

8.11 补救措施

文献表明，股骨远端假体周围骨折内固定术后失败率较高。根据患者的一般状况和骨质情况，可考虑进行内固定翻修术（图8.5）。然而，在多次失效以及骨量不足或其他情况下，须考虑关节置换翻修术，即便需要部分或全部置换股骨（图8.5）。如果术中发现远端骨块稳定性不足，需要立即进行关节置换翻修术。如前所述，术前应考虑到是否需要进行内固定或关节置换翻修术。因此，

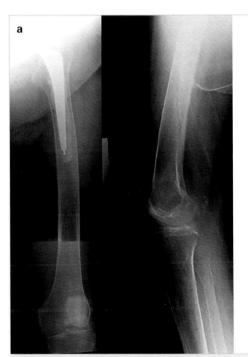
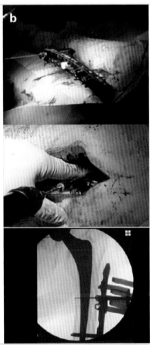
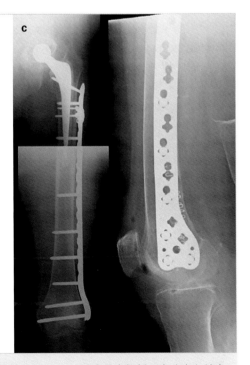

图 8.4　一名 101 岁女性股骨假体周围骨折（IV.3 C 型）（a）。手术采用闭合复位和 VA-LCP 髁突锁定钢板固定（多向锁定钢板系统，Synthes，Umkirch）（b），联合 L. A. P.（锁定连接钢板，Synthys，Umgirch）于近端绕过股骨柄。此外，在股骨柄周围可以实现双皮质骨螺钉固定，与单皮质骨螺钉固定相比，稳定性更好。骨折愈合，力线正常（c）

我们应准备好手术器械，并获得手术知情同意。对于有疑问的病例，当术前检查无法确定股骨远端假体损伤时，可通过外侧小切口检查股骨假体稳定性。可经外侧入路行 TKA 翻修术（在肿瘤病例中展示）。然而，我们尽量避免移动伸肌装置，因为那需要非常复杂的手术操作。

8.12 陷阱

- 没有为膝关节翻修术做好准备。

- 螺钉穿骨皮质置入（螺钉非常浅地置入在皮质中）可能损伤股骨结构，最终导致机械固定失效（图 8.6）。
- 未意识到内侧骨皮质粉碎性骨折导致的不稳定与股骨外侧锁定钢板的机械失效有关。
- 短而硬的钢板与早期机械失效有关。因此，必须选择足够长的钢板。
- 如果全髋关节置换股骨柄位于髓腔内，股骨远端钢板应与柄重叠，避免股骨柄尖端的应力升高。

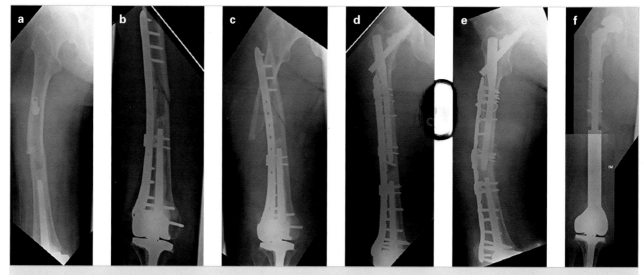

图 8.5 一名 98 岁女性股骨假体周围骨折（V.3 C 型）（a）。急诊手术采用闭合复位和 L. I. S. S. 锁定钢板（微创稳定系统，Synthes, Umkirch）（b），联合 L. A. P.（锁定连接钢板，Synthes, Umkirch）固定。术后患者再次跌倒，钢板近端发生钢板周围骨折，涉及钢板置入区（c）。我们翻修了内固定物，使用髓内钉（PFNalpha, Synthes, Umkirch）和钢板（VA-LCP 髁突, Syntensis, Umkirch）桥接近端骨折。我们在假体柄（d）周围使用双皮质骨螺钉固定，并应用 L. A. P. 和环扎钢丝（e）进行加固。然而，此机械结构再次失效（e）。通过置入与髋关节假体（f）相连的股骨远端假体来进行翻修

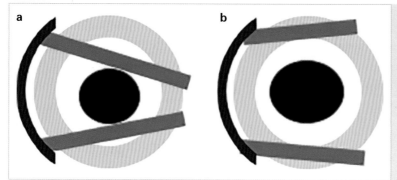

图 8.6 髓内假体柄（黑色）周围锁定连接钢板（蓝色）的轴向示意图（黄色：股骨干）。a. 在柄周围放置双皮质螺钉。生物力学数据提示这种固定方法的优越性。b. 经皮置入螺钉。虽然这种固定方法也可以增强生物力学稳定性，但随着进一步重建所需骨量的丢失，发生灾难性失效的风险增加

第九章 逆行髓内钉治疗股骨远端假体周围骨折

Matthew Stillwagon, George Hanson

冯　杨 / 译

9.1 概述

本章介绍逆行髓内钉治疗股骨远端假体周围骨折的方法。

9.2 关键原则

老年患者股骨远端假体周围骨折的治疗原则是及时进行手术固定，以便早期活动，促进骨折愈合，恢复全膝关节置换术后膝关节功能。然而，股骨远端假体的存在极大地增加了手术的复杂性，股骨远端假体的存在使钉子固定骨折变得困难，容易引起股骨和胫骨假体的损伤，由于解剖位置改变，无法找到解剖复位标志导致骨折复位不良。（图 9.1）。保留交叉韧带的膝关节必须屈曲 70°，以避免损坏聚乙烯衬垫。因此，外科医生必须了解植入物是否兼容并有处理的计划，对于上述任何一种情况，都有另一种固定方法。

逆行髓内钉治疗股骨远端假体周围骨折具有生物学和生物力学方面的优势。手术入路是微创的，而且可以使用膝关节置换的正中切口。从生物力学上来讲，在股骨髓轴内置入逆行钉可使固定装置的承重轴向内侧移动，使其与股骨解剖轴对齐。只要股骨近端不存在髓内硬化或畸形，逆行髓内钉就可以穿过整个股骨，承担股骨负荷。

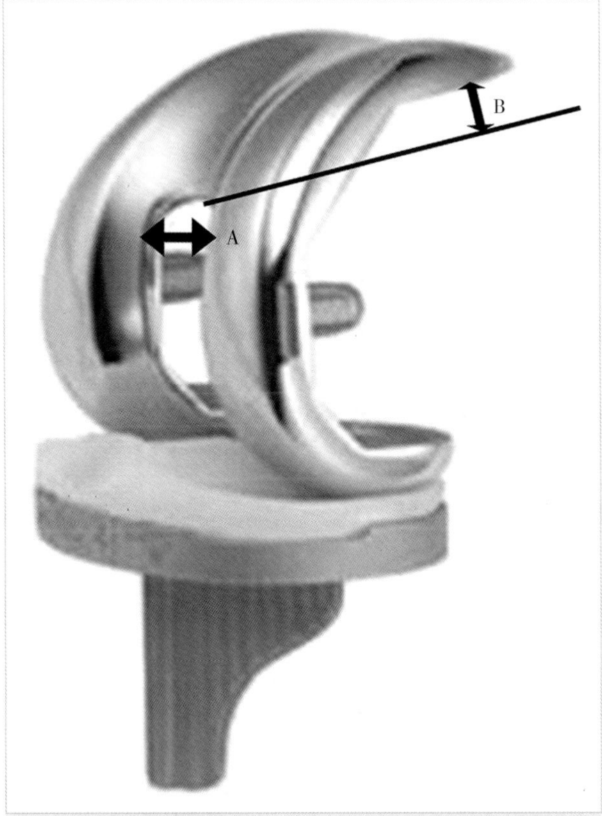

9.3 预期

逆行髓内钉治疗股骨远端假体周围骨折具有较高的成功率，是一种被广泛接受的手术治疗方法。逆行髓内钉治疗适当的股骨远端假体周围骨折，患者的预后和骨折愈合率与股骨远端锁定钢板相似，具有分担负荷、增加对内外翻负荷抵抗的优势。然而，由于全膝关节假体的设计方法，逆行固定在操作技术上具有挑战性。去除后交叉韧带置入假体或封闭式股骨假体会阻挡逆行髓内

图 9.1 全膝关节假体照片及相关测量以确定逆行股骨髓内钉的适用性。髁间窝的宽度（A 线）限制了髓内钉的直径。应注意，髓内钉直径是髓内钉的远端部分。B 线为股骨假体前上缘到假体髁间窝顶部的距离。这个距离越大，逆行髓内钉越往后移动，股骨过伸或股骨远端前移位的可能性就越大

钉的插入（图 9.1）。因而对术前 X 线片和 CT 图像进行详细分析评估，确定现有股骨假体的类型，进行认真的术前规划，对于维持假体的稳定性至关重要。在后交叉韧带保留型假体或开放式股骨假体中，内固定置入的解剖起始点是股骨假体前上边缘。由于内固定随股骨从后向前轨迹的微动，最常见的并发症是假体远端骨折段过伸畸形（图 9.2）。股骨远端骨折复位不良或移位会增加骨不连

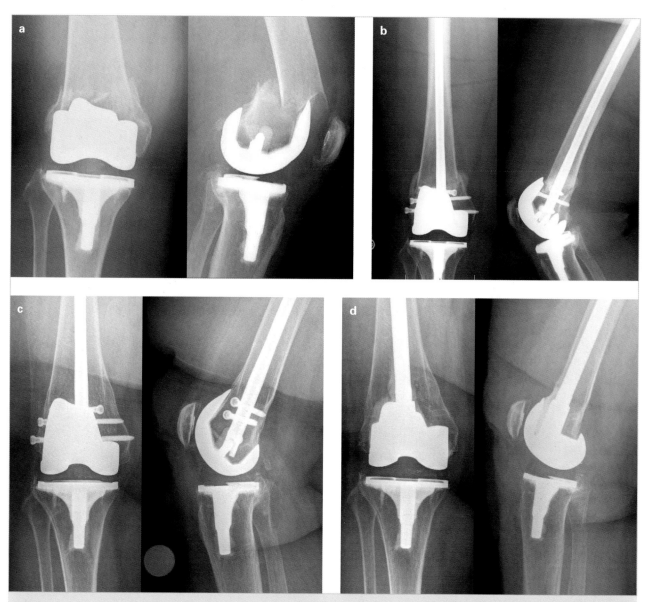

图 9.2 逆行髓内钉治疗股骨远端假体周围骨折后出现过伸畸形。a. 膝关节正位（AP）和侧位 X 线片显示股骨远端骨折主要为嵌插骨折。没有发现膝关节假体松动。b. 术后 3 个月复查 X 线片显示，股骨远端部分和全膝关节假体置入股骨部分开始有过伸倾向。需要注意的是，股骨远端固定使用了 4 枚交锁螺钉。c. 术后 12 年 X 线片显示患者膝关节有 15° 的过伸，出现步态改变和膝关节不稳定。d. 股骨假体翻修术后复查 X 线片，通过重做股骨远端切口来矫正畸形，使翻修假体处于正常矢状位

发生的风险。应用 Poller 螺钉可避免逆行髓内钉固定时复位不良（图 9.3）。另外，在复位骨折时，可以用 Schanz 针插入股骨髁远端，施加股骨远端屈曲力矩，以协助骨折复位（图 9.4）。即使使用正确位置的阻挡螺钉，复位后骨折断端也可能会有一些轻微的过伸畸形，但是由于膝关节的代偿性运动，通常能够很好地耐受。

9.4 适应证

股骨髁上骨折，远端有足够的骨支架，关节内或假体周围无骨折延伸，且假体稳定，可以应用逆行股骨髓内钉治疗。术前 X 线片和计算机断层扫描（CT）评估是否有足够的远端骨支架以及假体是否稳定。同时术前还必须严格评估全膝关

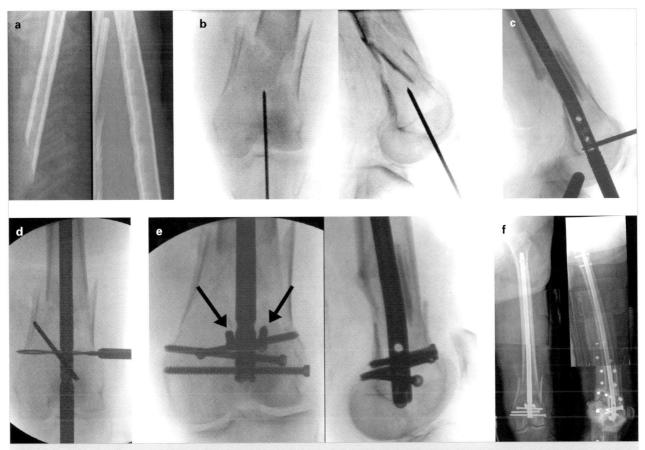

图 9.3　术中使用阻挡螺钉协助股骨远端周围骨折复位。a. 膝关节正侧位 X 线片显示，股骨干远端粉碎性骨折。b. 术中透视图像显示，通过牵引复位骨折断端并置入导针临时固定。发现股骨远端有过伸。c. 在股骨内侧髁髓内钉远端放一个大的 Steinmann 销，弯曲股骨远端，将改善骨折断端矢状位复位情况。d. 透视显示用钻孔制备远端联锁螺钉的骨道。e. 术中正侧位透视图显示，逆行插入 3 枚远端交锁螺钉和 2 枚阻挡螺钉（黑色箭头）。f. 股骨正侧位显现内固定装置

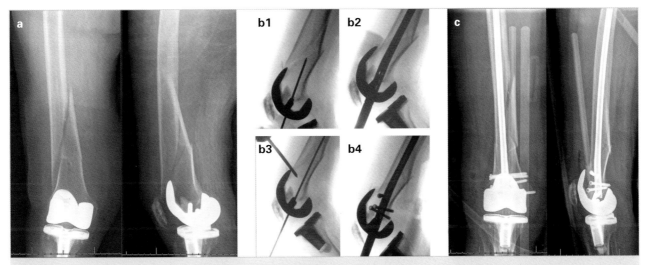

图 9.4　术中使用 Steinmann 销矫正对准并使用外侧内侧阻挡螺钉维持复位的示例。a. 假体完好的全膝关节置换术后股骨远端假体周围长斜骨折的正位和侧位 X 线片。b1. 术中初始复位和导丝通过的侧位透视图。b2. 当钉插入时，复位不良变得明显。b3. 取下髓内钉，在插入钉导向棒的同时，在股骨远端前后插入一个大的 Steinmann 销来矫正畸形。b4. 最后，在股骨干内放置外侧 – 内侧阻挡螺钉，以防止逆行螺钉向前移动而导致畸形。c. 术后 X 线片显示骨折部位复位

节假体，特别是股骨假体，以确保合适直径的髓内钉穿过骨折断端固定。

9.5 并发症

骨折线向股骨远端延伸过大时不适合逆行髓内钉治疗，因为远端锁定螺钉无法获得稳定的固定。此外，由于股骨假体的尺寸限制，闭式股骨假体通常不能接受股骨钉治疗。此外，如果全膝关节假体出现松动或错位，应考虑其他固定策略，如全膝关节置换翻修术或股骨远端置换术。当使用逆行髓内钉治疗假体间股骨骨折时，由于股骨粗隆与逆行髓内钉近尖端之间存在应力集中，因此必须小心应力骨折。在这种情况下，股骨远端锁定钢板重叠于股骨粗隆是首选。

9.6 特别注意事项

典型的股骨远端假体周围骨折的发病率和死亡率与老年髋部骨折人群相似。因此，为了降低并发症，多学科术前评估和术前医疗优化是非常重要的。

9.7 体位及麻醉

患者仰卧于可透视手术台上，患肢靠近边缘，上肢垂直于手术台。根据患者的需要，可采用全身麻醉或腰椎内麻醉。在患侧臀部下放置一个大的毛巾卷、毯子（或同等物），以防止腿外旋。可使用透光三角架保持膝关节处于部分屈曲位置，放松腓肠肌和减轻反屈畸形。手术部位应暴露从髂前上棘至踝关节。透视机放置于健侧。

9.8 手术技巧、经验和教训

• 术前应仔细评估患者膝关节置换术后功能，以便获得提示假体松动或感染的线索。
• 术前需要规划详细的影像学检查，包括股骨全长片和特定的膝关节片［膝关节正位（AP），髌骨轴位和侧位］。应仔细阅片，查看是否存在假体松动的可能性。通过膝关节二维和三维 CT 重建了解骨折类型。
• 当使用该技术治疗假体周围骨折时，要正确地识别全膝关节置换术使用的假体类型和确定

其髁间切迹的尺寸，以确保逆行髓内钉能够贴合假体。重要的尺寸是髁间窝的距离，以及假体凸缘最远端与髁间窝顶部的距离（图 9.1）。通过查阅假体的说明书确定假体的种类和尺寸，如果假体尺寸没有说明，可以通过冠状位和矢状位的 CT 扫描测量来确定假体尺寸。

9.9 可能遇到的困难

腓肠肌对骨折断端的牵拉导致股骨远端过伸，从而引起反屈畸形（图 9.2~ 图 9.4）。正常股骨远端骨折中，适当选择髓内钉置入起始点可以改善这种情况，但在假体周围骨折中，股骨假体使用通常会导致髓内钉插入起点向后。使用 Steinmann 销可以帮助骨折断端复位。阻挡螺钉可以帮助复位（图 9.3），也可以使用其他复位辅助工具，如夹子和 Schanz 销（图 9.4）。在股骨远端放置髓内钉时，阻挡螺钉通常以正位方向插入，以支撑髓内钉，防止内翻或外翻（图 9.3）。髓内钉外侧和髓内钉前方放置阻挡螺钉是防止过伸畸形最有效的办法（图 9.4）。但是可能会阻止髓内钉在股骨内向前移动，从而导致复位不良。

9.10 关键手术步骤

• 大腿远端放置垫枕予以牵引进行透视。通过透视图判断需要如何进行骨折复位。应做膝关节正中切口。
• 如果不确定切口位置，可以先做一个 1cm 的小切口来确认钉子的起始点。
• 膝关节屈曲至少 70°（如果使用后稳定支架，则需要 80° 或更多）。透视下评估膝关节屈曲位时骨折复位情况。如果条件允许，将导针插入股骨远端，在正位和侧位像中使其与股骨远端解剖轴对齐。
• 如果复位不佳，使用前后侧 Schanz 针或 Steinmann 销屈曲股骨远端重新复位。
• 复位良好后，用开口铰刀将股骨远端铰接在导向销上。
• 将导丝穿过骨折端进入股骨近端，使其尖端接近股骨小粗隆。
• 用专用工具测量髓内钉的长度。
• 注意股骨远端是否有过伸，冠状面以及矢状面是否有平移。放置阻挡螺钉是矫正持续性冠状或

矢状畸形的一种有用的技术手段（图 9.3 和图 9.4）。

· 选择一个直径和长度合适的髓内钉，插入到导丝上。

· 插入锁定螺钉。

· 最后进行逐层伤口缝合。

9.11 补救措施

逆行髓内钉治疗股骨假体周围骨折的技术挑战包括：骨折复位不良、假体设计缺陷导致髓内钉无法插入、全膝关节假体不稳定或股骨远端骨折。靠后方插入起始点引起的股骨远端过伸畸形通过使用位于骨折远端髓内钉前方的阻挡螺钉来矫正（图 9.3）。需要注意的是，即使使用正确位置的阻挡螺钉，也可能会有一些轻微的过伸畸形残余，但是由于膝关节的代偿性运动，通常可以耐受。假体远端骨折要有足够的骨质，以便用 2 枚交锁螺钉固定。然而，对于骨质疏松患者，需要 3 枚甚至 4 枚交锁螺钉固定（图 9.4）。远端固定可使用前、后干骺端阻挡螺钉（图 9.3），从而提高了髓内钉在干骺端的贴合度，防止内翻和外翻。在股骨远端外侧或内侧平面髓内钉前方放置阻挡螺钉也可以防止髓内钉前移引起的复位不佳（图 9.4）。如果在术中发现膝关节假体松动，必须考虑行全膝关节置换翻修术或股骨远端假体置换术。对于难以用交锁螺钉进行充分固定的远端骨折，可以用锁定钢板或钉内固定来加固。对于更靠远端的股骨骨折、伴有严重骨质疏松和伴有明显内侧粉碎性骨折的患者，应考虑采用双种内固定或钉板固定。

9.12 缺陷

当治疗假体周围骨折时，要仔细地询问病史，通过影像学检查及特殊检查，判断是否存在潜在的慢性感染和假体松动。股骨远端髁上假体周围骨折应仔细观察，需要用 CT 扫描确认骨折线是否延伸到远端交锁螺钉水平以下。

第十章 钉板联合或双钢板治疗股骨远端复杂骨折（原发或假体周围）

Robinson Esteves Pires, Vincenzo Giordano

冯 杨 / 译

10.1 概述

本章讨论了通过联合使用股骨逆行髓内钉和外侧锁定钢板以及双钢板技术治疗股骨远端复杂骨折（原发或假体周围）。这两种手术方式能提供骨折断端稳定和平衡的固定，允许膝关节早期活动，并在特殊情况下允许早期负重。

10.2 关键原则

复杂股骨远端骨折手术治疗的目标是及时进行骨折固定，允许早期活动，以降低死亡率。在老年人群中，股骨远端骨折超过两天后行手术治疗增加患者死亡率。在老年人群中，由于骨质疏通导致骨量减少及粉碎性骨折，并且通常患者有基础疾病，意味着单独使用标准锁定钢板或逆行髓内钉固定骨折时，必须晚期负重。当两种技术结合使用（钉板联合）或应用双钢板技术时，可以实现更平衡的分担负荷，患者在手术后可以立即负重活动，降低并发症的发生率和死亡率。逆行髓内钉联合钢板的生物力学原理是，在股骨髓内引入逆行髓内钉，使固定装置的承重轴向内侧移动，与股骨解剖轴对齐，同时增加的外侧钢板固定提供进一步的机械稳定性。一种或两种内固定物跨越整个股骨，可以增加骨折机械稳定性，同时也可以减少内固定周围的骨折应力。虽然大多数股骨远端骨折使用一个侧方锁定钢板就可以达到手术治疗目的，但特殊情况下需要更稳定和平衡的固定。双钢板技术在这些情况下也是一个有用的治疗选择，特别是在有严重粉碎性骨折或股骨远端内侧干骺端骨质减少时。在这些情况下，骨折断端在冠状面持续不稳定的风险相对较高；因此，与传统的单一内固定相比，内侧钢板的使用有助于骨折复位并增强远端固定的强度，从而减少并发症的发生率。

10.3 预期

报道表明，使用钉板联合或双钢板治疗股骨远端原发或假体周围骨折的不愈合率非常低，优于单独使用锁定钢板或逆行髓内钉。此外，如果这些患者在伤后48h内进行手术，术后死亡率较低，这主要归功于增加固定后，可以允许患者术后早期活动。尽管术后可以立即负重，但大多数患者仍需要辅助行走，大约一半的患者失去了一定程度的行走独立性。此外，由于患者年龄较大，往往术后出现一些手术并发症，从而造成术后恢复不佳。

10.4 适应证

假体稳定的股骨远端假体周围骨折（Lewis 和 Rorabeck II 型），尤其是骨质量差和干骺端内侧骨折的患者，可以采用钉板联合治疗。假体间骨折如果有足够的空间可以穿过逆行髓内钉也应采用钉板联合治疗。由于高能量创伤造成的严重粉碎性骨折或骨质丢失严重的股骨远端骨折可以通过联合钢板或双钢板治疗。对于具有稳定假体的股骨远端假体周围骨折（Lewis 和 Rorabeck II 型），外侧干骺端近端骨折和内侧干骺端骨折可以使用双钢板技术治疗。股骨远端无菌性骨不连需要更稳定和平衡的固定，也是钉板联合和双钢板治疗的适应证。

10.5 禁忌证

股骨远端假体周围骨折合并闭式股骨假体是钉板联合的禁忌证。软组织感染、骨髓炎和感染性骨不连也是钉板联合和双钢板的禁忌证。骨折畸形愈合或股骨髓管闭塞也是髓内钉固定的禁忌证，除非通过处理可以放置髓内钉。

10.6 特别注意事项

据文献报道，老年人群股骨远端骨折的发病率和死亡率与老年人群髋部骨折相似。因此，术前适当的多学科评估和医疗优化是非常重要的。对于股骨远端假体周围骨折，必须进行详细的术前规划，仔细评估假体的稳定性、设计和尺寸。暴力性股骨远端骨折患者通常伴有全身多发创伤，需要全面的多学科护理，并按治疗优先级别进行对应治疗。使用双层钢板固定时，尤其是使用长钢板时，术中应注意股动脉或股动脉穿支的医源性损伤。虽然股骨近端前内侧至小转子 8cm 内的距离是相对安全的区域，但下肢血管造影研究表明膝内侧上动脉存在后上分支，此分支是术中出血的重要来源。当使用双层钢板固定技术时，内侧使用螺旋形钢板是一种安全的治疗方案。

10.7 体位和麻醉

术中将患者平卧位放置于可透视的平板手术台上，以便于术中透视。根据患者的情况选择全身麻醉或腰椎麻醉。在患侧臀部下放置一个垫枕，以防止患腿外旋。术前将患者移至手术台边缘便于术中暴露。术中应将髂前上棘到踝关节部完全暴露。术中在进行逆行髓内钉固定时，可在大腿远端放一衬垫。术中将透视机放置于健侧。健侧下肢的位置应略高于或略低于患肢，以方便术中透视患肢侧位。如术中使用逆行髓内钉，术者可以将对侧下肢置于截石位，以便于术中充分透视患侧。

10.8 手术技巧、经验和教训

• 股骨远端假体周围骨折通常不与股骨或胫骨假体松动相关，尽管如此，术者应尽量了解全膝关节置换术后患者功能情况，以及全膝关节假体 X 线片及相关资料。如骨折前患者存在膝关节局部疼痛和步态障碍病史，提示全膝关节假体组件以及骨水泥有松动的可能。假体周围骨折在术前应当排除膝关节感染。全膝关节置换术后感染

的实验室检查结果通常是非特异性的。因此，在疑似感染病例中，膝关节穿刺是诊断关节感染非常有用的措施。穿刺液进行正常细菌、厌氧菌和真菌培养，要培养足够长的时间进行观察。在手术过程中，最好在预防性使用抗生素之前，从不同的位置收集至少 3~5 个样本进行培养。

• 术前应进行仔细的影像学检查，包括股骨全长片和膝关节正侧位及髌骨轴位 X 线片。在假体周围骨折时，骨折前相应的影像学检查有助于评估假体的稳定性，评估是否存在假体松动。术前通过三维 CT 扫描评估骨折详细情况，尤其是冠状位骨折移位情况。

• 当用钉板联合治疗假体周围骨折时，术前应提前准备好相应尺寸内固定同假体相配套（术前应预备好术中可能行膝关节翻修手术）。

• 手术中术者可以选择一个膝关节正中切口，用于插入逆行髓内钉，暴露股骨外侧髁外侧表面，并置入外侧钢板。也可以选择两个切口，其中远端中线切口用于逆行髓内钉置入，小的外侧切口用于股骨外侧钢板固定。假体周围骨折，使用之前的皮肤切口可以完全地暴露进行骨折复位和内固定的置入。对于原发性关节内骨折，推荐采用髌旁前外侧入路进行处理。对于关节外股骨远端骨折，双入路是一种选择。对于双钢板技术，尽管前外侧入路向近端延伸可以为外侧和内侧钢板置入提供足够的暴露，但我们更倾向于行双侧入路（髌旁前外侧和内侧入路）。

• 外侧钢板应该足够长，并与股骨贴附良好，以便钢板能够固定到大转子上。使用可变角度锁定钢板有助于螺钉固定远端骨折碎片。

• 使用小直径的逆行髓内钉便于双皮质骨螺钉钢板牢固固定。

• 肱骨近端和胫骨近端钢板都可以充分贴附股骨内侧髁表面。非锁定或锁定小钢板也可用于股骨内侧远端，钢板应尽量接近外侧钢板螺钉，增加其与外侧钢板在骨折断端的交错，从而增强固定。

• 术中也可以使用定制的螺旋形肱骨近端钢板。

• 当股骨远端骨折内侧粉碎性骨折出现严重骨质缺损时，可采用自体骨移植处理。

10.9 术中难点

腓肠肌对骨折断端远端的牵拉导致股骨远端过伸，从而引起反屈畸形。适当选择逆行髓内钉股骨远端起始点可以改善这种畸形，但在假体周围骨折中，股骨假体可能使插入点靠后。使用Steinmann销，可以帮助骨折断端复位。阻挡螺钉可以帮助复位。逆行髓内钉中使用多枚互锁螺钉可以提供更稳定的结构。双层钢板技术固定时，内侧钢板可以用来复位，尤其是在股骨内侧髁不完整的情况下，内侧钢板可以起到膝关节支撑稳定作用。

10.10 关键手术步骤

1. 对于假体周围骨折，首选以前的手术皮肤切口，外侧关节切开术用于深度暴露。对于关节外股骨远端原发骨折，外科医生可以选择在膝关节中线做一个小切口用于髓内钉置入，在股骨外侧髁上做第二个小切口置入钢板。当使用双钢板技术时，我们的首选是髌旁前外侧入路联合股内侧肌入路。

2. 术中在大腿远端下方放置一个衬垫，牵引下进行透视。用以了解需要哪些额外的复位手法。

3. 钉板联合：

- 逆行髓内钉置入：

○ 将导针置入股骨远端，透视下正位及侧位髓内钉均与股骨远端解剖轴线对齐。

○ 将球头导丝穿过骨折处，进入股骨近端小转子下方（除非存在股骨近端有内固定物阻挡进入小转子下方）。逆行髓内钉上端的理想位置是股骨小转子下方。防止股骨颈可能需要内固定而不能固定。

○ 应用厂家的测量工具测量好需放置逆行髓内钉的长度。

○ 评估复位情况；注意股骨远端是否过伸以及冠状面或矢状面是否有平移。

○ 选择直径小、长度合适的钉，插入导丝中。

- 放置外侧钢板：

○ 首先，将钢板置于皮肤上，透视下选择合适的钢板长度。将钢板从股骨外髁固定至股骨大转子。最好选择有曲度的钢板，能使钢板与股骨更加贴合。

○ 如果钢板与股骨不贴合，可使用器械对钢板进行折弯。钢板放置于股骨外髁前方位股骨大转子后方，特别是需要在股骨颈和头部置入螺钉时。

○ 从股骨外髁切口逆行置入钢板。在股骨外侧近端做小切口进行经皮螺钉置入。

○ 透视机放置于外侧透视侧位，至少有一个钢板孔与髓内钉远端一个钉孔相匹配。同时使钢板远端与股骨外髁贴合，防止软组织卡压。

○ 钢板在两端临时固定，然后查骨折复位情况。

- 连接钉板：

○ 透视下，将一枚锁定螺钉穿过钢板和髓内钉。髓内钉的导航装备使操作简便。在此过程中可能需要对钢板的位置进行小的调整。

○ 置入剩余的股骨远端钢板锁定螺钉。

○ 在钢板的近端孔插入非锁定螺钉，固定结构的两端。

○ 术中可以在股骨颈和头部置入螺钉，以保护整个股骨。

○ 将一定数量的螺钉置入股骨干（图10.1）。

○ 彻底止血后，进行标准的伤口分层闭合。

- 双层板技术：

○ 对于具有稳定假体组件的股骨远端假体周围骨折（Lewis和Rorabeck Ⅱ型），由于外侧粉碎性骨折，首先用股骨内侧入路开始暴露复位，并应用多根克氏针维持复位。如果担心假体的稳定性，可在固定前进行小切口关节切开以评估假体的稳定性。

○ 充分复位后，在股骨远端内侧放置一个支撑肱骨近端的钢板。也可以使用胫骨近端外侧钢板。

○ 使用髌旁前外侧入路置入钢板。

○ 用克氏针临时固定外侧钢板的两端。

○ 使用与内侧钢板相交错的螺钉，增强固定稳定性。

○ 皮质骨螺钉和锁定螺钉交替固定钢板近端（图10.2）。

○ 彻底止血后，分层闭合伤口。

○ 如果股骨远端骨折不是上述假体周围骨折类型，应先进行外侧固定，然后进行内侧固定，或同时进行双入路，以复位骨折并进行固定。腓骨支撑移植可作为增强工具。

○ 内侧钢板也可以微创置入（图10.3）。

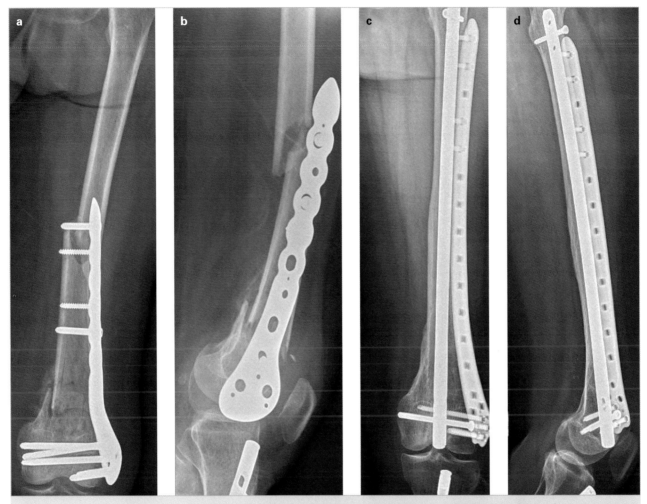

图 10.1 一名肾功能衰竭和骨质疏松的 37 岁女性患者。患者既往有股骨远端骨折，接受了外侧钢板固定。钢板位于股骨远端前部，且钢板长度较短。由于股骨远端前皮质的应力集中，患者在股骨远端骨折完全愈合之前，在钢板的近端出现了内固定物周围骨折。a、b. 正位和侧位 X 线片显示股骨钢板周围骨折。c、d. 采用钉板组合进行骨折固定，骨折顺利愈合

10.11 补救措施

对于复杂的股骨远端假体周围骨折和原发骨折，钉板组合和双钢板是非常有用的治疗技术。然而，这两种技术都有并发症。因而术前应进行细致的规划，以预防并发症和优化治疗效果。对于严重骨量减少、骨储备不足或骨质流失的患者，一些增强技术有助于提高力学性能，改善骨折愈合的生物环境（图 10.4）。关节翻修术也是股骨远端骨折固定失败的紧急替代方案。

10.12 缺陷

在治疗假体周围骨折时，要时刻警惕慢性感染的可能性。在治疗膝关节假体周围骨折时，如果逆行髓内钉是治疗计划的一部分，应仔细评估患者病史和假体设计（尺寸，开放或闭合式假体）。根据假体的设计，股骨假体的前凸缘迫使起点比预期的更靠后方，导致反屈畸形。轮状（阻挡）螺钉和末端弯曲的髓内钉可以防止这种畸形（图 10.5）。置入逆行髓内钉后立即取出夹具也可

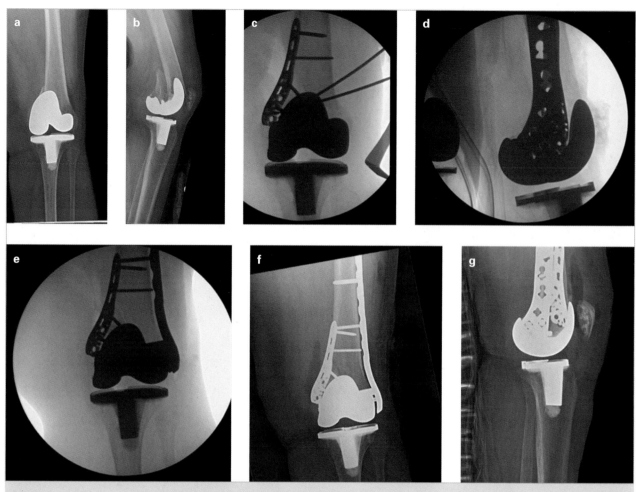

图10.2 一名67岁女性患者在家中跌倒，发生Lewis和Rorabeck II型股骨远端假体周围骨折。a、b.股骨远端假体周围骨折的正位和侧位X线片。观察外侧干骺端骨折块和骨折内侧最高点。小切口关节切开确认假体稳定性后，采用股骨内侧肌下入路，用肱骨近端钢板复位固定骨折内侧。c.应用克氏针暂时维持复位。d、e.X线透视显示双钢板技术固定骨折，骨折复位良好。f、g.左膝正位和侧位X线片显示稳定的固定后骨折愈合

以使钉定位更靠前。创建一个稳定的结构，在使用钉板组合时避免过多的刚度。钉板组合的封闭盒概念需要平衡固定。结合标准皮质骨螺钉和锁定螺钉外侧钢板近端固定。如果可能，保护整个股骨，以防止进一步的内植物周围骨折。虽然小转子下方8cm的距离被认为是股骨前内侧相对安全的区域，但要特别小心，避免远端穿支和膝内侧上动脉医源性损伤。在考虑膝关节假体周围骨折固定时，术者必须意识到术中检测到假体不稳定的可能性，一旦发生，则需要进行假体翻修。

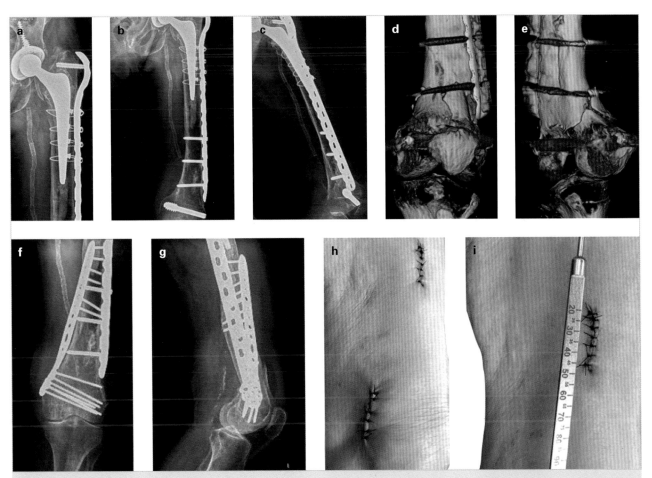

图 10.3　一名 92 岁严重骨质疏松的女性患者，出现股骨远端假体周围骨折。该患者之前出现股骨远端骨折和股骨假体周围骨折（Vancouver B1）。骨折用长转子钢板固定及 DCS 动力螺钉固定。在新的低能量创伤后，患者两个内固定物之间的应力区再次出现骨折。a~c. X 线片显示股骨假体周围骨折。d、e. 三维 CT 重建显示股骨远端骨折并且骨质疏松。由于患者有多种并发症并长期使用抗凝药，进行复杂手术的风险高。因此，使用塑形的螺旋形肱骨近端钢板进行了固定治疗。f、g. 观察骨折固定，术中钢板固定避开股动脉的"危险区域"。h、i. 大腿内侧（远端）和前方（近端）皮肤切口，长度为 2.5cm

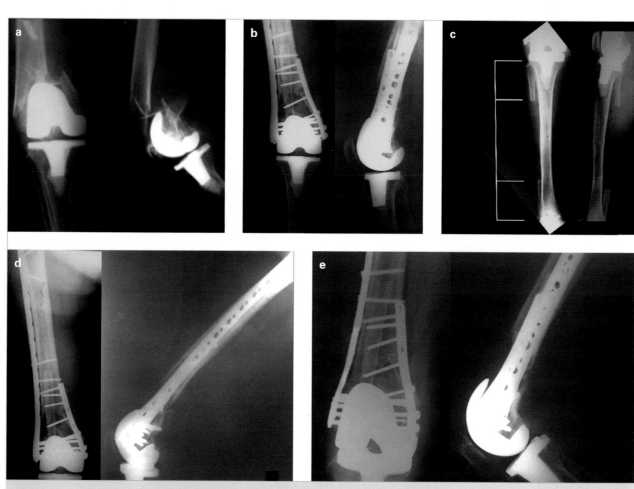

图 10.4 一名 86 岁的女性患者于家中摔倒后，出现右侧全膝关节置换术后股骨远端粉碎性骨折。a. 膝关节正位和侧位 X 线片显示股骨远端假体周围复杂骨折（Lewis 和 Rorabeck II 型）和干骺端严重粉碎性骨折。b. 术后 X 线片显示骨折复位满意和固定稳定，由双层钢板技术加上无血管化的自体腓骨支架组成。c. 观察腓骨切除部分。d、e. 随访 X 线片显示骨折愈合无异常

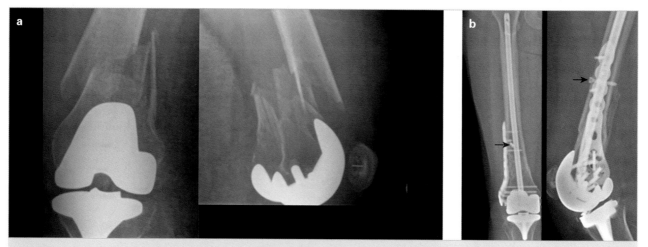

图 10.5 术中应用阻挡螺钉协助股骨远端假体周围粉碎性骨折复位。a. X 线片显示全膝关节置换术后稳定的假体近端股骨远端出现粉碎性骨折，骨折移位明显。b. 术后 X 线片显示钉板联合技术达到骨折解剖复位。阻挡螺钉（黑色箭头）使髓内钉保持在髓管内的中心位置，形成一个更稳定的生物力学结构

第十一章 股骨远端假体周围骨折：ORIF 和关节翻修术

Idemar Monteiro da Palma, Rodrigo Satamini Pires e Albuquerque

冯　杨 / 译

11.1 概述

本章节主要阐述全膝关节置换术后假体松动的股骨远端假体周围骨折患者的全膝关节置换翻修术。

11.2 关键原则

股骨远端假体周围骨折发病率高，是全膝关节置换术后比较棘手的并发症（图11.1a）。对于特定患者，应充分评估患者的特征（年龄，并发症，骨密度）、骨折分类（形态，位置），以及膝关节置换的手术方式（设计，假体置入时间，骨折前的症状，并发症），然后制订最佳的治疗方案。随着新型固定装置（锁定钢板和逆行髓内钉）的出现，骨折内固定的治疗效果得到了显著改善。然而，在某些情况下，由于损伤的特点（例如，干骺端骨折和股骨假体松动），内固定无法治疗，这时候需要考虑膝关节置换翻修术作为最佳治疗方案。术前应充分了解膝关节置换的具体病史：从假体置入到骨折发生的时间，骨折前的症状以及并发症，膝关节假体的制造商，骨折发生前的 X 线片。在损

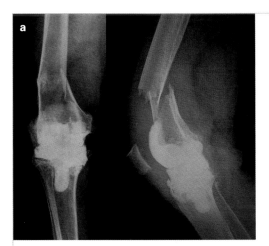
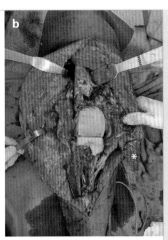
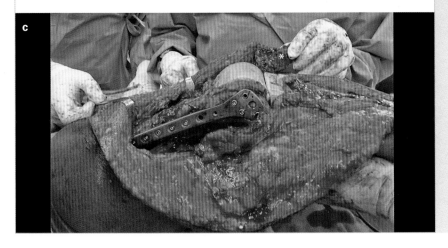

图 11.1 股骨远端假体周围骨折。a. 膝关节 X 线片显示股骨远端干骺端骨折，骨折前 2 年置入了带抗生素骨水泥假体。b. 正中大切口，应用胫骨结节截骨术将髌骨髌腱翻到一边，充分暴露骨折部位和膝关节。c. 观察骨折被钢板固定到位

伤较轻的情况下，骨折和股骨假体松动可以使用带有长柄的股骨翻修假体。在无明显骨丢失但近端骨折延伸至股骨干的情况下，使用内固定和带有长柄的股骨翻修组件可以保留骨量并在骨折部位加强固定。股骨远端置换术（DFR）适用于有显著骨丢失、骨质量差和骨折延伸至股骨干的患者。

11.3 预期

股骨远端假体周围骨折后膝关节翻修术可一期治疗假体松动，也可以作为骨折内固定手术失败后的二期治疗方案。DFR（股骨远端置换术）允许早期完全负重，无内固定治疗出现的并发症（如骨不连或畸形愈合）。手术难点与轴向力线不良（髌股不稳定）有关。联合使用钢板和股骨翻修假体也允许早期负重。在这些病例中，完全显露需要较好地处理伸膝装置，如果术中关节视野显露困难，可能需要特殊的技术，如股四头肌切开术或胫骨结节截骨术。（图 11.1b）

11.4 适应证

Lewis 和 Rorabeck 将股骨远端假体周围骨折分为 3 型。I 型为无移位型骨折。II 型为移位型骨折。III 型骨折不论是否有移位，均伴有股骨假体松动。III 型股骨远端假体周围骨折适用膝关节翻修术。另一个适应证是顽固性股骨远端假体周围骨不连。

11.5 禁忌证

全膝关节置换翻修术的禁忌证：术后可能出现严重并发症的患者。

11.6 特别注意事项

术前详细询问病史和体格检查至关重要。判断以前手术瘢痕是决定在哪里进行新的手术切口的关键。总体来说，应避免做狭窄的皮肤桥，并尽可能将以前的瘢痕纳入新的切口。术前应确定膝关节置换假体的品牌和设计。如果胫骨假体是稳定的，可以在不修改胫骨假体的情况下置入股骨翻修假体，但前提是两个假体相互兼容。如果存在关节感染，应进行分期治疗。首先彻底关节清创和移除股骨假体，然后放置抗生素占位器。

待感染得到控制，进行膝关节翻修术。

作者建议采用可延伸的手术入路，可以适当松动伸膝装置，以更好显露膝关节。恰当的手术入路对于彻底清创和最佳的股骨远端通路至关重要（图 11.1b、c）。

11.7 体位和麻醉

手术在全身麻醉或局部周围神经阻滞下进行。患者仰卧在可透视手术台上。同侧手臂置于胸部上方，并用毯子给予支撑。同侧手臂置于舒服体位，避免对臂丛神经牵拉损伤。手术有时需要几个小时，长时间保持肩外展可能会造成医源性损伤，尤其是在老年人群中。患肢从足部到髂棘进行术前准备和无菌覆盖。备无菌止血带，在出现急性严重出血的情况下使用。在手术过程中，应准备好腿部支架，以支持膝关节不同程度的屈曲。我们希望通过降低健侧腿或抬高患肢腿，使双下肢处于不同的水平面，便于术中透视。

11.8 经验和教训

- 术前应完善膝关节 CT，可以详细了解骨折类型，了解骨折与膝关节置换术股骨假体之间的关系。
- 对健侧下肢的全面检查决定了下肢的长度和髋关节旋转的范围。了解健侧下肢相关的参数有助于患肢的重建。
- 术前规划决定手术方式。Lewis 和 Rorabeck III 型骨折需要对膝关节置换的股骨假体进行翻修。
- 在大多数情况下手术应采用可延伸的手术入路来暴露膝关节，包括股四头肌切开和胫骨结节截骨（图 11.1b、c）。
- 尽量保留骨组织，用解剖锁定钢板固定股骨远端。置入螺钉应避免干扰股骨假体柄的插入（图 11.2a）。
- 在进行膝关节置换翻修之前应固定好股骨远端。为了避免股骨远端假体与钢板发生冲突，可采用单皮质骨螺钉固定股骨远端干骺端骨折。

11.9 可能遇到的困难

术前影像学检查可能无法显示股骨假体松动，如果在手术中发现股骨假体松动，外科医生应做好翻修准备。膝关节周围有瘢痕可能会影响膝关节的理想手术入路。原切口和新切口之间应至少有 4 个手指宽。如果有多处瘢痕，首选最外侧切口。低位髌骨和膝关节僵硬会使股骨远端充分暴露非常困难。在这些情况下，可扩展入路，包括股四头肌切断或胫骨结节截骨术（图 11.1b、c）。对于粉碎性骨折，股骨远端假体的长度和是否旋转可能难以确定。在这些情况下，对侧股骨的 X 线片可作为参考。活动性感染需要分期治疗。在手术之前，外科医生应准备好使用临时的膝关节旷置器。在一些特殊情况下，股骨远端完全切除时，使用跨膝外固定架固定，放置骨水泥旷置器，恢复下肢稳定性。骨质疏松严重患者，即使假体是稳定的，使用钢板和螺钉固定也比较危险。不同角度的锁定钢板有助于不同方向的螺钉置入。

11.10 关键手术步骤

• 手术切口和暴露。大多数患者的手术切口瘢痕位于膝关节前方。如果使用内侧钢板固定，可通过切口近端延长使用股内侧肌下入路置入钢板。如果应用外侧钢板固定，可以考虑两个单独的切口，一个用于股骨远端假体翻修（髌旁内侧入路），另一个用于钢板置入（外侧微创切口，经皮下钢板置入股骨干）。如果术中需对股骨远端进行延长显露，则在膝关节前外侧做一个延伸到大腿外侧的切口。通常需要进行胫骨结节截骨术或股四头肌切开术来充分显露。伸膝装置向内侧回缩或向近端抬高，以增加显露。整个股骨远端暴露，为股骨远端外侧钢板的固定及膝关节置换翻修提供良好的暴露（图 11.1b、c）。

• 骨折暴露和复位。穿支血管来自后间隔，应识别并结扎。分离股外侧肌，暴露股骨外侧。保持骨膜的完整来保证断端的血管供应。轻柔复位骨折块，有时使用工具（Schanz 针或 Steinmann 销）来复位骨折。

• 骨折固定。我们用外侧锁定钢板固定骨折的干骺端和股骨干。术中进行 X 线透视确保骨折对位对线良好。在膝关节的侧位 X 线投影上，钢板和螺钉不应位于 Blumensaat 线以下，根据作者的经验，由于股骨假体的存在，是很难被看到的。（图 11.3a~c）。

• 股骨假体取出。一旦骨折复位稳定，小心取出股骨假体，使用可弯曲的骨刀、摆锯等，尽可能保留更多的骨组织（图 11.2a）。如果胫骨假体稳定，只进行股骨假体翻修，但在作者的经验中，这比较少见。如果胫骨假体不稳定，或者与现有的股骨翻修假体不兼容，则进行完整的膝关节置换翻修（图 11.2b、c）。如果怀疑感染，可以用钢板保留内固定，并在关节内置入抗生素骨水泥旷置。在感染得到控制后进行分期全膝关节翻修术。

• 伤口关闭。伸膝装置的闭合是最重要的。我们使用可吸收缝线来修复股四头肌，但很多人更喜欢不可吸收缝线。我们更倾向于使用 3.5mm 皮质骨螺钉固定胫骨结节截骨。螺钉不应完全平行，而应该在内侧以不同方向加强固定。胫骨结节截骨应至少长 8cm，厚 1cm，宽 1.5~2cm（图 11.3b、c）。

11.11 补救措施

使用钢丝或钛缆捆扎固定骨折可能对某些骨折类型固定较好。多角度锁定钢板可以应用双皮质螺钉固定，可与股骨远端柄分开。钢板远端应

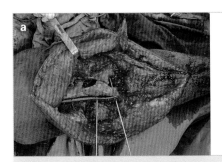
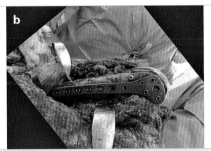
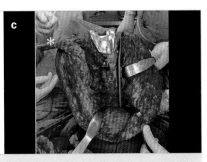

图 11.2　术中照片。a. 取出骨水泥。胫骨结节截骨。钢板用锁定螺钉固定在干骺端区域。克氏针显示钢板远端与髁间窝的位置关系。b、c. 股骨远端钢板和膝关节翻修股骨假体之间的位置关系。注意在钢板的上缘有一枚长拉力螺钉

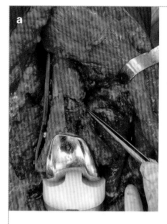
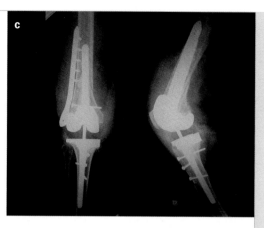
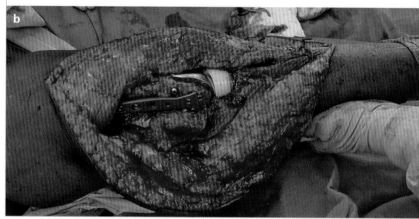

图 11.3　术中照片和术后 X 线片。a. 膝关节前方可见钢板和股骨远端假体的对位关系。观察股骨远端内侧的植骨情况。b. 膝关节外侧视图。用螺钉复位胫骨结节后。c. 术后 X 线片显示股骨长柄和外侧锁定钢板跨过骨折区域

考虑置入单皮质骨螺钉，避免与股骨假体发生冲突。作者认为，长股骨柄结合锁定钢板和单皮质螺钉为复杂骨折提供了一种稳定固定的手段，而且彼此不会相互干扰（图 11.3c）。无菌止血带可用于严重出血和意外出血。但需要进行无菌多普勒彩超和血管造影，以排除骨折修复过程中的血管损伤。持续感染或顽固性有症状的股骨远端骨不连采用膝上截肢术治疗。

11.12　陷阱

股骨远端显露不足会妨碍假体翻修和钢板置

入。干骺端骨缺损应尽可能进行植骨，促进骨折愈合（图 11.3a）。如果需要更稳定的关节置换系统，也应翻修胫骨假体。残余不稳定性会导致较差的疗效。胫骨结节截骨的固定应仔细规划，以避免骨折或内固定松动的发生。在关闭伤口之前，应在麻醉下测试膝关节在整个屈曲活动范围内的稳定性。关节不稳定是术后失败的主要原因。适当地调整（例如聚乙烯衬垫交换、假体重新排列、间隙平衡、骨面调整等）必须在最终假体放置和骨水泥固定之前进行。我们希望能够为患者提供一个稳定、功能良好、无痛的关节允许完全负重，从而改善他们的生活质量（图 11.4）。

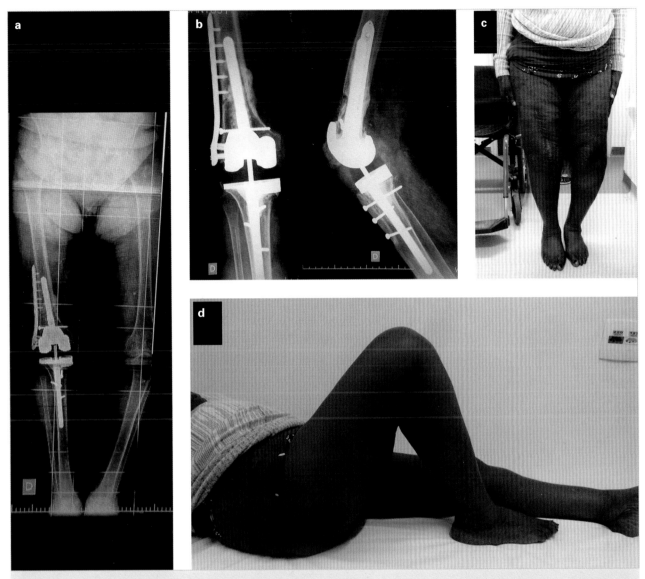

图 11.4　术后随访。a. 长腿站立位 X 线片显示手术肢体下肢力线良好。b. X 线片显示股骨远端骨折逐渐愈合，没有内固定失效的迹象。c. 下肢完全负重。d. 膝关节活动范围：0°~110°

第十二章 髌骨骨折——单纯横行

Suthorn Bavonratanavech, Chatchanin Mayurasakorn

冯 杨 / 译

12.1 概述

髌骨骨折占所有骨折的 1%~2%，其中 70%~90% 为横行骨折。由于髌骨位于皮下，有很多解剖附着点，髌骨容易受到直接或间接损伤。大多数髌骨骨折是由直接和间接力量共同作用造成的。直接损伤，如挡板样损伤或膝关节跪地伤，通常会导致粉碎性骨折。当发生直接损伤时，伸膝装置可能保持完整，但可能发生显著的软骨损伤。间接损伤机制是由于伸膝装置受到过大的牵张力，从而超过了髌骨的拉伸强度。这种间接作用通常导致单纯的横行骨折延伸至邻近的内、外侧支持带撕裂，导致骨折移位和伸膝结构断裂。据报道，26%~44% 的髌骨骨折合并其他损伤，最常见的是同侧股骨远端或胫骨近端骨折。其中高能量损伤和开放性骨折是合并损伤的高危因素。

12.2 关键原则

髌骨是人体最大的籽骨。它可使伸膝装置的力臂增加 30%，对膝关节功能起到重要的生物力学作用。髌骨内缘覆盖着较厚的关节软骨，正常髌骨的软骨厚度可达 1cm 或更大。因此，髌骨骨折可导致伸膝装置的不连续和髌股关节不匹配。无法恢复关节面平整会导致创伤性关节炎的发生。尽管这种骨折的发生率相对较低，但仔细评估对于制订有效的治疗方案是必不可少的。髌骨骨折通常根据移位程度进行分类。移位型髌骨骨折为骨折块分离 > 3mm 或关节面不匹配 > 2mm。可以根据骨折几何形状进一步分类，能代表损伤机制（图 12.1）。美国创伤骨科协会（OTA）分型是基于关节受累和骨折块数量；然而，该分型的临床效果不确定。本章主要讨论单纯横向型髌骨骨折。

对膝关节损伤患者的初步评估包括详细的病史和体格检查。损伤机制有助于外科医生预测可能的骨折模式和损伤范围。髌骨骨折常伴发膝前疼痛、肿胀和膝关节活动范围受限。不能伸直膝关节通常表明伸膝机制中断。当怀疑有开放性骨折时，可进行生理盐水负荷试验。有文章报道，使用 60mL 的标准盐水量不足以诊断创伤性膝关节开放性骨折（灵敏性为 36%~46%）。关节镜下手术研究表明，155~194mL 的生理盐水量可达到 95% 的灵敏性。外科医生应该意识到小的膝关节伤口可能会有假阴性结果。加入亚甲蓝并不能提高生理盐水负荷试验的诊断价值。正位和侧位 X 线片（图 12.2a、b）通常足以诊断大多数髌骨骨折。轴位或 Merchant 位（图 12.2c）在怀疑垂直骨折、骨软骨缺损和评估髌股关节不匹配时是一种有用的补充。单纯髌骨骨折很少需要 CT 扫描进行评估。然而，在髌骨远端骨折中，CT 可能会改变 AO/OTA 分型从而改变治疗计划。单纯行 X 线检查时，远端骨折往往无法被发现。磁共振成像（MRI）可用于帮助确定骨软骨损伤和相关的韧带或伸膝装置损伤。

12.3 预期

无论骨折形态和移位程度如何，治疗的目标仍然是恢复伸膝装置和恢复关节面平整性，以便早期活动。如果不能最大限度地恢复关节面平整，会导致创伤后关节炎。

12.4 适应证和禁忌证

12.4.1 非手术治疗

非手术治疗的适应证是关节面软骨不匹配 < 2mm，骨折移位 < 3mm 且伸膝装置完整。相关适应证包括严重的内科并发症或严重的骨量减少。在膝关节伸直时仅有轻微移位的横行骨折中，支持带是完整的，这些患者可以保守治疗。治疗方案包括管型石膏固定或伸直锁定膝关节支具固定 4~6 周。疼痛消退后，开始直腿抬高和股四头肌等

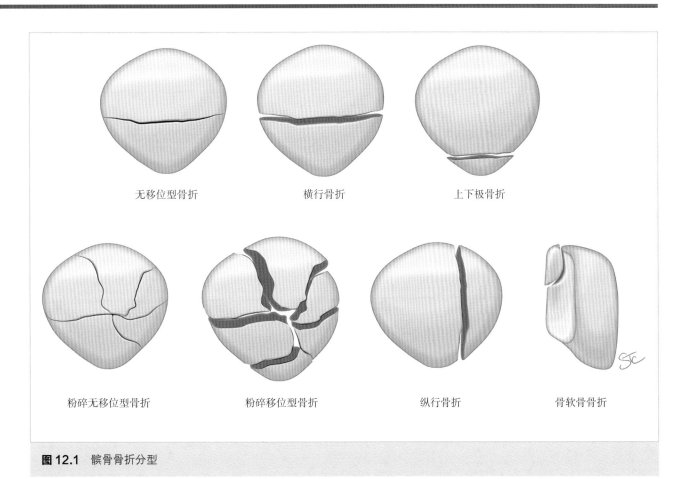

无移位型骨折　　　横行骨折　　　上下极骨折

粉碎无移位型骨折　　　粉碎移位型骨折　　　纵行骨折　　　骨软骨骨折

图 12.1　髌骨骨折分型

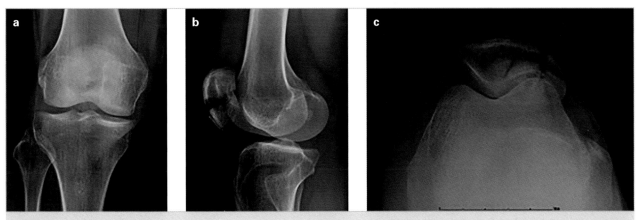

图 12.2　a、b. 横行髌骨骨折的正侧位片。在正位片上，由于髌骨与股骨髁重叠，骨折评估比较困难。横行骨折最好在侧位片上观察。c. 垂直骨折在 Merchant 位观察

长锻炼，以最大限度地减少股四头肌萎缩。当有骨痂形成时，开始逐渐增加膝关节屈伸活动范围的练习，以防止关节粘连。

12.4.2 手术治疗

手术适应证如下：关节面软骨不匹配 > 2mm；

骨折移位＞3mm；伸膝装置受损，主动伸膝功能丧失；骨软骨骨折伴关节内游离体；开放性骨折。对于单纯横行骨折，目前首选的手术方式是切开复位张力带内固定。张力带概念是将伸膝装置的牵张拉力转化为跨骨折界面的压缩力。一种改良的张力带布线包括两根平行克氏针和8字形钢丝环。

12.5 特别注意事项

为了减少并发症，同时保持固定强度，内固定物进行改进。这些改进包括使用骨块间拉力螺钉固定，非金属内固定物，不同的张力带固定方法，如钢丝环扎、Lotke 线、Magnusson 线等。作者采用2枚拉力螺钉结合垂直方向的8字形张力带固定髌骨骨折（图12.3）。这种固定方式的固定强度很好，允许早期活动，术后愈合率较高。使用非金属的8字形张力带可以减少内固定并发症，且不需要二次手术取出内固定物。髌骨部分切除

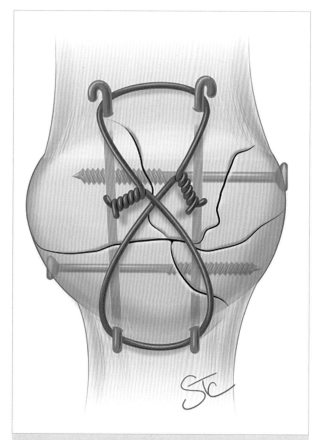

图12.3 粉碎性骨折可以先用拉力螺钉固定，形成单纯横行骨折，再用张力带固定

术很少用于简单的横行骨折。全髌骨切除术改变了膝关节生物力学，使股四头肌肌力降低49%。这种治疗方式应作为严重粉碎性骨折、内固定失败和髌骨骨髓炎的挽救性手术。

12.6 体位和麻醉

患者仰卧位。可以在臀部下方放置一个小衬垫，使下肢处于中立位。在无菌手术区准备衬垫，置于膝关节下方，屈曲膝关节。准备无菌止血带，在出现严重出血的情况下充气。充气的止血带可能会卡住股四头肌近端，进而增加髌骨骨折复位的难度。

12.7 经验和教训

• 在使用张力带固定时，应尽可能地保留皮质骨，这样才能提供足够的骨折面允许张力带压缩。

• 为了达到足够强度的张力带固定，8字形张力带需要在膝关节伸直时收紧。

• 8字形张力带应尽量贴近髌骨骨面，增强张力带稳定性。

12.8 可能遇到的困难

手术治疗前，必须详细评估骨折类型，选择复位和内固定的方式。通常，骨折由很多小骨折碎片或两个以上的主要骨折碎片组成，术前X线片上并未显示。可以将小的骨折块固定在大骨块上，以便将骨折简化为适合张力带固定的横行骨折（图12.3）。可以用空心螺钉和骨折复位钳辅助复位，术前应详细规划。

12.9 关键手术步骤

作者首选的手术方法是改良型8字形张力带固定方法，应用2枚4.0mm空心螺钉和编织聚酯缝线（图12.4）。

• 膝关节轻度屈曲，切开皮肤及髌前滑囊做正中纵向切口或者外侧髌旁纵向切口。

• 髌骨前方会有皮下血肿和软组织损伤。避免切除过多软组织。如果是开放性骨折，必须严格清创和清除污染的软组织。

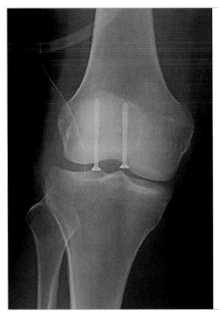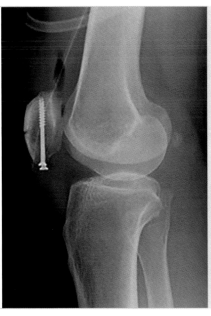

图12.4　作者首选的固定方法：空心螺钉结合编织聚酯缝线8字形张力带固定

• 显露骨折断端，清理骨折断端并复位。复位过程中，可能会有粉碎性骨折块，而且术前X线片中并未显示。对稳定性没有影响的微小骨折碎片可予以切除。主要的骨折块可以先固定在一起，形成一个简单的骨折模式。可应用拉力螺钉、空心拉力螺钉或穿骨缝合固定。

• 术中评估髌骨内侧和外侧支持带张力。彻底冲洗关节，清除碎片。

• 骨折块间固定采用4.0mm空心螺钉：用一根1.6mm或2.0mm双尖克氏针临时固定骨折断端，后续为拧入空心螺钉导丝做导向。克氏针从骨折部位中间以最佳位置和方向插入近端骨折块。克氏针应位于髌骨前缘表面下方约5mm处。

• 复位骨折，使关节面平整，并用复位钳维持。关节面复位平整与否必须通过支持带缺损直接触诊来完成。如果需要，可进行关节切开或支持带切开。

• 克氏针穿过骨折远端。

• 2根平行导丝固定：4.0mm空心螺钉的导丝直径通常为1.0~1.2mm。这些导丝位于中线克氏针左右，将髌骨分成3部分。导丝插入髌骨方向及位置与中线克氏针方向一致，可通过透视确定。

• 测量每根导丝的骨折内长度。然后钻孔制备螺钉骨道。

• 常规通过导丝插入2枚4.0mm的空心螺钉。可以选择加压螺钉固定促进骨折断端加压固定。

螺钉头需要埋在骨质里，以尽量减少并发症（图12.5）。

• 采用传统的两根平行克氏针进行骨折固定：采用1.6~2.0mm克氏针进行骨折固定。建议将克氏针的钝端切割成尖头，将克氏针从骨折中间逆行固定，以确保克氏针的最佳固定位置。第一根克氏针从骨折部位向近端置入，确保克氏针的正确位置。第二根克氏针以类似的方式放置，与第一根克氏针平行，骨折断端复位。并将两根克氏

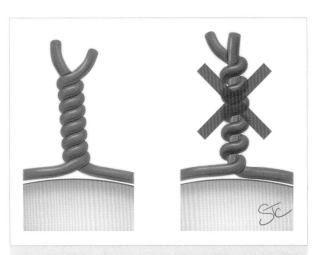

图12.5　打结收紧，正如AO强调的那样，应该使两根钢丝同时转动

针置入骨折远端。

·制作8字形张力带：应用5号编织聚酯线缆制备8字形张力带。线缆从股四头肌和髌腱下方穿过，在髌骨前方交叉，形成一个8字形钢丝环。然后将线缆收紧，在髌骨上外侧表面打上5~7个外科结。最后将线结埋在软组织中。

12.10 补救措施

髌骨严重粉碎性骨折时，可选择钢丝环扎，可以复位固定骨折并恢复伸膝装置。

12.11 陷阱

12.11.1 有争议的手术适应证

伸膝装置完整无损伤，如果存在关节活动不协调，有可能也需要手术处理。

12.11.2 并发症

复位不良

关节活动情况和骨折复位情况应在术中直接评估。仅依靠X线透视对骨折复位进行评估是不够的。

内固定物进入关节内

在复位前，用可钻穿骨折部位来防止螺钉或克氏针穿透进入关节内。

钢丝断裂

在用钢丝进行8字形张力带固定时，如果钢丝过紧可能会造成钢丝受力过大，导致钢丝过早断裂。

伤口裂开

避免皮下出血血肿形成。

内固定凸起

金属内固定物凸起会引起相应症状。钢丝扭转固定应该在髌骨上方进行，并埋入深部软组织，可以减少这一并发症。否则，可以考虑使用非金属内固定物，如编织聚酯线缆。

克氏针移位

如果用克氏针固定，则可能发生克氏针近端移位。这种并发症可以通过将克氏针弯曲成环来预防。

第十三章　髌骨骨折

Mauricio Kfuri, Juan Manuel Concha, Igor A. Escalante Elguezabal

朱绍阳 / 译

13.1　概述

本章介绍粉碎性髌骨骨折中使用前网状固定板手术。

13.2　关键原则

骨折的形态与创伤的能量、打击的方向和骨密度有关。粉碎性髌骨骨折是由高能量的创伤机制引起的。粉碎性髌骨骨折的治疗目标是恢复膝关节伸肌机制的完整性，尽可能达到关节表面的解剖学复位。在其中一些损伤中，尽管出现骨折，伸肌机制仍可能完好无损。周围软组织条件决定了手术干预的时机（图 13.1）。

AO 内固定研究学会提出了通过张力带原理使简单横行骨折端紧密接触的治疗方法。张力带原则上要求髌骨的骨折端完全接触，这必须通过解剖复位来实现。张力带原理允许膝关节的早期运动。一旦患者屈曲膝关节，髌骨前表面存在的张力将转化为骨折部位的压缩力。然而，该原理不适用于严重粉碎的情况，其无法实现骨折端的完全接触，增加了术后延迟愈合风险。在粉碎性髌骨骨折的情况下，使用髌骨背侧前网状固定板是一种替代方法。它恢复了前髌骨皮质的连续性，弱化了膝关节活动过程中的剪切力。

13.3　预后

张力带钢丝结构治疗粉碎性髌骨骨折有较高失败率。近年来，钢板固定成为粉碎性髌骨骨折的标准方法。在大多数情况下，患者主诉膝关节前部疼痛不适与膝关节前方内置物有关。应告知所有接受髌骨固定的患者，他们很可能需要第二次手术来移除内固定物。在严重粉碎的情况下，

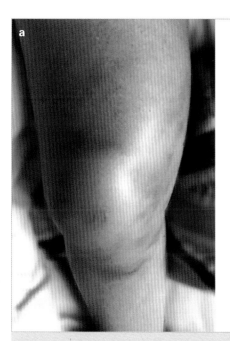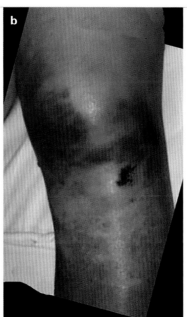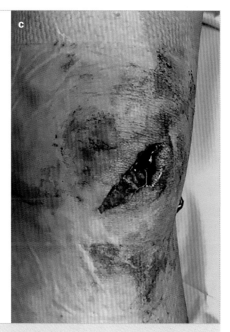

图 13.1　髌骨骨折病例中的软组织覆盖情况。a. 膝关节擦伤和肿胀，皮肤完好。b. 瘀伤、肿胀和擦伤。c. 开放性骨折

有可能无法达到关节面的解剖复位。外科医生应在治疗前告知患者。创伤后关节炎和髌股关节疼痛是关节面损伤的潜在并发症。骨折愈合时间大多 < 3 个月。

13.4 适应证

髌骨骨折内固定的典型适应证是：
- 膝伸肌机制完整性受损。
- 关节面台阶样移位 > 2mm。
- 开放性损伤，粉碎性髌骨骨折。
- 合并同侧股骨或胫骨骨折，允许肢体的早期运动。

13.5 禁忌证

髌骨骨折内固定的禁忌证是：
- 感染。
- 髌前皮肤软组织损伤（严重挫伤、肿胀、擦伤）或缺损（在这种情况下，内部固定应在软组织修复之后进行）。
- 膝伸肌机制完整的无移位性骨折。
- 由于其他并发症（即截瘫、重度骨质疏松）而无法通过手术获益者。

13.6 特别注意事项

髌骨是肌肉骨骼系统中最大的籽骨。一层薄薄的软组织覆盖着髌骨，髌骨也有一个相当大的关节表面，覆盖着软骨。这些骨折中的大多数是闭合的，但术前计划中必须要考虑到伴随的软组织的损伤（大量肿胀，皮肤擦伤）。尽管会出现疼痛损害，入院时的体格检查至关重要。有时通过触诊可触及骨折线，从而确认骨折碎片之间的分离程度。测试膝关节伸肌机制的最佳方法是让患者坐起来，并要求患者将腿从屈曲 90° 抬起至 0°。伸肌机制完全断裂的患者无法完成。膝关节的影像学评估应包括关节的正位、侧位和轴位片。计算机断层扫描（CT）有助于确定骨折类型和治疗方案的制订。膝关节前方软组织包膜很薄，容易因损伤而受损。如果出现明显的肿胀、水疱或连续性丧失，应推迟内固定，直到确保软组织安全覆盖。手术治疗的最关键目标是恢复伸肌机制的连续性。一些碎片在开放性骨折中丢失或太小而

无法内固定，应告知患者髌股关节的骨折无法达到解剖学复位。

13.7 特殊说明、体位和麻醉

患者仰卧位，在全身麻醉或脊髓阻滞麻醉下诱导。止血带留在大腿近端，但在大多数情况下不需要使用。下肢位于泡沫斜面上。将一条折叠布巾或衬垫放置在患侧臀部下方，以保持腿部处于中立位（图 13.2）。手术中抬高的肢体方便术中透视。

在术中多角度透视中，必须考虑到侧方透视不能反映髌骨的每个面。有必要获得髌股关节的斜位片，以分别评估内、外侧关节面骨折复位情况。通过射线垂直于髌骨的长轴可以获得髌骨的纯侧位片。通过肢体的内、外旋使关节面与射线面平行。屈曲 30° 摄片可以获得髌骨关节面摄片的最佳角度，用于显示完整的髌骨形态和高度。既往有髌股关节不稳定病史的个体可能对外科医生构成额外的挑战。在这些情况下，髌骨和伸肌机制的修复不一定与髌股关节的稳定有关。详细询问术前病史可以更好地了解患者的创伤前活动水平，并排除先前存在的膝关节疾病。

13.8 手术技巧、经验和教训

- 髌骨骨折可能伴随膝关节、股骨和髋臼的其他损伤，诊疗的同时应对这些部位进行影像学检查。
- 应使用纵向可延长手术切口。全层皮瓣切

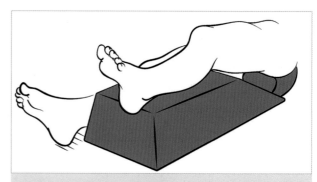

图 13.2 患者体位。小泡沫 / 凝胶位于患者臀部下方，将腿部保持在中立位，髌骨朝上。泡沫斜面放置于腿下，患肢高于对侧肢体，使术中多角度（正位、侧位、轴位）拍片时获得最佳透视效果

开，不要破坏皮下筋膜和浅表筋膜之间的组织。

· 清洁骨折端血肿时保留小的骨软骨碎片。

· 通过拉力螺钉或临时用克氏针将多个骨块拼接为较大骨块。

· 一旦确定了主要骨折块，使用 1.25mm 克氏针临时固定髌骨上下极。

· 骨折复位固定后，髌股关节外侧纵向切开以确认关节面复位准确。

· 用 1 号或 2 号不可吸收缝线缝合撕裂的伸肌装置。

· 除了髌骨近端远端伸肌装置外，还要同时处理髌骨周缘韧带组织，以覆盖该骨周围。

· 将小模板 1 号的前方锁定板置于髌骨前方。

· 从髌骨前部到后部插入单皮质骨螺钉，从远端到近端纵向插入双皮质骨螺钉行髌骨双平面固定。

· 术中透视确认骨折端复位和内固定放置满意。

· 通过膝关节 0°、30°、60°、90° 和 120° 髌股关节侧位透视确认骨折端在膝关节整个范围内的稳定性。

· 在严重粉碎性骨折的情况下可能出现不完全稳定，可考虑添加安全环扎。环扎可以使用金属线或不可吸收缝线。环扎需通过股四头肌腱和胫骨结节。环扎张力不需要过紧并且在膝关节屈曲 90° 时避免低位髌骨。

· 如果髌骨下极粉碎性骨折无法被钢板固定，请考虑用不可吸收缝线缝合髌腱，并将缝线穿过髌骨绑在髌骨上极水平。

13.9 可能遇到的困难

即使使用小号的前置网状板包裹粉碎的髌骨下极，也是具有挑战性的。覆盖下极的髌腱使网状板无法完全包裹在髌骨尖端。在髌骨骨块粉碎或丢失的情况下，很难恢复正常的髌骨高度。有时很难减少或固定所有的小骨块及剥脱的软骨碎片。

13.10 关键手术步骤

· 在膝关节前方做纵向切口。暴露股四头肌肌腱和胫骨前结节的附着。注意皮肤不应受到破坏。全层皮瓣包括位于皮下组织外的浅表筋膜一同暴露。

· 迅速暴露骨折端，并评估伸肌装置的损伤程度。其中评估骨折类型及髌骨内外侧支持带及软组织损伤程度是关键。

· 首先是将多个骨折块转换为以髌骨上下极为主的两个主要部分。使用 1.25mm 的克氏针临时固定。在特殊情况下，使用不可吸收缝线对小骨块进行固定。临时克氏针打入软骨下骨起到竹筏支撑作用。较大的骨块使用 2.7mm 或 2.4mm 的拉力螺钉固定。

· 一旦拼凑出 2 个主要的髌骨块，我们就用两根克氏针从髌骨上极穿向下极临时固定，反之亦然。使用多角度透视（正位、侧位、内侧关节面切线位和外侧关节面切线位）来确认复位满意。

· 最终通过髌旁外侧纵向切口评估关节表面。

· 一旦粉碎性骨折块临时固定后，下一步就是修复伸肌装置的软组织。我们使用不可吸收缝线来缝合内侧和外侧支持带以及位于髌骨前侧的伸肌装置的肌腱纤维。我们还在髌骨周围放置一条不可吸收的缝线，旨在稳定髌骨外周缘。

· 一旦髌骨临时固定完成，我们将低轮廓锁定网板应用于髌骨的前方。该板像笼子一样将髌骨卡住，允许在髌骨的纵轴中插入双皮质螺钉，并从前部到后部插入单皮质骨锁定螺钉。术中多角度透视（正侧位、内外侧关节面）确认复位和内置物固定满意。

· 在固定完成时，我们将膝关节进行 0°~120° 伸屈活动。膝关节侧位透视用于评估髌骨高度，并确保移植骨块在整个膝关节活动范围内的稳定。

· 在手术结束时用大量生理盐水灌洗伤口。

· 此时使用可吸收缝线缝合切口。膝关节屈曲 45° 位使用可吸收缝线缝合浅表筋膜。皮肤和皮下组织必须在没有张力的情况下进行缝合，膝关节屈曲。关节屈曲至少 45°，有助于术后早期活动。

· 术后应进行 X 线检查（图 13.3）。

13.11 补救措施

一些粉碎性骨折类型中表现为显著的粉碎并伴有小的软骨碎片。一些太小而无法固定并且没有附着在软组织上的碎片，我们会将其移除。在这些情况下，部分髌骨切除术是一种选择。目的是恢复完整且稳定的伸膝装置。髌骨短缩导致髌骨高度下降可能对膝关节伸屈活动有影响。除了

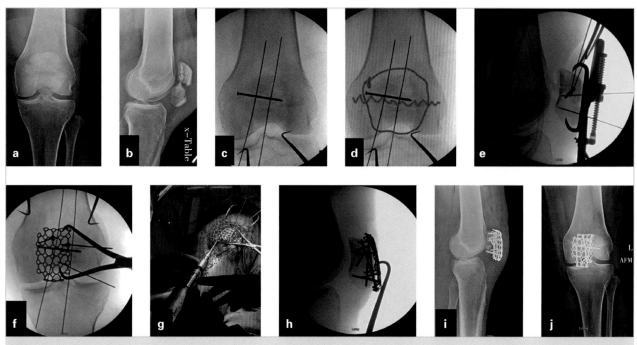

图13.3 髌骨粉碎性骨折钢板螺钉内固定。a、b.膝关节正位和侧位片显示髌骨粉碎性骨折。c.最初的复位方法为用克氏针或者螺钉将骨折碎片组合分开固定复位。d.一旦骨折复位，应用不可吸收缝线缝合不仅是为了恢复纤维的连续性，更重要的是恢复伸肌机制，也包含髌骨边缘。e、f.点状复位钳钳夹髌骨上下两极固定，然后将一个网状锁定板应用于髌骨骨的前方。克氏针固定钢板并将钢板推入髌骨前皮质。g.重要步骤是确保纵向螺钉从髌骨上缘插入髌骨下缘，反之亦然。与单皮质骨正位螺钉相比，双平面内固定具有优异的生物力学性能。h.将骨钩放入其中一个板孔中。在透视检查时可以将髌骨向内和向外倾斜，以获得髌骨内侧或外侧关节面切线的准确的外侧和斜位视图。i、j.术后侧位和正位 X 线片

髌股关节的不匹配之外，也难以恢复髌骨正常高度。患者在离开手术室前需要仔细评估髌骨在整个膝关节活动范围内的稳定性。我们建议在严重骨质疏松症、粉碎或修复固定失败的病例中进行加强修复。屈膝 30°位使用不可吸收缝线带穿股四头肌腱纤维和胫骨结节水平形成环扎。环扎不应过紧，否则可能导致髌骨切割骨折。张力带固定前应再次确认在膝关节的活动范围内髌骨高度和伸肌装置的稳定性。环扎系统像安全带一样固定髌骨的上极，避免股四头肌的牵拉力造成骨折移位。如果放置在髌骨前方的内固定过于突出，患者在关节活动时会感到疼痛。在这些情况下，术后 6~9 个月复查 X 线片确认骨折愈合后取出内植物。如果 X 线检查不能确定骨愈合，则应进行 CT 扫描。软组织损伤可能导致内固定暴露、关节僵硬甚至感染。如果软组织缺损，内侧腓肠肌翻转皮瓣是一种极好的选择，可为髌骨提供良好覆盖和血液供应。

13.12 陷阱

髌骨下极的粉碎性骨折具有挑战性。如果粉碎的下极点没有被固定住，则伸膝装置的修复将失效，相当于髌腱撕脱。骨质疏松性骨折不能仅靠内置物的固定，可能需要韧带软组织的加固。在髌骨骨折的治疗中应避免使用止血带。在大腿上部施加止血带可能会限制髌骨上极的活动，使骨折复位更加困难。

第十四章　自体同侧半腱肌移植增强修复髌腱术

Vishal S. Desai, Michael J. Stuart

朱绍阳 / 译

14.1 概述

该术式描述了一种采用自体同侧腘绳肌腱经髌下极通过跨髌骨骨道结合锚钉缝合修复初次断裂髌腱的方法。

14.2 关键原则

髌腱断裂的典型机制通常是在屈曲过程中髌骨受股四头肌强力收缩牵拉所致。髌骨下极处肌腱断裂通常发生在 40 岁以下患者。急性期不治疗可导致肌腱回缩和瘢痕形成，最终损害膝关节功能。早期修复有利于恢复全膝关节活动范围和伸展力量恢复到损伤前运动水平。术后康复计划也会影响手术的成功，因为长时间的固定会导致膝关节粘连。

14.3 预后

疗效与肌腱质量、手术技术、伴随疾病、手术时机和康复依从性相关。术中发现和修复后的膝关节检查决定了术后治疗方案。患者需要佩戴支具伸直位固定，拄拐杖患肢部分负重，并在术后 6 周内进行膝关节运动范围内主被动伸屈锻炼。然后开始渐进式抗阻力量训练（图 14.1 和图 14.2）。

14.4 适应证

该手术的主要指征是，对于以下任何诱发因素导致肌腱组织质量较差的髌腱断裂患者可进行一期修复：慢性肌腱病、髌腱末端病、全身性类固醇治疗，氟喹诺酮类药物的使用以及某些疾病，如肾衰竭、糖尿病、甲状旁腺功能亢进和风湿性疾病。其他适应证包括既往髌腱修复失败、慢性肌腱断裂，以及既往因慢性髌下肌腱病而进行肌腱清创失败的患者。

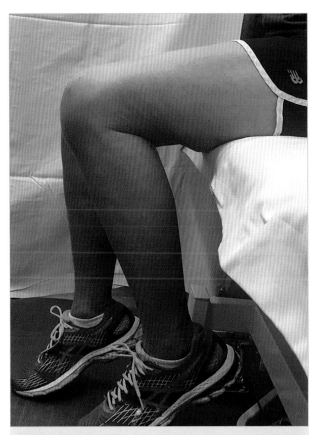

图 14.1　髌腱修复联合半腱肌增强术后 3 个月患者屈膝达到 110°

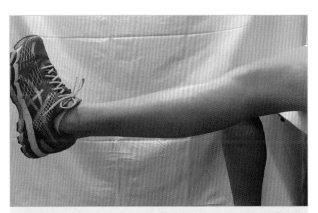

图 14.2　髌腱修复联合半腱肌增强术后 3 个月患者可完全伸直膝关节

14.5 禁忌证

开放性或受污染的伤口或活动性感染是绝对禁忌证。髌骨缺乏和肌腱质量差可能需要使用同种异体跟腱进行肌腱移植。

14.6 特别注意事项

完成上述技术需要以下器械：肌腱剥离器，2 号不可吸收缝线（×2），2.5mm 钻头（×2），尖铲头，5mm 或 6mm 铰刀，可调节带袢和缝合锚（×2）。

14.7 特殊说明、体位和麻醉

进行全身麻醉或脊髓麻醉。将患者置于仰卧位，并在大腿近端放置气动止血带。仅在必要时进行止血带充气。手术完成后，向软组织注射罗哌卡因、酮咯酸、生理盐水和肾上腺素的混合物。沿切口边缘的皮下组织注射 0.25% 罗哌卡因而不注射肾上腺素。应用无菌纱布、软卷、弹力袜和伸直位固定支具。该操作可出手术室后进行。

14.8 经验和教训

定位导针入针点应位于髌骨远端的中心位置，出口点应位于髌骨近端的中点。可以使用徒手技术或前交叉韧带胫骨导向器来确保正确的入针方向，避免穿透关节内或前皮质。于中央骨道内外侧各 1cm 处分别平行地纵向钻孔。用尽可能小直径的钻头钻孔以备缝线过线通道。远端中央钻头尺寸由移植物直径测量后确定。最大钻深为 10mm。将可调节扣板穿过中央骨道后，直视下髌骨近端上翻转扣板，以确保正确位置固定。缝合锚钉放置在中央窝和内外侧钻孔之间。肌腱缝线从近端拉动移植物，直到肌腱到达髌骨远端，恢复髌骨高度。使用侧位透视与对侧膝关节进行比较有助于避免髌腱过度紧缩（髌骨下垂）。手术完成后，应通过缓慢屈曲膝关节来测试该结构稳定，以确保移植物固定成功并指导术后康复。

14.9 可能遇到的困难

需要平行插入导针和钻头，并应通过髌骨近端退出。髌骨前皮质穿孔可能增加骨折的风险。

14.10 关键手术步骤

- 患者摆好体位，患膝准备。
- 从髌骨近端到胫骨结节做 10~15cm 前内侧纵向切口，逐层分离。
- 暴露髌腱，清除无活力组织。
- 不可吸收缝线锁边缝合髌腱并经内外侧骨道于髌骨近端打结固定。
- 取自体半腱肌，穿入可调节扣板线环。使用圆筒测量对折后的移植肌腱直径。
- 髌骨远端去除骨赘，以形成健康、出血的骨骼的光滑表面。
- 导针从远端的中心钻入近端的中心。然后将两个平行的 2.5mm 钻头自中央骨道内外两侧 10mm 处从远端插入近端（图 14.3）。
- 在钻头旁边插入两个缝合锚钉，确保至少 5mm 的骨桥（图 14.3）。
- 将直径为 5mm 或 6mm 的钻头，在远端中央钻成一个 10mm 深的骨道。
- 移除内外侧钻头，内外侧髌腱缝线分别穿骨道至髌骨近端。同时编织后的可调节扣板带着肌腱引入中央骨道。
- 通过股四头肌腱处做小切口，直视下翻转扣板固定于髌骨近端。将半腱肌移植物逐步拉入骨道（图 14.4）。然后在髌骨近端将髌腱缝线打结固定，恢复髌骨高度（图 14.5）。半腱肌移植物的远端在髌腱张紧时缝合固定于胫骨结节。剩余的移植物向近端翻转并缝合到近端起到增强固定作

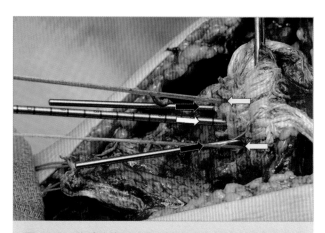

图 14.3 髌腱缝线经髌骨远端穿骨道至近端固定和半腱肌腱增强：中央空钻头（白色箭头）、两个平行钻头（黑色箭头）和两个缝合锚钉（黄色箭头）

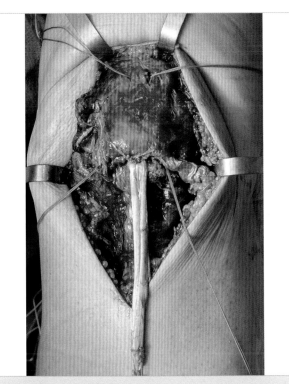

图 14.4 自体半腱肌移植物正在拉入髌骨骨道。双股半腱肌腱拉入 10mm

用（图 14.6）。

• 逐层缝合内外侧韧带组织，皮下组织和皮肤闭合后，患膝伸直位支具固定。

14.11 补救措施

增强修复手术不适用于髌腱缺损过多的情况，这是同种异体跟腱移植重建的指征，将跟骨骨块插入胫骨结节骨槽，并通过穿骨缝线和缝合锚钉将移植物固定到髌骨远端。

14.12 陷阱

执行此手术技术时，有几个事项需要注意。至关重要的是，髌骨远端的 3 个骨道之间保持足够的安全距离，以避免骨道重叠和缝合锚钉无法置入。不要过度收紧肌腱缝线，以免造成髌骨切割骨折。最后，可调节扣板在股四头肌腱中有翻转的趋势。这样起初整个结构稳定，但有可能逐渐松弛并导致间隙形成。通过股四头肌腱的分离在直视下翻袢可以防止这个问题。

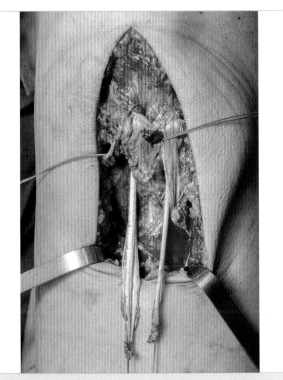

图 14.5 髌腱残端缝合并穿髌骨骨道固定，自体移植在髌腱恢复张力的情况下加强缝合固定于胫骨结节

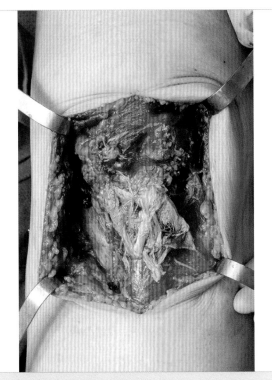

图 14.6 移植肌腱向近端翻转，然后缝入髌腱和髌骨远端形成四股移植结构

第十五章　股四头肌腱断裂

Fabricio Fogagnolo, Mauricio Kfuri

朱绍阳/译

15.1 概述

本章描述了急性股四头肌腱断裂的穿骨修复，以及慢性股四头肌撕裂的情况下我们首选的增强修复技术。

15.2 关键原则

股四头肌腱断裂不像髌骨韧带断裂或髌骨骨折那样发生率高。典型患者为中年男性，年龄 > 40 岁，肌腱退化并有轻微外伤。急性股四头肌腱断裂通常发生在运动或事故时股四头肌剧烈收缩之后。男性的发病率是女性的 8 倍。通常断裂发生在髌骨的近端或非常靠近它的区域（2cm 或 3cm 内），并累及股四头肌腱的全层。患者在受伤后丧失部分或全部膝关节伸展功能。在髌上区域可触及缺损或凹陷，但在肥胖患者中不明显。膝关节侧位 X 线片显示与完全性肌腱断裂相关的髌骨下移。在部分撕裂的情况下，X 线片可能不会有明显的变化，这可能会误导主治医生。不幸的是，股四头肌腱断裂有时在急诊室中无法诊断。超声检查是一种极好的影像学诊断工具，最近的研究表明，其敏感性、特异性和准确性均在 90% 以上。磁共振成像（MRI）应仅在高能量创伤病例中使用，因为可能漏诊膝关节其他损伤。10% 的患者可出现双侧损伤。晚期诊断很常见，因为创伤后伸膝疼痛有可能是频繁延误诊断的原因。股四头肌腱断裂需要早期手术修复，以恢复膝关节主动伸展功能。如果保守治疗，部分破裂可能导致极度无力和伸膝滞后。在急性病例中，治疗目标是对损伤部位进行直接坚强缝合修复。被漏诊或慢性撕裂需要通过软组织移植物增加修复。

15.3 预后

如果早期诊断和治疗，超过 90% 的股四头肌腱断裂患者肌腱完全修复且愈合良好。在早期修复术后，尽管可以观察到一些肌肉萎缩和部分屈曲活动丧失，但大部分患者能够完全伸直并恢复出色的功能水平。一半的患者会出现运动功能下降。漏诊的断裂和过度的手术延迟与肌肉萎缩以及进一步肌腱变性导致的预后较差。约 10% 的病例会出现再次断裂。据报道，全膝关节置换术后股四头肌腱断裂的患者并发症发生率高，预后较差。

15.4 适应证

绝大多数股四头肌腱断裂需要早期手术干预。任何完全破裂或部分破裂伴膝关节伸展无力伴伸膝滞后均应进行手术。

15.5 禁忌证

小部分撕裂、严重的伴随疾病或瘫痪患者适合保守治疗。

15.6 特别注意事项

应仔细询问是否伴随与股四头肌腱撕裂有关的疾病或其他诱发因素（如既往肌腱炎或肌腱变性）。类风湿性关节炎、痛风、系统性红斑狼疮、糖尿病和继发性甲状旁腺功能亢进症、尿毒症患者等病理与肌腱变性有关。药物也与此有关，尤其是类固醇、合成代谢类固醇和抗生素（氟喹诺酮类）。据报道，股四头肌腱重建联合修复缝合用于全膝关节置换术后股四头肌腱断裂。一旦损伤得到修复，术后康复方案至关重要。术后 4~6 周将膝关节伸直位支具固定。在此期间，患肢伸直位固定同时可以拄拐保持平衡下完全负重。还要鼓励患者进行股四头肌等长收缩锻炼，避免肌肉过度萎缩。在术后 6 周内应避免膝关节主动伸屈活动和完全无保护的负重行走。在物理治疗过程中去掉膝关节支具，并进行渐进性膝关节主动屈曲锻炼。我们的目标是在 12~16 周内达到最大运动范围。抗阻运动在 12 周后开始，6 个月后恢复运动。在这些情况下疗效可能不佳。膝关节功能保留的部分撕裂、没有任何伸膝迟滞的可以保守治疗。患肢部分负重和膝关节固定 6 周，谨慎康复锻炼是一般原则。

15.7 特殊说明、体位和麻醉

患者取仰卧位。在大腿近端放置止血带，以防手术过程中罕见的大出血。我们不使用止血带，因为它可能会限制股四头肌腱近端的活动，导致断裂部分的间隙加大从而增加修复时的张力。须告知麻醉师在肌腱修复期间完全放松肌肉至关重要。与髌腱断裂相反，术中透视不是必需的，因为髌骨高度不会因过度的缝合张力而改变。

15.8 手术技巧、经验和教训

· 面对髌上疼痛和膝关节活动性伸膝疼痛，应排除股四头肌腱撕裂。

· 一旦诊断出撕裂，应确定疾病伴随的类固醇使用情况等危险因素。

· 超声检查敏感性高。在其他可疑疾病或高能量创伤后，应进行 MRI 检查。

· 如果患者临床情况稳定，手术修复应在伤后 2 周内完成。

· 肌腱清创缝合的标准方式是使用不可吸收编织缝线锁边缝合（Krackow 缝合或类似方式）。

· 腱骨交界处骨道钻孔和缝合通过之前需要进行新鲜化。

· 建议在慢性、漏诊的断裂或退化肌腱的实质性断裂时进行韧带加强。这同样适用于有诱发因素的患者。

· 应强调在术后 4~6 周内进行仔细的康复和膝关节支具固定。仅在监控下有轻微的膝关节活动范围。

15.9 可能遇到的困难

慢性撕裂和高度退化肌腱的患者围手术期管理困难，因为很难将股四头肌腱牢固地固定在髌骨上。例如，髌腱断裂允许我们使用髌骨和胫骨两个止点来锚定或保护我们的缝线。在处理股四头肌腱损伤时，股四头肌修复部位要足够坚固地去克服康复锻炼活动时产生的巨大牵引力。

15.10 关键手术步骤

15.10.1 准备工作

该步骤的第一步在急性和慢性病例中是相似的。所有的病例都要进行麻醉检查确认。任何韧带损伤都要记录并进行修复或重建。

15.10.2 切口和暴露

以髌骨为中心做一个长 12~15cm 的纵向前正中切口。切口需自髌骨上极向近端延长至少 5cm。切开全层皮瓣以充分暴露损伤部位。除股四头肌腱外，彻底检查髌骨内侧和外侧支持带。生理盐水冲洗手术切口，清理周围血肿。清理失活坏死组织留下健康组织促进愈合。仔细清理分离股四头肌腱和肌肉周围粘连以及瘢痕组织。

15.10.3 肌腱修复

急性损伤修复

在腱骨交界处发生的急性破裂中，用不可吸收缝线缝合肌腱通过 3 个纵向经髌骨道并捆扎于髌骨远端是腱骨修复的经济和直接的标准方法（图 15.1）。长期随访研究证实，使用经髌骨钻孔缝线直接修复后，愈合效果极佳，重塑效果良好。但一些学者在尸体研究中证实，髌骨近端的缝合锚钉修复肌腱显示出更好的抗拉力。跨骨缝线的可能优点之一是可以调整髌骨上股四头肌腱修复部位的缝合张力，从而最大化腱骨表面接触并利于愈合。另一个可能的优点是抗拉出力不集中在一个点（锚点），而是在髌骨的整个长度上分散。

界处急性断裂

髌骨上极去皮质新鲜化以促进愈合。对股四头肌腱进行清创，并用两条 5 号不可吸收缝线进行缝合。沿着肌腱边缘到近端 4~5cm 处使用 Krackow 锁边缝合，然后再次回到撕裂部位，留下 4 条缝线备用，2.0 克氏针纵向穿髌骨制备 3 条骨道，4 条缝线的中央 2 条穿中央骨道，余缝线各穿两侧骨道，于髌骨远端相互打结固定。在绑扎缝线的同时，膝关节保持完全伸直位。我们通过弯

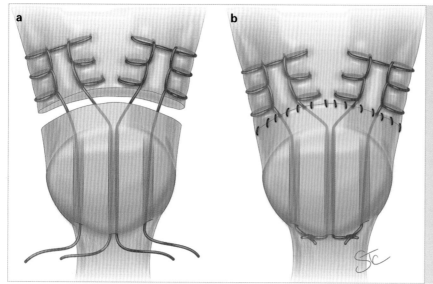

图 **15.1** 急性穿骨修复。a. 使用不可吸收缝线缝合股四头肌腱。缝线的一头自股四头肌腱外侧部分沿撕裂水平近端 4cm 处采用 Krackow 锁边缝合技术缝合裂口，缝线另一头同样对称向远端缝合。在股四头肌腱残端留出两条线尾（绿线）。采用相同的缝合方法缝合股四头肌腱内侧部分并留出两条线尾（蓝线）。沿髌骨纵轴使用 2.5mm 钻头钻出 3 条平行骨道。缝线穿骨道，其中两侧各一条缝线都穿过中央骨道。b. 将缝线于髌骨下极处两两打结固定，使用不可吸收缝线于撕裂部加强缝合（锁边缝合）

曲膝关节并确认股四头肌腱在整个运动范围内的稳定性。

中段急性断裂

如果破裂位于肌腱的中段，则使用不可吸收缝线 Krackow 锁边修复缝合或断端进行直接锁边缝合修复是首选方法。外科医生应仔细检查破裂部位的组织末端以对局部组织进行彻底的清创，并判断是否需要肌腱移植或生物增强。我们还认为，两套 Krackow 锁边缝合肌腱并通过髌骨骨道将固定于髌骨远端，能够加强在断端的修复强度。

慢性断裂

在慢性病例中，肌腱部分断裂近端部分的肌肉回缩可能导致裂口间隙增大。这些间隙也可能是手术清理退变组织的结果。我们在缝合缺损处时避免过度牵拉组织。进行松解股四头肌群近端瘢痕组织，恢复活动度。延长或重建手术治疗慢性撕裂中，我们首选重建治疗。腱骨交界处的慢性撕裂修复同急性期穿髌骨的修复方法一样。腘绳肌腱移植物是最常用的移植物，用于桥接缺损或加强修复的生物增强。半腱肌腱通常有足够的长度通过髌骨近端的横向骨道，然后两个游离肌腱末端多次穿股四头肌腱环绕。缝合移植物和股四头肌腱加强固定。

另一种非常可靠的技术是使用同种异体胫前肌腱加强修复。这是长度超过 20cm 的长移植物。

我们通常将移植物对折并测量出直径，肌腱两端长度至少为 10cm。在透视下，我们由髌骨的上极向下极纵向打入导针，然后将移植物留置备用。使用直径与同种异体移植物的直径相匹配的钻头钻孔，限深为髌骨纵轴的 1/3，然后使用匹配可调节袢直径的细钻头钻透骨道。将可调节袢及移植物从近端到远端引入骨道。扣板固定于髌骨下极，移植物拉入骨道。移植物的两个尾端于肌腱断裂上方 4cm 处穿过股四头肌腱并绕行穿股四头肌腱至其底面。我们将移植物的尾端转向髌骨的方向。使用髌骨近端内外侧置入的缝合锚钉缝合固定移植物尾端（图 15.2）。

15.11 补救措施

如 Codivilla 所描述的那样，使用移植物（腘绳肌、同种异体移植物、阔筋膜或股四头肌腱翻转腱瓣）桥接修补应避开严重问题。Codivilla 技术是将股四头肌近端肌腱的倒 V 形肌腱瓣向下翻转闭合缺损。倒 V 形的下缘应为断裂处近端 1~2cm，顶端向远端折叠并锁边缝合。倒 V 形的切口处褥式缝合。完整伸肌装置的同种异体移植物可用于特殊情况，例如修复失败、自体移植物质量较差需要生物增强、慢性断裂伴有肌腱退变或腱组织严重缺损的创伤病例。

最近的一些文章中描述了由于髌上区域的严重瘢痕组织形成和肌肉挛缩，股四头肌腱和肌肉

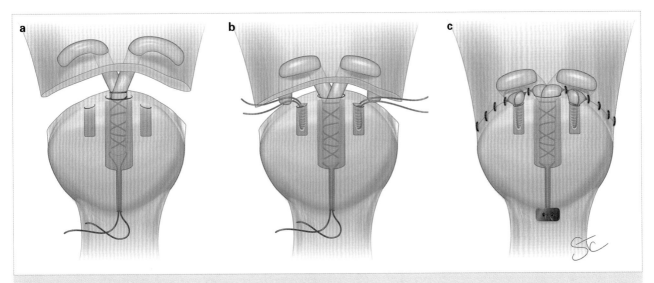

图 15.2　股四头肌腱加强修复。a. 移植肌腱折成两股编织缝合后拉入中央骨道，肌腱编织线自髌骨下极骨道口拉出，在髌骨下极打结固定于悬吊袢上。肌腱两个尾端自股四头肌底面向两侧穿过股四头肌，肌腱两端向两侧水平拉出后再次垂直穿过股四头肌腱。中央骨道粗骨道直径 8~10mm，深度约 20mm，在中央骨道两侧各插入两个直径 3~4mm 缝合锚钉，锚钉距中央骨道 10mm。b. 每个移植物尾端均穿过股四头肌腱，并且使用不可吸收缝线加强缝合。锚钉上的缝线将缝合移植物和股四头肌腱。c. 移植物打结固定于锚钉处。不可吸收缝线缝合股四头肌撕裂口

松解活动困难的老年病例中使用合成网格加强缝合固定。

15.12 陷阱

- 漏诊导致晚期手术伴有严重粘连和组织瘢痕。
- 膝关节内部损伤的漏诊。

- 缝线较弱或很少穿过肌腱边缘造成修复不当。
- 没有新鲜化髌骨近端骨质或错误置入锚钉。
- 锚钉松动。
- 锚钉固定在疏松的骨骼中。
- 跨髌骨道钻得太深或太浅。
- 术后康复期锻炼中过早康复或不当康复锻炼。

第十六章　膝关节脱位的急性期治疗

John D. Adams Jr

朱绍阳 / 译

16.1 概述

膝关节脱位的急性期处理对于患者预后和避免灾难性的远期并发症至关重要。本章将重点介绍诊断、体格检查和外固定。

16.2 关键原则

膝关节脱位急性期成功治疗依赖于对高能量创伤性损伤后膝关节疼痛患者的高度怀疑。许多患者（60%~80%）在初次 X 线检查时很少发现脱位。如果在其他同侧损伤（骨折）不严重情况下，则仔细的韧带膝关节检查可以识别多发韧带损伤患者。如果就诊时膝关节脱臼，应进行紧急复位手术。一旦确定了膝关节脱位的诊断，在急性期治疗中，仔细的体格检查以及血管或神经损伤的检查至关重要。膝关节应临时固定直到确定手术治疗。外固定架用于血管受损、开放性脱位和严重不稳定的膝关节。

16.3 预后

急性期治疗有助于避免血栓、感染和骨筋膜室综合征等严重并发症。对于血管损伤患者，应进行紧急血运重建。在血管修复前放置外固定器可稳定膝关节，防止血管二次损伤。开放性脱位患者应早期手术冲洗和清创并使用抗生素治疗。系统检查有助于诊断出现骨筋膜室综合征的患者，通过紧急筋膜室切开手术治疗。

16.4 外固定的适应证

紧急放置外固定架的指征：
- 血管损伤。
- 膝关节开放伤需要软组织管理。
- 外固定支具无法维持复位的严重不稳膝关节。

使用外固定架的相关适应证在"特别注意事项"中讨论。

16.5 外固定架的禁忌证

虽然没有特别禁忌证，但不推荐常规使用外固定架治疗膝关节脱位。外固定支具可以满足大多数复位后膝关节对稳定的需要或者提供很好的稳定性。除非满足早期外固定架的适应证，否则应质疑使用外固定架的合理性。

16.6 特别注意事项

16.6.1 内膜撕裂导致血管栓塞

膝关节脱位后发生的脉管系统创伤性损伤可导致多种血运受损。除了腘动脉完全横断外，脱位还可引起腘动脉内的内膜撕裂。这些小的内膜撕裂可以造成迟发性栓塞，导致远端肢体灌注丢失。在这种情况下，腿部血管供应的丧失不会突然发生，但可以在数小时后发生。因此，排除初始血管损伤后需要患者在初始评估后或至少 48h 进行系统性血管检查。

16.6.2 多发伤和肥胖患者的外固定架应用

膝关节脱位常见于创伤患者。对于多发伤患者可考虑外固定。允许在重症监护病房（ICU）中移动多发伤患者以便更容易地进行护理。此外，肥胖患者在支具佩戴困难时应考虑外固定架。

16.7 特殊说明、体位和麻醉

16.7.1 复位

对于膝关节脱位的患者应进行紧急复位。复位后应使用膝关节外固定。复位后 X 线检查确认。

偶尔可能会出现无法手法复位，这需要在手术室中切开复位。应记录术前术后的血管检查情况。

16.7.2　血管检查

血管损伤的诊断主要依靠体格检查。不建议常规使用血管造影。同时测量踝臂远端脉搏指数（ABI）> 0.9 可成功排除血管损伤。不对称的足背动脉和胫骨后脉搏动要考虑血管损伤的可能。ABI < 0.9 提示血管损伤，应紧急手术探查。

16.7.3　系统性检查

应在伤后的 48h 进行系统性检查，重点是血管状态和骨筋膜室综合征的体征，因为内膜撕裂后数小时可发生血管闭塞。

16.7.4　外固定

放置外固定架时，患者需全身麻醉下仰卧在可透视手术台上。

16.8　手术技巧、经验和教训

16.8.1　外部固定——固定钉置入

在符合外固定架使用指征的情况下可以选择简单的单平面结构（图 16.1）。应进行半针置入前预钻孔以避免热坏死。针的直径不应大于骨骼直径的 1/3。2 枚通常直径为 5mm 或 6mm 双皮质骨螺钉置入股骨前方或外侧平面。2 枚 5mm 双皮质骨螺钉放置在胫骨前内侧。固定钉应远离膝关节放置在损伤区域之外，并且不应干扰最终的重建骨道。

16.8.2　外固定架治疗开放脱位

在开放脱位合并严重软组织损伤的情况下，应仔细设计固定杆和夹具的位置，以便于软组织管理。

16.8.3　提示

• 确保在入院期间膝关节保持复位状态。一旦患肢开始活动，应在出院后进行膝关节 X 线检查。

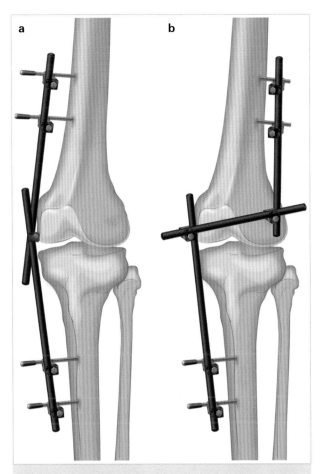

图 16.1　外固定应用于膝关节脱位的配置示例。a. 框架和固定螺钉置于股骨和胫骨前方前股骨架。b. 框架及固定钉置于股骨侧方，以及胫骨前方

• 由于脉管系统有晚期栓塞的风险，入院 48h 内应进行系统性检查。

• 骨筋膜室综合征可在膝关节脱位后发生。特别是如果复位前没有脉搏，但在复位后又出现脉搏，则医务人员应高度怀疑骨筋膜室综合征的发生。

• 如果需要血管修复，应尽可能在血运重建前使用外固定架。如果在应用外固定架之前进行血管修复，则外固定架的放置以及随后的复位可能会破坏循环的修复。

16.9　可能遇到的困难

准确诊断膝关节脱位合并多发伤的患者可能相当具有挑战性。应对所有这些患者进行彻底的膝关节韧带检查。在 X 线检查正常的情况下，膝

关节大量积液是诊断多发韧带损伤的线索。

16.10 关键手术步骤

外固定

放置外固定架半针应在整体手术情况考虑下进行。固定钉应放置在损伤区域之外，不应影响最终的修复或重建方案。一旦确定了固定钉的位置，则在皮肤上做一个小的切口。然后，带有穿刺器的三重套管向下推进到骨骼。所有固定点都经过预钻孔，以避免热坏死并可能出现松动。然后取下穿刺器，并插入适当尺寸的钻头。通过触诊股骨的内侧和外侧边缘可以了解股骨解剖结构，并确保双皮质骨螺钉的位置。预钻孔后，插入半钉。钉头为钝头的钉是首选。透视成像确定双皮质骨螺钉放置位置。为了确保足够的进钉深度，当钉抵到对侧骨皮质后再拧入 3~4 圈。

一旦将固定钉置入股骨和胫骨，就会连接收紧杆和夹子致膝关节复位。通过透视检查证实复位。一般来说，膝关节屈曲 20°~30° 固定。横杆应该靠近皮肤但不要接触皮肤，通常为两指宽的距离。收紧固定结构后，通过检查和透视评估膝关节的稳定性。使用扳手最终拧紧外固定架，因为使用扳手的杠杆臂产生的扭矩远高于 T 形扳手。

16.11 补救措施

幸运的是，放置外固定架是一个相对简单的过程；但是偶尔会出现问题，这通常与固定半钉的放置位置有关。避免固定钉出现问题的最重要步骤是仔细规划它们在股骨和胫骨中的位置。如果在预钻孔期间出现钉道只钻透了单层皮质，则应选择 2~3cm 以外的另一个进针点。有时插入固定半针时对侧皮质可能会断裂。这是由于钉置入方向与钻出的钉道方向不同所致。自攻钉特别容易产生自己的路径并且可能会增加这种可能。因此，建议使用钝头钉。

如果使用标准的前置单面外固定器无法获得膝关节的稳定性，则有几种策略可以提高稳定性。双层堆叠外固定架（图 16.2）可以提高稳定性。在严重不稳定的膝关节中，特别是在冠状平面上，可以考虑特殊的外固定结构。股骨外侧置入固定钉可以提供维持复位所需的力量。增加第三

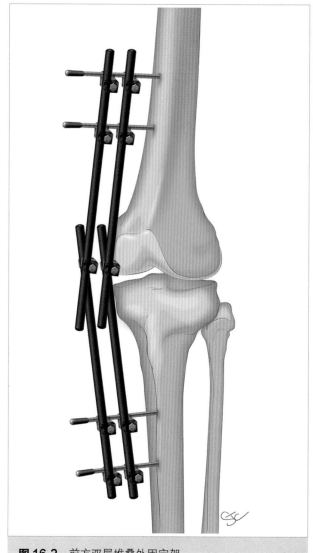

图 16.2 前方双层堆叠外固定架

个连接杆可以得到多平面结构并增加稳定性（图 16.3）。

病态肥胖患者在使用外固定架提供稳定性方面可能会带来重大挑战。这主要是由于患者肥胖的身体导致骨骼和横杆之间的距离减小。虽然很少用到，但使用长斯式针交叉固定膝关节维持复位是一种选择。交叉固定完成后仍应使用外部固定支具来保护内置物并防止斯式针断裂。

16.12 陷阱

在一些情况下，膝关节脱位的急性期管理中会出现的陷阱如下：

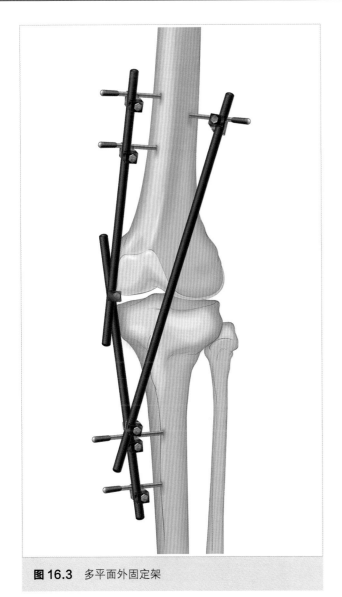

图 16.3 多平面外固定架

• 缺乏怀疑和体格检查不足可导致漏诊或延迟诊断。这可能导致灾难性结果的治疗延迟或慢性脱位。

• 血管损伤漏诊可能是毁灭性的并可能导致截肢。如果患者没有对称性远端脉搏且 ABI 为 0.9 或更高，则应在紧急血管外科会诊并手术以恢复远端肢体的血流。血运重建应在伤后 8h 内进行。

• 在未经伤后至少 24h（建议 48h）系统性检查的情况下出院可导致血管血栓形成和（或）骨筋膜室综合征的延误诊断。

第十七章　外固定矫正膝关节周围畸形

J. Spence Reid

杨　帅 / 译

17.1 概述

本章描述了使用现代环形固定联合软件辅助外固定架技术来矫正复杂膝关节周围畸形。这种方法的优点是可以同时对所有畸形的部位进行非常精确的矫正。由于该方法能够实现对畸形的完全矫正和适当的延长，因此其成为目前治疗复杂膝关节周围畸形的首选方法，弥补了原来的环形固定给患者带来的不便、不适等缺点。

17.2 关键原则

任何平面的对线不良会导致膝关节的机械轴偏离，这通常是创伤导致的结果。关节内和关节外畸形都需要进行矫正。

除了选择合适的患者外，全面分析所有层面的畸形对全面矫正畸形和正确复位是必不可少的。采用微创的钢针插入技术以及无创伤的皮质切开技术放置稳定的六足外固定架，是成功的关键。

17.3 预期

在术前计划和框架放置的技术方面，使用软件辅助六足外固定架治疗膝关节复杂畸形是非常可靠的方法。这对患者和家人来说是一个压力很大的过程，因为日常外固定架的调整和钢针的护理通常是患者的责任。在治疗过程中有时需要计划外的方法来解决钢针问题或其他不可预见的问题，这种情况并不罕见。然而，重大并发症很少见。由于不同患者的人体反应相差很大，因此很难准确预测何时可以去除外固定架。尽管存在这些困难，但该手术通常可以为复杂的问题提供解决方案，并且可以推迟或避免关节置换术。

17.4 适应证

治疗的适应证包括任何影响功能的畸形，随着年龄的增长发生的膝关节退行性变。这种技术适合应用于多平面的关节周围畸形，伴有或不伴有肢体缩短。年轻患者可能会出现功能受限。长期畸形的老年患者近期可能会出现的膝关节疼痛并伴有关节炎。对于这种群体，关节外科医生偶尔会考虑在膝关节置换术之前或在膝关节置换的同时进行畸形矫正。

17.5 禁忌证

- 对外固定架存在心理不耐受。
- 无法进行日常调整（患者或看护人）。
- 无法返回进行后续复查（社会支持）。
- 无法照顾外部设备或不安全的家庭环境。
- 严重的软组织问题（肥胖）妨碍了钢针的放置。
- 糖尿病（DM）控制不佳等系统性问题会增加感染率。

17.6 特别注意事项

由于患者的负担，外固定技术通常用于多平面的复杂畸形，尤其是与肢体缩短相关的畸形。在某些情况下，可以在骨折愈合之前移除六足外固定架并放置钢板或髓内钉。这种转换会带来感染率增加的风险。如果所有的钢钉位点都没有任何深度感染的迹象，则可以在一个阶段完成转换。否则，可能需要进 2~3 周的无针内固定，但需要注意的是，在此期间可能存在失去矫正 / 长度的风险。在单阶段的转换中，在计划手术前 5 天开始口服抗生素，并持续到所有钉眼干燥。在图 17.1 所示的病例中，矫正后 16 周，使用股骨牵引器在单个阶段放置髓内（IM）钉，以保持复位（图 17.1b、c）。

17.7 特殊说明、体位和麻醉

17.7.1 术前评估

在使用六足外固定架治疗之前对膝关节周围畸形的术前评估比采用截骨和内固定治疗更为复杂。术前阶段的护理有 3 个不同的方面，如下所述。

影像学和临床评估

我们倾向于从站立位的双下肢负重 X 线片开始，其中可以看到骨盆、膝关节和脚踝（两侧）（图 17.1）。这通常是通过以髋部、膝关节和脚踝为中心的 3 张 X 线片的合并来实现的，以最大限度地减少视觉误差。如果存在腿长差异，则应将短腿垫高，以便在骨盆水平进行分析。患膝关节应处于标准正位（AP），其中髌骨位于股骨远端的中心。这非常重要，并且会极大地影响畸形的测量。分析的第一步是从股骨头中心到踝关节中心画一条线来确定整体机械轴。如果直线明显偏离膝关节中心，则存在机械轴偏差（图 17.1a）。然后对胫骨和股骨进行单独分析，以确定每个节段上畸形的严重程度和位置，以及它对整体畸形的影响。

图 17.1b 显示正常的股骨机械轴（88°），表明

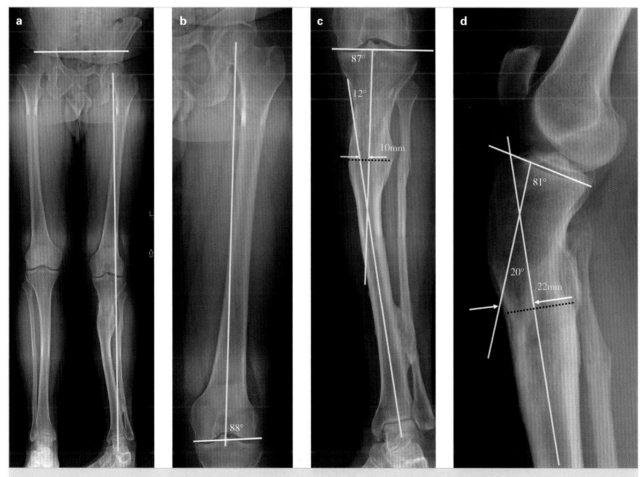

图 17.1 畸形病例分析：32 岁男性，有外伤史。a. 髌骨、股骨髁上方的负重位 X 线片。机械轴是通过从踝关节中心延伸到股骨头中心的一条线来确定的。左下肢短缩约 20cm 的膝关节机械轴发生横向偏移。b. 股骨机械轴正常，但计算机断层扫描（CT）分析显示截骨术（髓内锯）和髓内钉矫正了 15° 的外旋畸形。c. 胫骨正位（AP）X 线片分析显示外翻、内旋和内侧平移。黑色虚线是建议的皮质切开点（表 17.1）。d. 侧位片分析显示前侧成角和后侧移位。黑色虚线是建议的皮质切开点（表 17.1）

表 17.1 变形参数（图 17.1c、d）

	角度	转变
前后方向	12°外翻	向内 10mm
侧向	20°向前	向后 20mm
轴向	15°内旋	缩短 20mm

机械轴偏移是胫骨畸形的结果。在膝关节邻近畸形的病例中，正常的膝关节线为 87°（图 17.1c）。然后在矢状面进行分析。畸形肢体的测量值可以与公布的标准值进行比较，或者与正常的对侧肢体进行比较。最后，如果怀疑或检测到明显的旋转错位，对股骨颈、股骨远端、胫骨近端和远端进行 CT 扫描。这可以精确地测定旋转差值，并得到一个可用于外固定架的值。影像学分析畸形的目的是确定畸形是否需要在股骨、胫骨或两者都进行矫正，以及完整的描述畸形。图 17.1c、d 显示了一名 32 岁男性膝关节创伤后的畸形分析，结果总结于表 17.1 中。除了影像学检查外，髋关节、膝关节和踝关节的临床检查和步态观察都是必需的，以记录运动范围（ROM）、关节松弛、挛缩，并验证旋转差异。

代谢评估

通常需要进行代谢检查，并且会随着患者的年龄和医疗状况而变化。在年轻患者中，血清维生素 D 水平（25-羟基维生素 D 总数）非常有用。众所周知，维生素 D 缺乏症在人群中很常见，如果严重（< 30ng/mL），它可能会对新骨骼的形成产生不利的影响，并延迟愈合。我们通常在治疗期间每天给患者服用 2000~5000IU 的维生素 D_3，直到他们的血清水平 > 40ng/mL。

患者教育

对外固定架进行调整（患者、配偶、看护人）。手术前应明确外固定架卫生、钢针护理、疼痛管理、物理治疗和复诊。

17.7.2 定位

患者在手术台上以正位（AP）进行定位。

17.7.3 麻醉

全身麻醉、腰椎麻醉和局部麻醉的实施取决

于外科医生和麻醉师对特定病例的评估，并考虑到手术的预期时长、任何并发症和患者的意愿。

17.7.4 术后畸形矫正

软件矫正的具体细节不在本章的介绍范围。在大多数成人病例中，胫骨矫正术后维持 7~10 天，之后再开始延长。胫骨延长速度为 0.75mm/d，股骨为 1.0mm/d。对于图 17.1 所示的病例，我们计划的处方为 10 天潜伏期和 35 天修正期。应该记住，这是患者积极参与进行的动态矫正。在矫正的活动期间，患者至少每周或每两周在门诊进行一次 X 线检查。当治疗完成后，拍一张新的负重位双下肢 X 线片，就像用于计划和观察患者走动的射线照片一样，这一点非常重要。应确认新的机械轴、长度和内外旋角度，因为与框架相比，骨骼通常会被纠正不足。矢状面矫正也应得到确认（图 17.5 和图 17.6）。通常，在复杂的畸形中，在下肢力线对齐之前需要一个额外的矫正方法。当患者和外科医生对矫正感到满意时，可以移除六足外固定架并用 4 个螺纹杆替换，因为这样可以简化框架并增加稳定性。

17.8 手术技巧、经验和教训

- 在外固定架应用过程中，完成两个手术目标是非常重要的。第一个是外固定架的稳定性，第二个是微创钢针的应用。注意到这两个细节将最大限度地提高患者的舒适度，在矫形过程中下肢负重，确保通过外固定架，将并发症最小化。

- Gigli 锯技术在胫骨近端非常有用，因为它可以非常精确地控制皮质切开的位置。多个钻孔/截骨技术同样有效。

- 在打钢针之前沿皮质切开的伤口预先使用缝线缝合，可显著简化此步骤。

- 在股骨远端下方垫个物品使膝关节屈曲约 30°，可放松后方结构，便于安全截骨。

- 术后护理：在患者住院期间通过六足外固定架来治疗患者是非常有用的。允许在患者出院前拍摄 X 线片或更换支架。对于患者来说，患者看到处方和观察执行支架调整是很有帮助的。我们鼓励患者在耐受的情况下进行负重。物理治疗作为门诊患者监测膝关节和踝关节活动度并鼓励负重是必不可少的。

17.9 可能遇到的困难

在膝关节周围矫正术中，膝关节末端的伸展至关重要，因为后部结构会收紧并导致屈曲挛缩。夜间伸膝时膝关节的夹板很重要。每天用生理盐水清洗钢针，所有钢针都用纱布包裹，并通过皮肤夹施加轻微的压力，以尽量减少钢钉/皮肤的运动。当切口干燥时，患者可以洗澡。术后抗生素用于钉道感染。

17.10 关键手术步骤

• 确定皮层切开的位置（结节远端）并在胫骨周围骨膜下缝合（Gigli 锯截骨）（图 17.3a、b）。
• 进行腓骨截骨术，闭合伤口。

• 将一根直径 1.8mm 的光滑金属导针平行膝关节的近端环位置，开始安装支架。该参考线平行于前后水平面，距膝关节约 2.5cm。
• 在近端使用 5/8 环以最大化膝关节活动度。近端环的轻微旋转可以优化膝关节屈曲（图 17.2a）。
• 在近端环上确定支柱位置，避免与固定元件发生冲突。
• 近端环的稳定固定（最少两根导针和两根半针）。然后将一根前后半针从主卡的中心放置到距离皮质切开部位近端 1.5cm 的位置。第一根半针的放置方式应使近端环在正位和侧位片上都与近端节段"垂直"（图 17.2b）。另外一根 1.8mm 的导针被放置在环远端表面的后外侧到前内侧方向上，与参考线成 30°角。这根针从腓骨的前缘开始，它

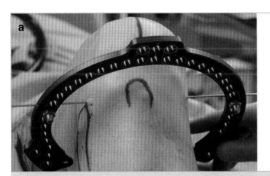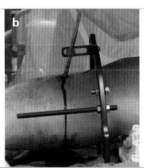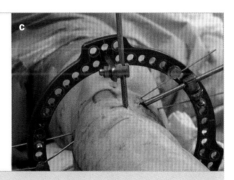

图 17.2　近端环对线。a. 将参考线平行放置于膝关节，安装部分环并旋转以最大限度地提高膝关节屈曲角度。b. 然后正面放置钢针，其近端节段与近端环正交。c. 近端固定用额外的钢针和额外的半针完成

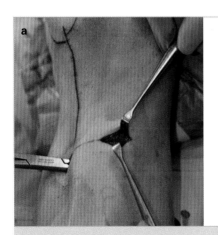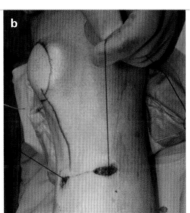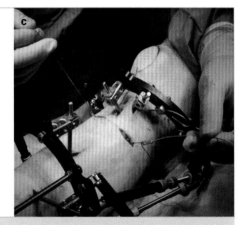

图 17.3　皮质切开术缝合前。a. 如果计划使用 Gigli 锯，在放置近端环之前在皮质切开部位进行缝合是有帮助的。做两个横向切口，血管夹从后内侧到前外侧。b. 然后进行缝合，直到完成安装外固定架。c. 皮质切开时，将 Gigli 锯系在缝线上，穿过胫骨后部

通常离腓总神经很近，不用担心，它不会对腓总神经造成影响。近端环的最终固定是通过前内侧贯穿到后外侧的 6mm 半针来完成的，距前后半针10mm（图 17.2c）。

- 确认近端环与近端节段的垂直关系。
- 6mm 直径的羟基磷灰石（HA）涂层不锈钢针是成人首选。
- 如果计划显著延长（＞3cm），可以将 4.5mm 空心螺钉穿过胫腓关节放置以防止腓骨移位。
- 稳定固定的远端环（最少 3 根分散的半针）。临床病例显示，选择了有两个远端环的三环框架，以增加稳定性。一个具有宽间距的远端环将提供类似的稳定性。远端环或环块应在腿上滑到位置。记住，连接六足外固定架的两个环之间的距离越远，需要改变的支撑就越少，这是有帮助的。一般情况下，这个远端环块可以固定两根半针，每个环约 60° 发散（前内侧面和内侧到外侧）。
- 如果计划显著延长，应将 4.5mm 空心螺钉或拉紧的 1.8mm 钢丝穿过远端踝关节联合以保护它。
- 然后应用六足外固定架并贴上标签，记录每个支柱的类型和长度。如果有明显的外翻畸形正在矫正，应考虑腓神经近端减压术。
- 记录支撑设置。然后从近端环分离出前两个六角环以提供空间。
- 将 Gigli 锯与预先放置的缝线系在一起，穿过胫骨的背面，进行皮质切开术（图 17.3c）。在所示的临床病例中，计划的截骨术位于胫骨结节

远端的干骺端。两个小的横向（1.5cm）切口向下延伸至骨膜并穿过骨膜。第一个位于胫骨内侧后皮质水平，第二个位于胫骨嵴外侧的前室上方（图 17.3）。一个小的骨膜提升器通过内侧切口并以骨膜下方式穿过胫骨后部。骨膜提升器以骨膜下方式沿着胫骨的前外侧穿过。然后将一个大的、弯曲的、固定编织缝线的血管夹从内侧切口穿过外侧切口。夹子的尖端位于侧面，当血管夹被打开和移除时，用止血钳夹住 #2 缝线。此时，将缝线轻轻地系在胫骨前部。如果担心缝线已围绕血管放置，则可以通过多普勒检查在远端触诊或确认脉搏时将缝线向前拉（图 17.3c）。

- 然后小心地使用 Gigli 锯切割胫骨直至（但不穿过）前内侧面（图 17.4a、b）。使用锋利的骨刀在 C 臂机透视下完成皮质切开术（图 17.4c）。应确认完整的皮质切开术。
- 切口关闭，两个前支柱重新附着并放置在皮质切开的部位。
- 获得安装参数的图像。
- 在离开手术室之前，确保所有的针和线都从软组织的张力中释放出来是非常重要的。对皮肤施加轻微压力以防止皮肤和针移动。
- 如果术室中能获得所有的 X 线片（变形和安装参数），这将很有帮助。

17.11 补救措施

在治疗过程中可能会出现一些问题。

- 矫正期间骨折延迟愈合：这可能是由于骨

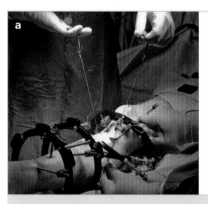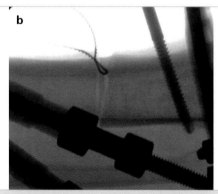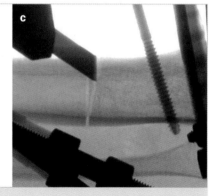

图 17.4 皮质切开术完成。a、b. 两个前六足外固定架断开，Gigli 锯轻轻地推进（但不是通过）胫骨前内侧面。c. 然后完成前皮质切开术，从前外侧切口进行骨切开，小心避免损伤皮肤

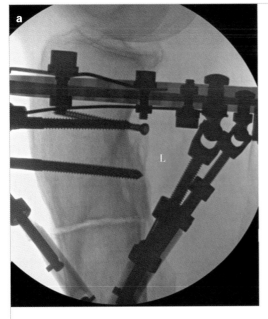

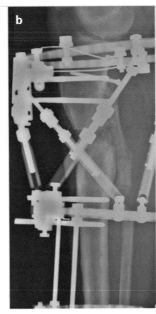

图17.5　畸形矫正。a、b.术后当天侧位片和矫正完成时（术后40天）。b、c.术后当天正位（AP）片和完成矫正。d.小腿正位X线片，显示胫骨机械轴

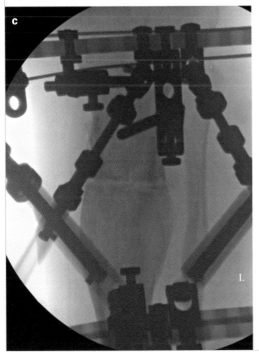

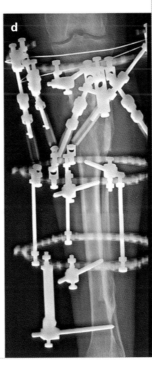

皮质切开破坏过多或畸形矫正"过度"造成的。这通常可以在手术后5~6周首先被确定为发育间隙中缺乏骨形成。治疗的第一步是将牵引速度减慢至每天0.5mm或0.25mm并继续监测。

• 膝关节伸直活动受限或踝关节马蹄内翻足：当畸形矫正显著延长（＞4cm）时，这通常是一个问题。需要对患者进行有关这个问题的教育，并教他们每天做伸展运动。如依从性较差，患者

应接受物理治疗进行拉伸和伸展夹板。

• 外固定架 / 钢丝引起的疼痛：外固定架不稳会表现为活动后的疼痛。钢丝可能已经没有张力或钉子可能已经松动。针或金属丝可能靠近浅表神经。针道感染也可伴有疼痛。对于引起疼痛的外固定架应该进行检查并根据需要进行调整，因为患者会在疼痛之后减少下地活动，这将阻碍骨形成。

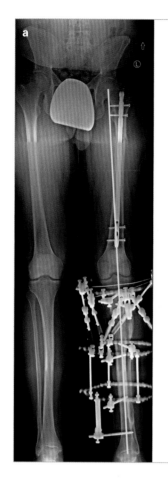
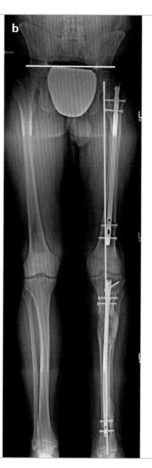
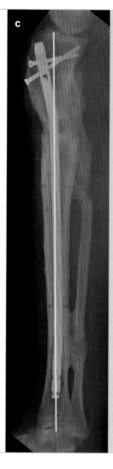

图 17.6 最终畸形矫正 – 内固定转换。a. 治疗结束时获得双下肢的 X 线片，以确认机械轴恢复满意。b、c. 患者经济压力较大，因此为了减轻患者的负担，在 16 周时行髓内钉治疗，最终两个平面对齐和旋转恢复良好。患者在矫正过程中经历了一些踝关节马蹄综合征的问题，并在治疗结束时故意留了 10mm 的空间

• 外固定架拆除 / 转换为内固定：在某些病例中，可能需要在完全再生巩固前转为内固定。在健康患者没有钉道问题的情况下，这可以一次性完成。然而，如果怀疑有明显的钉道感染，分阶段转换可能是明智的，第一步是在手术室去除外固定架，刮除并对所污染的钢钉进行细菌培养，然后在放置内固定之前使用一个疗程的抗生素。

17.12 易犯的错误

不能使用电锯来切开胫骨皮质，因为这会产生热量并在矫正过程中导致骨质再生性非常差。

第十八章　浮膝损伤

Christian Krettek

杨　帅 / 译

18.1　概述

该技术解决了同侧股骨和胫骨的骨干、干骺端和（或）骨骺（关节内）区域的联合骨折，导致所谓的"浮膝"。

18.2　关键原则

建议手术稳定两处骨折。治疗目标是恢复骨折和韧带的稳定性、生理对齐（机械轴，关节平面）和关节的匹配度，以允许肢体和患者的早期活动，以及软组织覆盖（方框 18.1）。基于关节内骨折的存在或不存在（表 18.1）的 Blake 和 McBryde 分型对手术规划很有用。Ⅰ 型损伤是双侧关节外骨折。Ⅱa 型损伤是股骨干骨折合并胫骨关节内近端骨折，而 Ⅱb 型损伤是胫骨干骨折合并股骨关节内远端骨折。在 Ⅱc 型损伤中，股骨和胫骨水平均有关节内骨折。

方框 18.1　固定原则
原则
治疗优先于长度
使用可透射线的手术台
准备好术中对准的工具
骨干骨折处越多，就越适合使用钉子
从比较简单的骨折处开始

骨折的固定通常采用骨干髓内钉、干骺端钢板、骨骺损伤螺钉或外固定，这可能是临时的或最终的，通常在伴有严重的软组织损伤、多发创伤或损伤控制的情况下进行。

18.3　预期

开放性软组织损伤、粉碎性骨折、骨筋膜室综合征、血管损伤、韧带和半月板损伤、年龄、吸烟史和损伤严重程度评分可预测结果（骨折愈合、对齐不良、膝关节稳定性和僵硬度以及整体功能）。与其中一个甚至两者都在关节内相比，当两个骨折都是骨干时，可以观察到更好的结果和更少的并发症。

18.4　适应证

浮膝损伤最好手术治疗。确定骨折稳定的时间必须适应患者的生理状态。如不能及时固定，应考虑采用外固定临时固定。有骨筋膜室综合征、血管损伤和大多数开放性骨折的患者需要立即手术。

18.5　禁忌证

即使是危重的患者通常也能从固定中受益。在极少数情况下，即使在 ICU，紧急外固定也可以在没有 C 臂机帮助的情况下完成。

18.6　特别注意事项

这些损伤通常是高能量损伤，常伴有开放性软组织和（或）血管损伤，最常发生在多发伤的患者中。那些最初评估浮膝损伤的患者应该考虑测量踝臂指数（Ankle–Brachial Indices，ABI），以寻找临床上隐匿的血管病变。

对于有浮膝损伤的患者，没有一种完美的方法来治疗不同的骨折。每种骨折的治疗都应选用个性化治疗方案。然后，需要对这些个性化的治疗方案进行调整，以最符合总体治疗方案中的优先级（表 18.1）。

18.7 特殊说明、体位和麻醉

定位：使用平坦的放射透光台而不是可以同时进行固定股骨和胫骨骨折的手术台。对侧的骨盆和胸部支撑可使手术台纵向旋转，将同侧向上抬起。结合膝关节下的支撑垫，受伤的腿更容易进行 C 臂透视（图 18.1）。

18.8 手术技巧、经验和教训

18.8.1 对齐参考

在铺单前，应从对侧腿获得关于股骨（小转

表 18.1 分类、主要植入物选择优先顺序和固定顺序

类型	骨折模型	主要植入物选择（优先选择股骨）	主要植入物选择（优先选择胫骨）	固定顺序	备注
I		• 钉 • 钢板 • 外固定架	• 钉 • 板 • 外固定架	• 股骨 • 胫骨	首先是股骨，其次是胫骨或股骨临时外固定，然后是胫骨，最后是股骨
IIa		• 钉 • 钢板 • 外固定架	• 钢板 • 外固定架	• 股骨 • 胫骨	先胫骨后固定股骨，力线以膝关节为中心，关节面为水平方向

表 18.1（续）

类型	骨折模型	主要植入物选择（优先选择股骨）	主要植入物选择（优先选择胫骨）	固定顺序	备注
IIb		• 钢板 • 外固定架	• 钉 • 板 • 外固定架	• 胫骨 • 股骨	先胫骨后股骨，力线以膝关节为中心，关节面为水平方向
IIIc		• 钢板 • 外固定架	• 钢板 • 外固定架	从易骨折处开始	确保力线以膝关节为中心，关节面是水平的

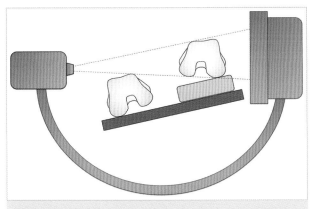

图 18.1 在手术台定位（膝关节屈曲 20°~30°，手术台旋转）

外，股骨髁的结构（正位和侧位图像）应存储在 C 臂存储器中，作为前后对齐（切迹征、Blumensaat 角）的参考（图 18.3）。

18.8.2 Ⅰ型损伤

髓内钉是治疗两种骨折的首选方法（图 18.4，表 18.1）。股骨干骨折的位置越远，越应考虑逆行髓内钉。

顺序

由于逆行股骨髓内钉对腿部操作步骤较少，所以建议先打逆行股骨髓内钉。一旦股骨稳定下来，膝关节和胫骨就可以更容易地操作。例如，胫骨钉经十字韧带 / 副韧带入路需要膝关节屈曲。另外，髌上入路打胫骨钉需要膝关节处于外展体位。经路或平行入路需要膝关节屈曲 90° 以及稳定

子形状）（图 18.2）和胫骨扭转（临床上足相对于胫骨的位置）的解剖参考信息，在粉碎性骨折的情况下，关于股骨 / 胫骨长度的解剖参考信息。此

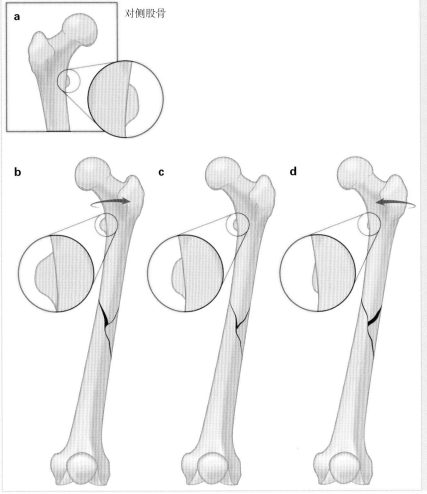

图 18.2 小转子形状征（LTSS）：股骨远端髌骨位置处于标准正位，将未受伤对侧股骨小转子的形状（a）与受伤股骨小转子的轮廓进行比较。小转子的形状比健康的对侧（a）更突出，表明外扭畸形（箭头）（b）。小转子轮廓匹配，表明受伤股骨的正确旋转对齐（c）。与健康的对侧（b）相比，小转子的形状不那么明显，提示有内旋畸形（箭头）（d）

的股骨，无论是通过钉子或是临时外固定架。

微创单入路方法

股骨逆行钉和胫骨顺行钉可以通过相同的手术入路进行（图 18.4）。与所有干骺端骨折一样，髓内钉通过补充 Poller（阻塞）螺钉获得有效的机械支撑。

18.8.3 Ⅱa 型和 Ⅱb 型损伤

根据骨折的结构和位置，骨干骨折通常用螺钉固定。关节外骨折部位的干骺端越多，首选（锁定）钢板。关节外骨折（虽然不总是）更容易修复，这通常是典型的开始地点。如果关节内骨折更容易修复（例如，一个未移位的骨折），建议

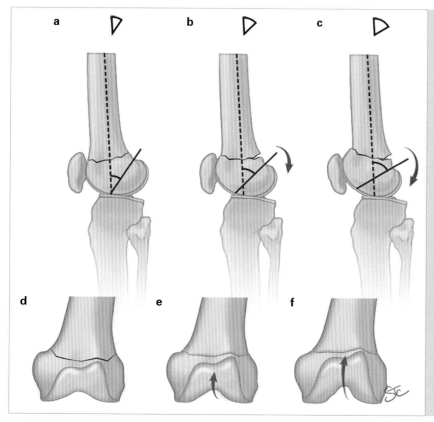

图 18.3 凹痕征和后翻对齐不良：示意图显示了在正常位置的远端主要骨折块的切迹深度（a），以及增加了后翻畸形的程度（b、c）。如果远端碎片较小，则在侧视图中难以识别后翻畸形（d~f）。在这种情况下，对 Blumensaat 线的分析可以是一个有用的参考

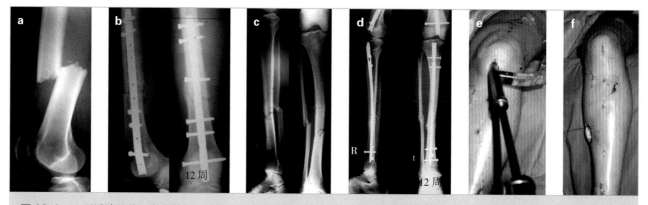

图 18.4 Ⅰ型浮膝关节：微创单切口入路。股骨干骨折逆行钉前（a），逆行钉后 12 周（b）。同侧胫骨干骨折前（c），逆行钉后 12 周（d）。术中，股骨内固定物仍在原位（e），以及伤口闭合后（f）

先从这里开始修复。

18.8.4　Ⅱc 型损伤

这些都是最复杂和最难治疗的骨折。同样的，我们应该先从更简单的骨折开始。选择内侧还是髌旁外侧入路取决于骨折的结构。

胫骨粗隆截骨术

胫骨粗隆截骨有利于暴露，确保截骨的骨块不要太小（至少应为 5cm×1cm×1cm），以便用 1/3 的管状钢板可靠固定，以此来实现顺利康复。在某些胫骨近端骨折中，结节骨折碎片是可移动和可伸缩的部件，可以很好地进入所有胫骨和股骨隔室。

临时微型板

当传统的克氏针临时固定失败时（例如，伴有骨缺损的情况下出现斜行骨折线），小钢板（双孔 1/3 管状钢板或手持式微型钢板）可以通过临时支撑复位和固定来提供帮助。这简化了在骨缺损和粉碎的情况下髁块到股骨干的固定。微型板和防滑动板一样工作良好。由于这种板的固定不是刚性的，这仍然允许适度弯曲和扭矩（内翻／外翻，前／反曲，扭转）有一定的灵活性，可减少微调和辅助肢体对齐，但不适用于长度（图 18.5）。

可能遇到的困难：包括软组织问题、对齐不良、实现无台阶无缝隙关节复位的问题、骨缺损的处理、由于固定问题或半月板和韧带损伤引起的不稳定、术后僵硬、疼痛等。在股骨逆行钉和胫骨顺行钉固定时，仔细选择正确的起点是至关重要的。

正确的对齐不仅意味着肢体的机械轴以膝关节为中心，而且膝关节的关节面在 AP 投影中是水平的。这意味着股骨远端外侧角（mLDFA）和胫骨近端内侧角（mPTA）的总和不仅应恰好为 180°，而且它们应保持在生理范围内。在没有其他良好参考的情况下，使用带有不透射线的 90° 外伸元件的校准杆对定义关节面非常有帮助。

18.9　关键手术步骤

股骨钉或胫骨钉、钢板和螺钉固定或股骨远端或胫骨近端外固定的关键程序步骤与本书特定

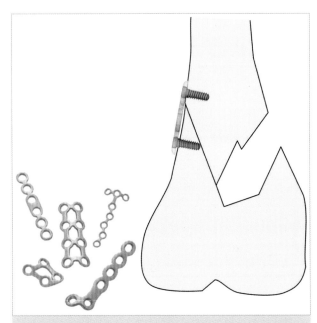

图 18.5　微型板固定作为临时稳定剂的使用。微型板（s）提供临时固定，同时允许小的"对齐微调"，除了长度。不锈钢弯管／扭矩优于钛合金（硬度较低）

章节中针对相关技术描述的程序相同。

18.10　补救措施

适当的软组织管理是至关重要的。对于严重的开放性损伤，可能需要考虑局部和游离皮瓣。如果软组织受损，临时或最终的外固定作为钢板的替代方法具有重要的作用。在有血管损伤的情况下，需要仔细考虑保肢和截肢。对于老年患者和（或）无法重建的关节或干骺端破坏，早期关节成形术可能是一种选择。此外，如果伸肌机制缺失或无法构建，则需要考虑关节融合术。

18.11　易犯的错误

缺陷包括缺乏骨折或韧带稳定性、未能恢复生理对齐（肢体的机械轴或正确的关节面）以及关节不协调。其他潜在的问题包括突出的金属内固定、股骨内髁上的锁定螺钉以及逆行股骨远端髓内钉关节内的突出等（图 18.6）。用于股骨远端骨折的 95° 钢板装置具有针对股骨外侧皮质和（或）膝关节线的靶向装置。如果患者的骨干呈弓形（有时是老年患者），使用参考指南可能会导致畸形。使用校准杆可以帮助防止这种情况。

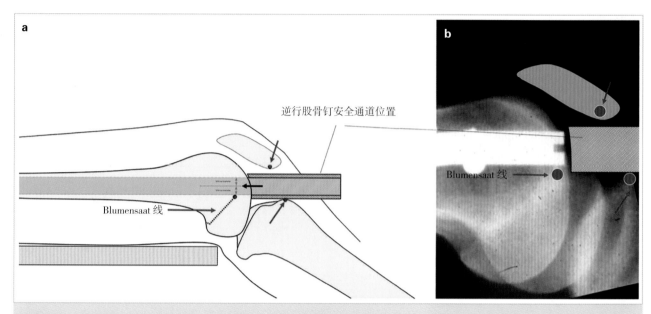

图 18.6 逆行股骨钉的起点及标志。a. 膝关节 30° 屈曲示意图（红色箭头表示安全通道的 3 个重要标志）。这样就可以避免潜在的障碍（箭头：胫骨结节、髌骨）。理想的骨起点（黑色箭头）位于 Blumensaat 线 +1/2 钉直径（蓝色箭头）的前端之前。b. 入钉后的侧位 X 线片。相对于 Blumensaat 线的正确位置；然而，不正确的不完全插入（髓内钉的远端）会导致髌后软骨损伤

第十九章　开放性膝骨折：旋转皮瓣的使用

David Volgas

杨　帅 / 译

19.1 概述

　　股骨远端和胫骨近端的开放性骨折是危险的，因为这个解剖区域具有许多重要的神经血管结构，这些结构存在受伤风险（图 19.1）。此外，膝关节囊包裹股骨远端和胫骨近端的大部分区域，该区域的伤口可能成为脓毒性关节的潜在来源。由于需要保持膝关节的活动范围，该区域的软组织覆盖是有问题的。膝关节也是一个容易发生伤口愈合问题的区域，因为在关节水平上缺乏穿支动脉。因此，开放性膝关节损伤可能需要耐用的、血管化的软组织瓣来取代受损的关节囊，覆盖暴露的骨骼或关节软骨，并为伤口愈合提供血管床。腓肠肌旋转皮瓣满足这些要求，是覆盖膝关节周围伤口的主力皮瓣。腓肠肌的内侧或外侧部分都可以使用；两个头部都有一个远离腘动脉的主要血管蒂，该血管蒂从近端进入肌肉；每个头部有独立的神经支配。

19.2 关键原则

　　早期软组织覆盖对无感染的骨愈合是最理想的。当覆盖延迟超过 3~5 天时，感染率会显著提高。当局部血供较差时，骨科医生可行局部旋转

皮瓣修复，这可以使某些患者拥有更好的功能以及出色的美容效果。前提是根据局部损伤仔细评估肌肉的质量。

19.3 预期

　　在适当选择的患者中，腓肠肌皮瓣有望有95% 以上的存活率。头两周会有肌肉痉挛引起的疼痛，可以用夹板固定脚踝和药物治疗。皮肤移植将在 3~5 天内"接受"，并将在 2 周内完全上皮化。在最初的 12 个月里，肌肉会萎缩大约 50%，导致体积变小。根据骨折的限制条件，可在皮肤移植物上皮化后立即开始负重。

19.4 适应证

　　腓肠肌皮瓣能够覆盖胫骨近端 1/3、膝前和股骨远端髁的伤口。它局限于髌骨上至胫骨结节远端约 4cm 的区域，但体质和肌腹长度的个体差异可能会增加皮瓣的覆盖范围。

19.5 禁忌证

　　胫骨近端或股骨远端的严重粉碎性骨折可破坏腓肠肌的血液供应，或可直接撕裂腓肠肌，使其无法作为皮瓣使用（图 19.2）。

19.6 特别注意事项

　　一种常见的情况是胫骨近端外侧裂开的 L 形切口，需要覆盖。因为腓神经在近端，腓肠肌外侧头的活动有潜在的风险，需要将肌腹绕在腓骨周围，从而有效地缩短其偏移。腓肠肌外侧很少覆盖到中线的内侧，但非常适合覆盖典型的前外侧裂开的手术伤口（图 19.3a）。下文所述的内侧和外侧腓肠肌皮瓣之间的手术技术存在差异。腓肠肌皮瓣的正常宽度近端为 6~8cm，远端为 4cm，

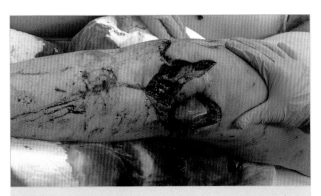

图 19.1　摩托车碰撞事故后骑手左膝创伤。注意外露的股骨外侧髁伴膝关节后脱位，髌腱损伤，髁上关节软骨缺失

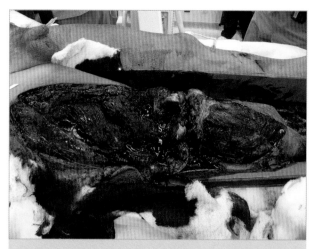

图 19.2 下肢毁损的临床照片。注意肌肉的广泛损伤，使得局部肌肉转移不可行

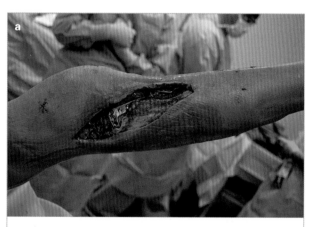

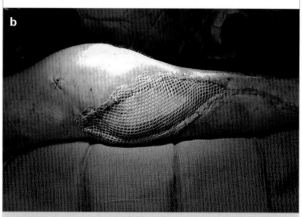

图 19.3 外侧手术伤口裂开的术中照片（a）和腓肠肌皮瓣与薄层皮肤移植的覆盖（b）

因此留下这样大小的创面缺损不仅可以接受，而且可能是可取的。

19.7 特殊说明、体位和麻醉

手术时患者需仰卧位，患腿自由悬垂。腓肠肌皮瓣在缝合到新的位置后，通常需要在肌肉上进行分层的皮肤移植。因此，记得将整条腿备皮至臀部，以便能够进入大腿进行皮肤移植。如果需要使用止血带，可考虑使用无菌止血带。在手术过程中通常不需要放松肌肉。

19.8 手术技巧、经验和教训

· 腓肠肌的长度和体积是可变的，比目鱼肌的长度和体积更大。

· 当肌肉被切断时，患者通常会出现严重的痉挛。可以考虑在术后的前 2~3 天给予镇静剂。

· 肌肉痉挛也可以通过使用夹板或膝关节固定器来保持腓肠肌伸展而得到改善。

· 在最初的创伤性伤口清创和冲洗过程中，评估和记录腓肠肌的活力。肌腹撕裂伤、深色和挤压伤可能使腓肠肌不适合覆盖。

· 如果需要覆盖，内侧和外侧腓肠肌都可以用于特定患者。会失去一些足底屈曲能力，但主要会影响跳跃活动。

19.9 可能遇到的困难

有时腓肠肌尤其是肌肉发达的男性，由于皮瓣的厚度而难以旋转。在这些情况下，仅取一半肌肉是不可能使皮瓣变薄的。这会影响血液供应。在老年患者中，肌肉组织的质量更脆弱，不会有那么大的拉伸。

19.10 关键手术步骤

· 对创伤性伤口进行彻底和积极的清创。

· 从肌肉起点到小腿三头肌止点解剖腓肠肌。下文将对内侧和外侧皮瓣分别进行描述。

19.10.1 内侧腓肠肌皮瓣

· 止血带充气。

· 在胫骨干后方约 2cm 处画一条线，从膝关节近侧约 4cm 处开始，大致指向胫骨中段和远端 1/3 的交界处（图 19.4a）。

- 识别和保护大隐静脉。
- 用剪刀解剖皮下组织。识别脚筋膜并纵向切开。
- 足背屈可以帮助外科医生识别比目鱼肌和腓肠肌。腓肠肌和比目鱼肌之间的平面很容易识别，尤其是腓肠肌和比目鱼肌腹之间的腓肠神经近端。手指钝性分离可以将腓肠肌和比目鱼肌之间的间隙延伸到腓肠肌和比目鱼肌腱在小腿三头肌处的合并点。

19.10.2　腓肠肌外侧皮瓣

- 止血带充气。
- 在腓骨干后方约 1cm 处画一条线，从膝关节近侧约 4cm 处开始，大致指向胫骨中段和远端 1/3 的交界处（图 19.4b）。
- 使用剪刀通过皮下组织进行解剖。识别深层肌肉筋膜并纵向切开。
- 识别和保护近端的腓总神经。它不需要游离起来。
- 足背屈可以帮助外科医生识别比目鱼肌和腓肠肌。腓肠肌和比目鱼肌之间的平面很容易识别，尤其是腓肠肌和比目鱼肌腹之间的腓肠神经近端。手指钝性分离可以将腓肠肌和比目鱼肌之间的间隙分离到腓肠肌和比目鱼肌腱在小腿三头肌处的合并。

半腓肠肌的活动和远端腓肠肌腹部的横断

- 识别内侧和外侧腓肠肌之间的中缝。识别在腓肠肌中线穿通的腓肠神经可能有助于识别半腓肠肌（图 19.5）。
- 从近端开始，用手指在内侧和外侧半腓肠肌之间形成一个间隙，然后继续将肌腹向下分离到小腿三头肌。
- 在小腿三头肌水平处横切半腓肠肌，留下约 1cm 的肌腱附着在半腓肠肌上。将皮瓣向近端移动至膝关节。

皮下或通过横向切口旋转皮瓣

- 在外侧，肌肉必须穿过腓骨和腓神经浅表。这需要游离肌肉和筋膜。
- 肌肉可能会在手术切口和伤口缺损之间的皮下组织下骨道化，或者外科医生可能会选择切除切口和缺损之间的皮肤（更常见）（图 19.6）。
- 然后将皮瓣旋转到伤口缺损处。
- 然后通过切开皮肤将皮瓣固定在远端，其中皮瓣的肌腱部分将用支撑垫固定。这个支撑垫是由一条长的不可吸收缝线穿过一个石膏填充物

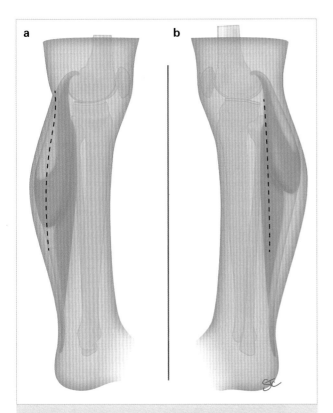

图 19.4　腓肠肌皮瓣的切口显示为内侧皮瓣（a）和外侧皮瓣（b）

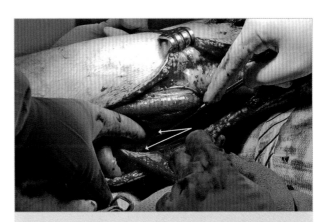

图 19.5　在近端内侧和外侧半腓肠肌之间的间隔很容易识别出来，腓肠神经（箭头）在中线穿过腓肠肌

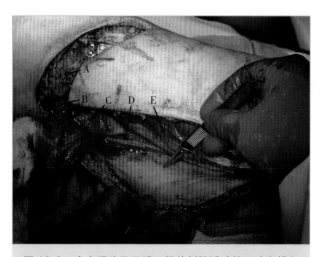

图19.6 术中照片显示腓肠肌外侧肌活动的近端和横向切口（A）连接创面缺损和手术切口以抬高皮瓣（B）。注意腓神经、腓肠肌穿支动脉（C）、腓神经（D）、比目鱼肌（E）

和封闭敷料（如 Adaptic 或 Xeroform）所组成的。

· 然后将缝线穿过皮肤放置在皮肤缺损远端3~4cm 处，与皮瓣的长轴一致。把皮瓣的腱性部分缝合后，将缝线穿过皮肤和支撑垫，然后将缝线系紧。肌肉深侧通常有厚筋膜，可放置几条可吸收缝线以固定皮瓣的边缘。

用薄皮移植覆盖皮瓣

· 然后从同侧大腿上取下一层皮肤移植物，置于皮瓣上。

· 可以在边缘用订皮钉固定。在切除肌肉的空间放置引流管。

· 关闭供区。

· 将负压创面敷料敷在皮肤移植物上。

· 在脚踝处放置夹板，以防止足底弯曲。

19.10.3 预后

· 夹板、负压伤口治疗 3 天。

· 患者经常会抱怨明显的肌肉痉挛。最初住院期间可按预定剂量给予地西泮，出院时可给予其他抗痉挛药物。

· 前 3 天限制负重，鼓励抬高。出院时的负重是由骨折决定的。

19.11 补救措施

当患者选择较多时，腓肠肌皮瓣非常可靠（参见禁忌证）。然而，有时肌肉损伤比最初预期的要多。当认识到这一点时，自由皮瓣可以充当"抢救员"的角色。

19.12 易犯的错误

未能识别腓肠肌损伤的程度将导致皮瓣受损或丢失。有可能在近端剥离肌肉时无意中将肌肉的动脉供应分开。近端软组织剥离时推荐用手指去分离。

第二十章　胫骨平台翻修手术

Peter Kloen, Mauricio Kfuri

杨　帅 / 译

20.1 概述

胫骨平台骨折后可能出现畸形愈合、不匹配和不稳定。畸形愈合可以是关节外的、关节内的或两者兼有。关节内畸形可能会影响一侧或双侧胫骨髁。我们描述了一种评估和处理胫骨平台异常愈合病例的系统方法，旨在保护和重建关节。我们打算恢复关节的稳定性和匹配度，因此尽可能推迟关节置换。

20.2 关键原则

损伤史及其治疗至关重要。了解患者的主诉（疼痛、不稳定、锁定的机械症状）、先前的活动水平（年轻 / 年老、活跃 / 久坐）、期望（低活动水平 / 高活动水平）、身体习惯（肥胖）、并发症（糖尿病、吸烟、静脉功能不全、受伤前的膝关节炎）是至关重要的。包括术前影像：

· 膝关节 X 线片［正位（AP）、侧位、平台位和斜位］。

· 三维（3D）重建计算机断层扫描（非常有助于确定畸形主平面的三维位置）。

· 下肢全长 X 线片，用于评估冠状面和矢状面的畸形。

术前计划是该手术的关键步骤。我们使用软件计算机械轴胫骨近端内侧角（mPTA）、机械轴股骨远端外侧角（mLDFA）、关节线夹角（JLCA）和股骨胫骨机械角。打印的 3D 原型有助于术前畸形的可视化和矫正截骨术的规划。关节保留的概念建立在截骨术的基础上，截骨术可以改善膝关节的整体对齐、稳定性、一致性和所有 3 个维度（轴向、矢状和冠状）的方向。一旦外科医生确定了截骨计划，就会选择理想的手术方法。我们的经验是，可扩展的手术方法（例如 Gerdy 截骨术、腓骨头截骨术、股骨外上髁截骨术）可以更好地暴露胫骨外侧髁。手术入路提供了对畸形部位的良好暴露和钢板固定的最佳途径。我们将钢板放置在与主要截骨平面平行的位置，在那里它将承受剪切力，并恢复关节稳定性。

20.3 预期

膝关节周围的截骨术旨在改善膝关节的生物力学。对于年轻和活跃的人群，应考虑将截骨术作为关节置换术的替代方案。多个系列研究表明，如果膝关节较稳定且下肢力线满意，那么有症状的膝关节炎发病较晚。在老年人群中，特别是在骨质减少和患关节炎的人群中，应该采用关节置换术，要认识到胫骨平台骨折后的关节置换术的效果低于为治疗非创伤性退行性膝关节疾病而进行的膝关节置换术。

20.4 适应证

胫骨平台骨折（固定）畸形后行保膝手术的适应证包括以下一项或多项标准：

· 生物年龄（年轻的人群）。

· 关节内滑脱 > 2mm。

· 干骺端畸形 > 5°。

· 骨性旋转引起的关节不稳定。

20.5 禁忌证

半月板和膝关节周围软组织的状况非常重要。如果患者半月板缺失或由于多韧带损伤导致关节严重不稳定，胫骨平台周围的截骨可能无法恢复稳定性。如果关节力线不稳定，则重建将失败。在以下情况下也禁止手术。

· 活动期感染。

· 明显的膝关节僵硬。

· 晚期创伤后三室膝关节炎。

· 骨坏死。

· 患者的并发症及其相关风险超过手术受益（周围血管疾病、病态肥胖、大量吸烟、酗酒、吸毒）。

- 不配合术后康复。

20.6 特别注意事项

胫骨平台畸形愈合可能是由于忽视治疗或失败的内固定所致（图 20.1）。大多数病例确实与开放内固定、复位不满意有关，应分期进行最终的手术治疗。第一阶段应排除低度感染的存在，包括硬件移除和麻醉下的膝关节检查。在第一次手术之前，我们会获取血液样本以明确炎症指标，如果存在膝关节积液，我们可能会进行膝关节抽吸。在移除硬件时，还会获得骨活检并送去培养。如果可能，可以在移除硬件时进行膝关节镜检查。关节镜检查的目的是记录软组织（软骨、半月板和韧带）的状态。麻醉下的膝关节检查可确定关节的活动范围和稳定性。或者，当膝关节镜检查不与硬件移除同时进行时，可以获得术后膝关节磁共振成像（MRI）以确定相关膝关节软组织受损的程度。3D–CT（计算机断层扫描）规划现在是我们实践的标准。虽然关节面很难在 CT 上看到，但用于此类截骨术的 3D 切割正变得越来越受欢迎。目前，为了保证精确，我们还不能基于 MRI 图像进行 3D 规划。

20.7 特殊说明、体位和麻醉

全身麻醉优于周围神经阻滞，因为应该在术后监测骨筋膜室综合征和计划外的神经改变。我们记录术前和术后的神经系统检查。大多数患者在手术台上采用仰卧位，但这取决于具体的手术方法。在某些情况下，冠状面的楔形畸形更适合俯卧位，因为主要骨折平面位于膝关节后部。在需要处理膝关节后外侧和前外侧的病例中，患者被置于侧卧位。

如果外科医生进行腓骨头截骨术或外上髁截骨术，患者仰卧位时就可以进入胫骨平台的后外侧。腓骨头截骨术可以很好地进入胫骨平台的后外侧，从而能够放置后外侧钢板。外上髁截骨术还可显示胫骨平台的后外侧区域，无须支撑干骺端区域，但可使用水平边缘板显示骨骺间隙。这些方法中的每一种都有优点和缺点。腓骨头截骨需要剥离腓神经并破坏胫腓近端关节。外上髁截骨术不允许对后外侧胫骨干骺端进行修整。在行内侧胫骨平台手术时，外科医生站在患肢的对侧，透视设备放在患肢的同侧。

20.8 手术技巧、经验和教训

- 外科医生应该熟悉外侧胫骨平台的伸展入路。腓骨头的 V 形截骨术可以很好地暴露后外侧角（图 20.2）。外上髁截骨术也全面暴露了外侧胫骨平台，保留了胫腓关节（图 20.3）。胫骨平台前外侧缘的截骨术也可以暴露出外侧胫骨平台的凹陷区域（图 20.4）。胫骨平台的直接内侧入路可以

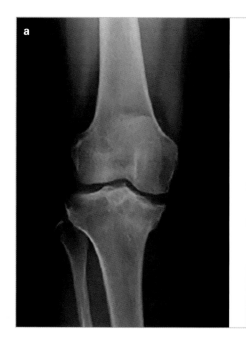
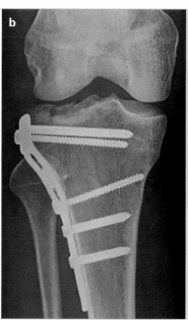

图 20.1 胫骨平台畸形愈合的影像学表现。a. 膝关节正位 X 线片显示被忽视的内侧胫骨平台骨折。b. 外侧胫骨平台切开复位和内固定失败的膝关节前后位 X 线片

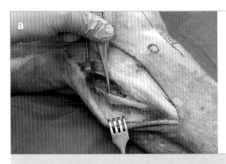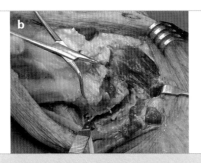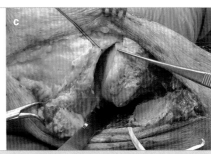

图 20.2 外侧入路下行腓骨头截骨术。a. 显露腓总神经。b. 显露腓总神经近端。c. 显露胫骨平台部分的前外侧和后外侧

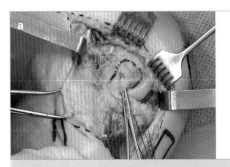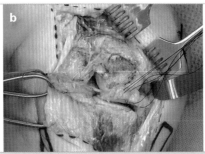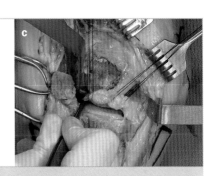

图 20.3 外侧入路下行外上髁外侧截骨术。a. 膝关节侧位视图，显示外上髁（蓝色虚线）和腘肌腱（用钳子垫高）。b. 将股骨外上髁的外侧副韧带和腘肌腱的交界区域钳住拉开后侧面观察膝关节外侧。我们将板胫韧带缝合。c. 股骨外上髁截骨时显露胫骨平台前外侧和后外侧区域

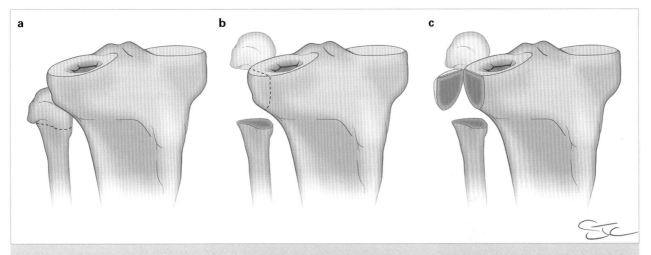

图 20.4 胫骨平台外侧缘截骨术示意图。a. 腓骨头截骨术。b. 腓骨头截骨术后，可触及胫骨平台边缘，但无法触及胫骨平台外侧凹陷区域。c. 在胫骨外侧平台边缘进行额外的截骨术，可进入胫骨外侧平台更中央的部分

进入胫骨内侧髁的前内侧和后内侧（图 20.5）。

• 胫骨平台畸形愈合可能表现为单髁成角、骨骺增宽、干骺端和骨骺畸形的结合、成角和凹陷的结合。在处理这些畸形时，应考虑一些策略。

• 根据经验，单髁的胫骨平台成角表现为胫骨平台的倾斜。它们是由胫骨平台不完全复位造成的，在大多数情况下，劈裂楔形骨折的顶端应低于它应有的位置。在这种情况下，采用单髁开

放楔形胫骨截骨术可恢复关节方向线（图 20.6）。

• 当骨折块插入骨折部位时，胫骨平台会变宽，两个髁间的复位会在两者之间留下间隙。这会导致一个纤维组织被插入到两个胫骨髁之间。在这些情况下，采用闭合楔形截骨术切除穿插的纤维组织，可恢复胫骨平台的宽度、关节面的匹配度和胫骨平台边缘的连续性（图 20.7）。

• 当术者对胫骨平台进行截骨术时，胫骨平台外侧缘可出现塌陷区域。必须将凹陷区域抬高到胫骨平台水平面的边缘，这样我们才能恢复关节面（图 20.8）。

• 当我们进行开放楔形截骨或移动最初嵌顿的骨软骨碎片时，应行骨移植术。自体三皮质髂骨移植有助于支撑软骨下和骨骺间隙。

• 当外侧胫骨平台被抬高时，应将克氏针从外向内插入，然后从内侧取出这些针。在取出克氏针之前，我们应用移植骨支撑干骺端和骨骺。

20.9 可能遇到的困难

复杂的畸形不能用单切口截骨的治疗方法。因此，在术前计划中必须要了解患者是否畸形。如果可能的话，患者的 3D 打印模型和对侧胫骨平台要尽量消毒。腓总神经周围的瘢痕增加了额外的风险，特别是如果我们计划实施腓骨截骨术。在这些病例中需要行腓总神经的松解术。将创伤后凹陷转化为外侧平台的正常凸起是具有挑战性的。"治疗过度"可能会导致截骨碎片骨折。

20.10 关键手术步骤

我们将重点讨论导致胫骨平台倾斜或关节面

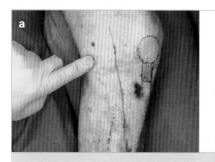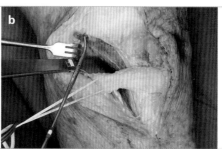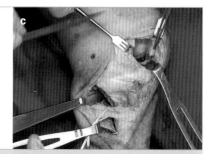

图 20.5 延伸膝内侧入路至膝关节。a. 切口位于胫骨前嵴和后嵴之间的中点，从股骨内上髁延伸至胫骨干近端。b. 腘肌从胫骨后嵴直接抬高，可到达胫骨平台的后内方。c. 内侧髌旁关节切开术从上方暴露关节，限制性内侧半月板下关节切开术可显示胫骨平台的前内侧 1/4。必须注意避免剥离内侧副韧带

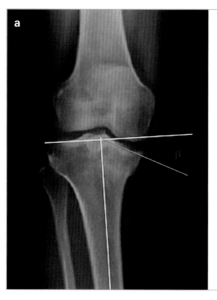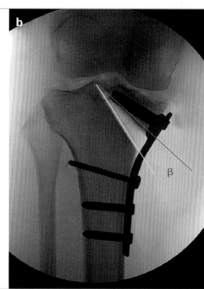

图 20.6 单髁胫骨平台成角。a. 膝关节正位 X 线片显示胫骨平台内侧关节面塌陷。用 β 来表示倾斜角。b. 楔形截骨术后 X 线片。楔形截骨的角度与术前测量的 β 角相匹配

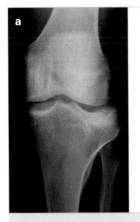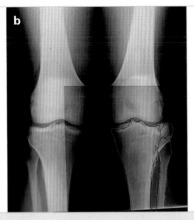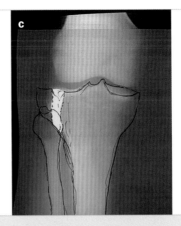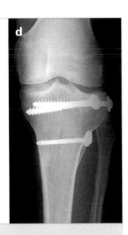

图 20.7　胫骨外侧平台畸形愈合。a. 膝关节正位 X 线片显示胫骨平台愈合增宽，这是胫骨平台外侧骨折保守治疗的结果。b. 在左膝胫骨平台增宽骨折的 X 线片上进行纸上绘图。c. 然后翻转并叠加在对面的非骨折的胫骨平台上。这幅图显示了左胫骨平台比对面正常的胫骨平台宽了多少。黄色区域为增宽部位，被纤维组织填充。d. 术后 X 线片，行外侧闭合楔形截骨术后，保留外侧半月板并缩小胫骨平台宽度。胫骨平台边缘的连续性得到恢复，膝关节现在是匹配且稳定的

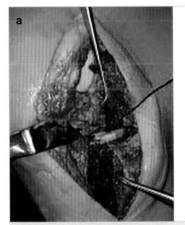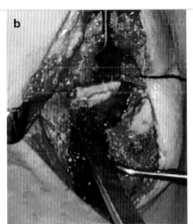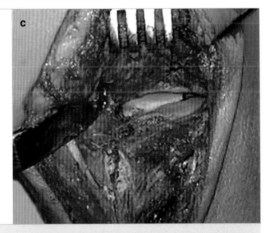

图 20.8　胫骨外侧平台畸形愈合。a. 行胫骨外侧平台边缘截骨术，在外侧半月板下方发现前外侧胫骨平台的凹陷区域。b. 截骨后将骨软骨凹陷的地方抬高。c. 关节面在解剖上缩小，因为凹陷的区域被抬高到外侧缘的水平。用拉力螺钉和钢板固定关节，恢复边缘的连续性和关节的匹配性与稳定性

变宽的畸形的处理。

20.10.1　单髁成角

这可能是 Schatzker Ⅱ 型（侧裂凹陷）或 Schatzker Ⅳ 型（内侧胫骨平台）畸形愈合的结果。最常见的是发生在外侧胫骨平台，这会导致膝关节外翻。除了胫骨平台塌陷成角外，还可能发现一定程度的关节嵌塞。我们采用伸直位前外侧手术入路松开胫前肌和髂胫束插入处（Gerdy 结节截骨术）。通过半月板下水平关节切开术将外侧半月板抬高。通常，当外侧半月板撕裂时，若是小裂口则应修剪成形至稳定的半月板，而大裂口时则应缝合。将缝线放置在半月板的外周边缘，以便稍后再缝合。在膝关节屈曲时放置一个大的股骨牵引器，方便观察。通过腓骨头截骨或股骨外上髁截骨可以扩大胫骨平台后外侧入路。通常，胫骨平台的周围骨缘处于正确的水平面上，在负重区可见嵌顿。我们用一个薄的摆锯切除边缘骨皮质，这样我们就能进入平台的凹陷部位。我们在近侧封闭区保留一个完整的截骨皮质，维持其血供，便于以后的复位和固定。在胫骨平台下的软骨下骨放置多根小型（1.0~1.25mm）克氏针，以防止在实施单髁截骨术时穿透软骨下骨和软骨。

在盐水冷却下，用薄摆锯对凹陷的骨折块进行截骨。截骨起始点在关节面以下 1.5~2cm 处。皮质骨扩张器或叠层的骨刀可使骨碎片轻微抬高。重要一点是，防止截骨起点对面的软骨撕裂，一旦截骨术完成，移植的髂骨就被取出，移植的三角皮质也会被整体取下。然后可以用这种移植的髂骨制成更小的楔子。将这些取自髂骨崤的三角形移植骨塑形后填充软骨下空隙，并放置在截骨碎片下方（图 20.9）。通常，要达到完美的高度需要多次尝试。轻微 1mm 的过度矫正比不足矫正好一些。重新定位骨皮质碎片，用克氏针暂时固定重建部分。膝关节完全伸直可确定假性松弛是否得到矫正。通过与对侧腿的比较和透视来评估下肢机械轴。前外侧皮质上有一小骨碎片（T 形或 L 形）。外侧半月板的缝线通过钢板进行复位。腓骨

头截骨用 1.25mm 环扎钢丝或 3.5mm 螺钉固定。如果行股骨外上髁截骨术，将用 3.5mm 皮质骨螺钉和塑料钉垫圈固定。

20.10.2 胫骨平台增宽

这是由于在初始处理期间不完全还原造成的。损伤过程中的轴向外翻力不仅压迫和分裂了外侧平台，造成了一个凹陷，也导致了胫骨平台变宽。当粉碎区域没有"缩小"到原来的宽度时，就会与外侧平台的突出部分不匹配。在这种情况下，楔形截骨将恢复正常的宽度。因此，楔形截骨有双重的好处。对于这些病例，基于 3D-CT 的规划和患者专用切割工具的使用是有帮助的（图 20.10）。

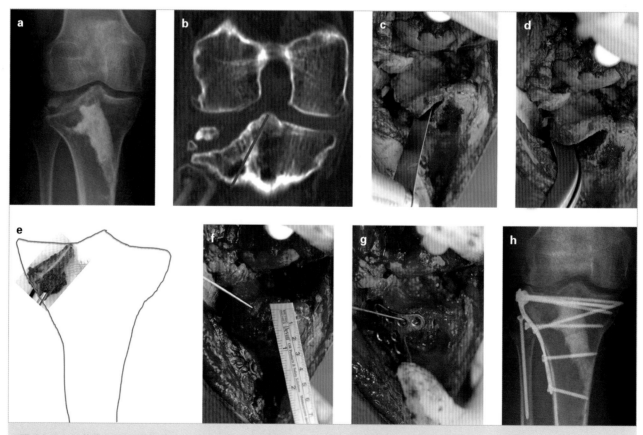

图 20.9 关节内切开行楔形截骨术治疗单髁倾斜和塌陷。a. 一位 56 岁的男性患者在 Schatzker II 型胫骨平台骨折切开复位内固定术后就诊。在最初的内固定过程中，外科医生使用骨移植物替代物放置在塌陷区域。b. 这导致了膝关节功能差、疼痛和不稳定的畸形愈合。尽管在另一家医院移除了内固定，但他的症状并没有改善。c. 使用外侧延长切口，包括腓骨头截骨术和 Gerdy 结节截骨，我们使用摆锯对外侧胫骨平台进行了单髁截骨术。d. 使用扩张器轻轻将单髁碎片抬高。e、f. 从髂崤上取下楔形骨块，按一定尺寸放置在截骨髁下。g. 用 3.5mm 小 T 形钢板固定。h. 在最后的随访中，所有的截骨手术都愈合了。现在他的膝关节力线良好。虽然不太完美，但他的关节活动范围很好，止痛效果很好

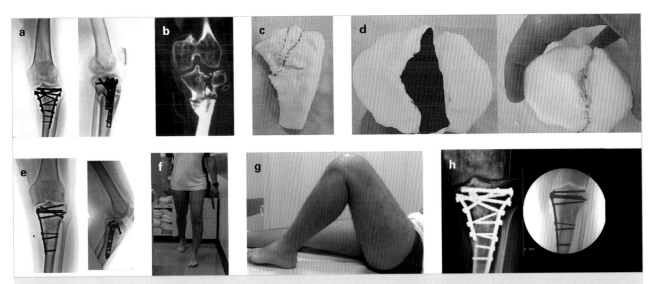

图 20.10 3D 打印模型在复杂胫骨平台畸形愈合手术前规划中的应用。a. 一位 24 岁男性的膝关节 X 线片，患者出现胫骨双侧平台骨折，最终导致胫骨近端畸形愈合。胫骨平台比正常值要宽，膝关节不稳定，并且有内翻畸形。b. 在去除内固定后，CT 图像显示了胫骨近端增宽并且有内翻畸形。c. 在获取 CT 图像后 3D 打印出立体模型。在该模型上可视化操作规划，可对在关节内行闭合楔形截骨有一定帮助。d. 模型的轴向视图显示将要切除的区域（蓝色），在模型上（包含干骺端）行楔形截骨术后，关节面变窄。e. 术后的 X 线片显示患膝关节的力线明显改善。f. 在术后 8 个月的随访中，患者膝关节稳定，无疼痛。g. 显示术后 8 个月的膝关节的活动度。h. 显示截骨矫形术前、术后的 X 线片比较。膝关节力线有明显改善

20.11　补救措施

· 腓肠肌旋转皮瓣是在软组织包膜受损的情况下进行的肢体挽救手术。

· 如果侧位重建破坏了内侧骨皮质的稳定性，单靠侧位固定可能无法提供足够的稳定性。在这种情况下，可以在内侧放置一个临时的外固定架作为支撑。6 周后可以在门诊去除。

· 局部软骨缺损可由近端胫腓关节局部获得的软骨填充。这个关节的软骨通常质量很好，在行腓骨头截骨术后尤其容易进入。

20.12　易犯的错误

腓骨头截骨术后，膝关节内翻开口明显增加。

如果使用股骨牵张器来增加膝关节的视野，这可能导致腓神经过度拉伸和神经损伤。

矫正不足比矫正过度更为常见。我们在关节处于完全张紧状态时测试膝关节的稳定性，确认没有假性松弛。

对于 50 岁以上的患者，如果胫骨平台负重区软骨有大面积损伤，应避免采用保膝手术。

鸣谢

作者要感谢 Cleber Paccolla 教授（医学博士），他在膝关节周围创伤截骨领域做出了重大贡献，也是图 20.7 所示病例的主刀医生。

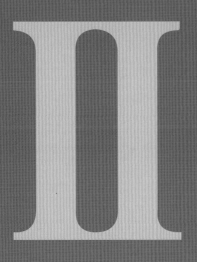

第二部分
运动医学

第二十一章　前交叉韧带全内重建：自体股四头肌腱移植

Patrick A. Smith, Jordan A. Bley, Corey Cook

郭　旗 / 译

21.1 前言

前交叉韧带（ACL）重建移植物有多种选择。本章详细描述了利用自体股四头肌腱组织进行 ACL 全内重建的方法。股四头肌腱移植物为 ACL 重建提供了独特的好处，如易于获取和可预测的较大直径。与骨－髌腱－骨（Bone-Tendon-Bone，BTB）移植物相比，股四头肌腱移植物的优点包括：供体部位发病率低，膝前疼痛少，避免损伤隐神经髌下支使皮肤敏感性丧失的风险小，如果需要，可以加大移植物的直径，如果只收获软组织移植物，可以消除髌骨骨折的风险。

21.2 关键原则

利用专用器械设备，通过单一小切口切取股四头肌腱。进行微创的 ACL 全内重建，于股骨侧和胫骨侧建立骨道，并利用可调袢悬吊装置进行固定。

21.3 预期

股四头肌腱可以保证移植物具有大尺寸直径和良好的长度，且切取部位的并发症较少。该选项还提供了足够的灵活性；根据外科医生的偏好，切取股四头肌腱移植物时可以同时从髌骨上取一个骨塞；可以选择切取部分或全厚股四头肌腱作为移植物。

21.4 适应证

通过病史和体格检查诊断为完全性 ACL 撕裂，尤其是与轴移试验、影像学检查结果具有相关性。利用股四头肌腱移植的全内技术对于初次和翻修 ACL 重建来说都是一个很好的选择。

21.5 禁忌证

既往存在股四头肌腱撕裂或股四头肌严重拉伤，应当避免股四头肌腱移植。

21.6 特别注意事项

参加跪姿运动（如摔跤、排球等）的运动员是进行股四头肌腱移植的最佳人选，以避免直接的前切口（如切取骨－髌腱－骨移植物）。此外，相对于 BTB，对于担心切取移植物后发生膝痛的患者来说，股四头肌腱是理想的移植物。股四头肌腱也可用于儿童个体的规避骺板 ACL 重建。

21.7 特殊说明、体位和麻醉

患者处于仰卧位。通常使用全身麻醉。腿部固定装置会有助于保证膝关节可以轻松屈曲100°，以便于移植物的切取和伤口闭合。不使用止血带。

21.8 提示与经验

暴露股四头肌腱时，不要切除肌腱表面覆盖的脂肪组织，否则可能导致术后外观畸形。牵拉这些脂肪组织，即使股四头肌腱完全暴露。在获取移植物时，切取全层厚的股四头肌腱更为简便，并且可获得更大尺寸的移植体；此外，缝合肌腱全层缺损后，术中不会出现髌上肿胀的现象。移植物的获取最好在屈膝100°位进行，此时可以保持股四头肌腱处于张力状态。此外，在相同的屈膝角度下缝合股四头肌腱缺损，防止剩余肌腱出现缩短。

对于 ACL 全内重建，建立股骨骨道时，可以采用 FlipCutter 倒打钻（Arthrex）由外而内的技术，也可以经前内侧入路置入小型扩孔钻钻取。

21.9 可能遇到的困难

微创获取移植物，需要短的学习曲线。ACL全内重建时，FlipCutter、TightRope可调褋悬吊固定装置（Arthrex）在股骨侧和胫骨侧的应用，具有一定的学习曲线。要确保股骨外侧髁上的悬吊纽扣钛板紧贴骨骼、位于髂胫带深层，以避免硬性内固定物引起的疼痛。

21.10 关键手术步骤

当切取移植物时，保持膝关节屈曲至100°，从髌骨上极向近端做一个3cm纵向切口，分离皮下组织，暴露股四头肌腱，注意保留正常脂肪组织。利用纱布和骨膜剥离器进行钝性解剖，可以很容易在肌腱及其表面覆盖的皮下组织之间建立组织间隙。利用10mm或11mm宽的双刀（Arthrex）从近端切取70~75mm的肌腱（图21.1）。然后，用#10刀片将肌腱从髌骨上极锐性切离。作者更倾向于切取全层肌腱。将#2 FiberWire缝线（Arthrex）穿过肌腱断端进行牵引，并穿过股四头肌腱剥离切割器的开口（Arthrex）（图21.2）。肌腱剥离器向近端穿过肌腱，同时通过断端缝线在肌腱上施加牵引力。在分离肌腱长度达到70~75mm时，挤压肌腱剥离切割器手柄，将肌腱近端锐性离断。在准备于近端切取肌腱前，务必确保剥离切割器手柄保持在"关闭"位置。保持膝关节屈曲至100°，使用#1 Vicryl线（Ethicon）水平褥式缝合股四头肌腱缺损处。应用

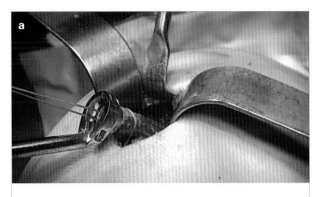
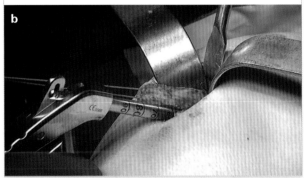

图21.2 右膝关节屈曲100°。a. 特制股四头肌腱剥离切割器穿过已从髌骨上极离断的股四头肌腱。b. 通常剥离切割器向近端通过70~75mm，然后挤压手柄以离断股四头肌腱移植物近端

2-0 Monocryl缝线（Ethicon）缝合皮下组织，应用2-0 Proline缝线（Ethicon）缝合皮肤。

在制备肌腱移植物时，在股骨侧应用TightRope RT，在胫骨侧应用不带纽扣钛板的TightRope。在肌腱移植物的两端利用FiberTag（Arthrex）和带针的#2 FiberWire缝线予以缝合，连接TightRope悬吊固定装置。然后测量移植物的最终直径和长度（图21.3）。

作者更倾向于ACL全内重建，该方法更为微创化。在对半月板撕裂、关节软骨损伤进行处理后，清除少量撕裂的ACL组织，在股骨尤其是胫骨上留下良好的组织足迹区，以增强ACL肌腱移植物本体感觉再生。作者不建议常规进行股骨髁间窝成形术。在建立股骨侧骨道时，作者更倾向于将等张的移植物放置在前内侧束附着处。采用FlipCutter由外向内建立股骨骨道时，经前外侧入路引入6-9导向器（图21.4），经前内侧入路观察股骨侧最佳的定位（图21.5）。在股骨外侧做一个小切口，导向套管穿过髂胫束，直至股骨外侧骨

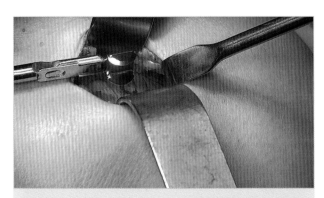

图21.1 右膝关节屈曲100°，左侧为膝关节，右侧为髋关节。利用11mm宽的双刀，切取暴露的股四头肌腱作为移植物

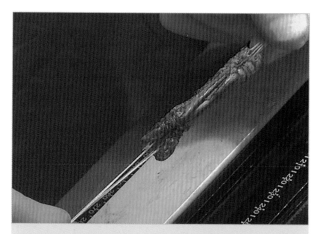

图 21.3 最终制备的自体股四头肌腱移植物。在股骨侧应用 TightRope RT，在胫骨侧应用不带纽扣钛板的 TightRope。两个悬吊固定装置用 FiberTag 和 #2 FiberWire 缝线固定在肌腱上

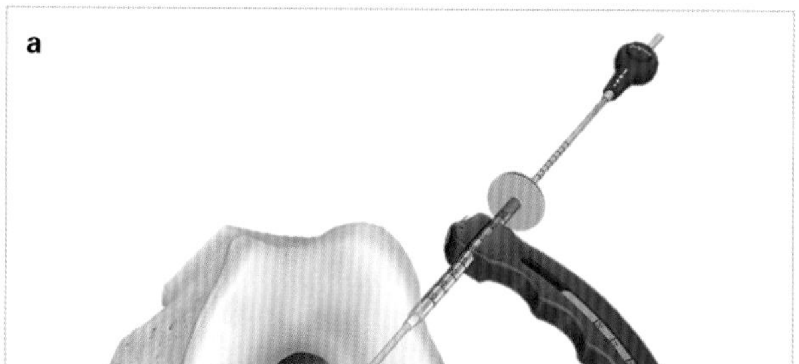

质，经导向套管测量股骨骨内距离。将直径与移植物相匹配的 FlipCutter 作为 3.5mm 的导针钻入关节内合适位置，并将导向套筒嵌入股骨外侧骨质内 7mm（图 21.6a）。翻转 FlipCutter，从关节内逆行钻取股骨骨道，注意钻孔深度要比移植物所需深度多出数毫米（图 21.6b）。通常股骨骨道深度为 22~25mm。若是需要更深的骨道，可以在股骨

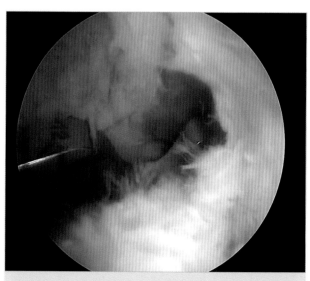

图 21.5 右膝，从前内侧入路观察。应用股骨 6-9 导向器定位以建立股骨骨道

图 21.4 a. 利用股骨 6-9 导向器由外向内建立股骨骨道。b. 导向器内径为 6mm，外径为 9mm，以便于定位股骨骨道位置

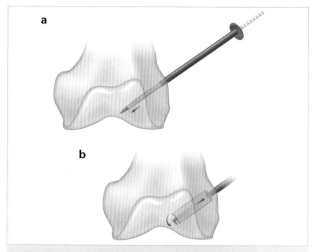

图 21.6 a. 将 FlipCutter 从股骨外侧皮质钻入关节；套管窄径部可嵌入骨质内 7mm，为外侧骨质形成完整的骨桥提供保护。b. 向前推动 FlipCutter 手柄，导针翻转形成扩孔钻，逆行钻取股骨骨道直至套管，为骨道保留完整的骨桥

内持续钻孔直至遇到金属的导向套管，此时在股骨外侧保留有 7mm 厚的完整骨桥用于悬吊装置固定。将 #2 FiberStick 缝线（Arthrex）经套筒穿至关节内，作为移植物的牵引线，然后拆下套筒。

若是经前内侧入路钻孔，则根据移植物直径选择应用 6mm 或 7mm 导向装置（Arthrex），保持膝关节屈曲约 120°，在前内侧束足印区建立定位孔。从前内侧入路进一步观察定位孔，以确保其位置满意，必要时可以很容易地予以调整。然后钻入一个直径 3.5mm 的专用测量导针（Arthrex），测量股骨骨内距离，以便于后续翻转悬吊装置纽扣钛板。将测量导针自大腿外侧穿出，经前内侧入路垂直置入与移植物直径相匹配的小型扩孔钻，避免损伤股骨内侧髁，在股骨中钻取需要的移植物置入深度（图 21.7）。最后利用该导针引入 #2 FiberWire 缝线作为移植物牵引线。

在为 ACL 全内重建建立股骨骨道后，使用关节内测量设备为移植物测量自股骨骨道口到 ACL 胫骨足迹区的关节内距离，该距离加上股骨骨道深度，有助于术者根据移植物长度钻取合适的胫骨骨道深度，从而确保胫骨骨道位于关节内。

为建立胫骨侧骨道，需要使用与移植物直径相匹配的 FlipCutter，将胫骨导向器（Arthrex）放置在 ACL 足迹区残留纤维内，同时评估与外侧半月板前角的距离。保持膝关节屈曲约 80°，标记胫骨前内侧皮肤，做小切口分离皮下组织，将骨膜切开并掀起，便于将悬吊固定钛板放置于骨质表面。维持导向器在关节内的位置，导向套管紧贴胫骨，测量胫骨的骨内距离，该距离应至少为 40mm。与股骨侧一样，将 FlipCutter 作为 3.5mm 导针钻入关节（图 21.8），将导向套管嵌入胫骨骨质内 7mm。在关节内翻转 FlipCutter（图 21.9），逆向钻取合适的胫骨骨道深度，注意要保证骨道深度比移植物的预期深度多 5mm，从而保证移植物有适当的张力。导向套管可以确保存在至少 7mm 的胫骨骨桥。ACL 全内重建的关键步骤都涉及要确保移植物勿因"触底"而无法张紧，因此股骨和胫骨骨道深度的总长度以及测量的关节内距离必须大于最终的移植物长度。作者通常将胫骨骨道深度多钻取 5mm，以确保适当的移植物张力。

为将移植物引入关节，在前内侧入路放置 PassPort 套管（Arthrex），以防止移植物穿行时出现软组织桥而造成困扰。在建立胫骨骨道后，用止血钳将 PassPort 套管送入前内侧入路。将 TigerStick 缝线（Arthrex）从 3.5mm 胫骨骨道向上引入关节，然后通过 PassPort 套管穿出，作为胫骨

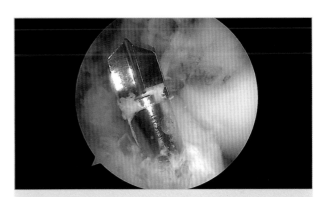

图 21.8　右膝，从前外侧入路观察，将 FlipCutter 倒打钻钻入关节

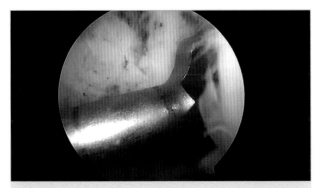

图 21.7　右膝，从前外侧入路观察，扩孔钻从前内侧入路进入以建立股骨骨道

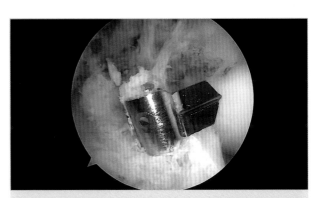

图 21.9　右膝，从前外侧入路观察，利用 FlipCutter 倒打钻（直径 10.5mm）逆行钻取骨道

侧移植物牵引线。

将移植物引入关节腔前,首先要把股骨骨道预留的引线自前内侧入路经 PassPort 套管引出至关节外,通过引线将 TightRope 悬吊固定装置的蓝色牵引用缝线和两条白色紧缩用缝线牵引至股骨外侧切口(图 21.10)。在引入悬吊钛板前,作者习惯将股骨骨内距离自钛板尾端标记于紧缩用缝线上,从而有助于预判悬吊钛板在外侧股骨皮质上的"翻转"和收紧紧缩缝线的时机,避免术中 X 线应用。一旦悬吊钛板发生"翻转",通常可以感觉到突破感,通过交替拉动白色紧缩用缝线(注意保持两条缝线的长度大致相同),将移植物经 PassPort 套管引入关节内,并进入股骨骨道内达到预期深度。

接下来,将不带纽扣钛板的 TightRope 和移植物胫骨端引入胫骨骨道。将 #2 FiberWire 缝线作为"标签"从 TightRope 可调袢内穿过,将该 FiberWise 缝线及移植物引入胫骨骨道时,TightRope 可调袢不会过早被紧缩。利用该 FiberWise 缝线,将 TightRope 可调袢及其紧缩用缝线从 3.5mm 骨道拉出至胫骨前内侧;通过用手指牵拉 TightRope 可调袢,将移植物牵拉入胫骨骨道内。在胫骨表面将直径为 8mm×12mm 的纽扣钛板(Arthrex)与无纽扣钛板的 TightRope 相连接,通过交替拉动两条紧缩缝线进行固定。在固定移植物时,握住患肢足部,使膝关节处于过伸位。反复屈伸膝关节 20 次,消除移植物及固定装置的任何蠕动。使用可调袢固定的一个主要优点是可以再次牵拉张紧移植物。在膝关节过伸的情况下,先收紧股

骨侧紧缩缝线,然后收紧胫骨侧紧缩缝线,以进一步优化移植物张力(图 21.11)。最后可以将胫骨侧紧缩缝线在纽扣钛板上牢固打结固定(图 21.12)。

21.11 补救措施

当移植物长度与骨道深度加上关节内距离不

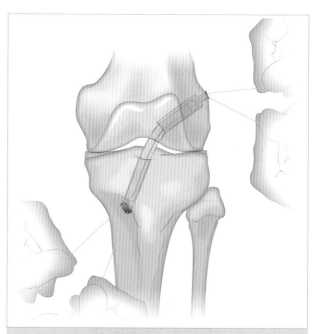

图 21.11 握住患肢足部使膝关节处于过伸位,通过交替拉动两条紧缩缝线来进行移植物固定

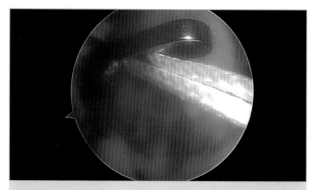

图 21.10 右膝,从前外侧入路观察,股骨侧移植物用可调袢悬吊装置固定,收紧白色缝线将移植物牵引至骨道内部

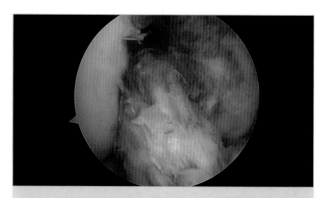

图 21.12 右膝,从前外侧入路观察,股四头肌腱自体移植全内重建 ACL

匹配时，移植物因相对过长、不能张紧，从而发生松弛，则必须移除胫骨侧的纽扣钛板以放松移植物，利用抓钳经前内侧入路将移植物从胫骨骨道内取出，经前外侧入路拉出至关节外，缝合固定移植物胫骨端。3.5mm导针穿过胫骨骨道后进入关节，利用空心钻钻取与移植物直径相匹配的完整胫骨骨道。将移植物再次引入胫骨骨道内，应用界面螺钉予以固定。

21.12 陷阱

- 必须要测量股骨的骨内距离，可以利用

FlipCutter倒打钻套筒由外向内测量，或使用专用的3.5mm导针经前内侧入路由内向外测量。这将有助于指导股骨TightRope悬吊固定系统纽扣钛板的顺利翻转，避免术中应用X线检查。

- 使用关节内测量装置确定移植物在关节内的长度以及股骨、胫骨骨道的适当深度，将有助于确保ACL移植物永远不会在骨道内"触底"。

- 为将移植物引入关节，在前内侧入路使用PassPort套管，可以避免软组织桥形成。

- 将#2 FiberWire缝线穿过TightRope可调袢内，可以防止将移植物引入胫骨骨道时可调袢过早发生紧缩。

第二十二章　前交叉韧带重建：腘绳肌腱自体移植

John Byron

郭　旗 / 译

22.1　概述

关节镜下应用自体移植物重建是治疗前交叉韧带（ACL）不稳定的金标准。目前有多种移植物可供选择，各有利弊。本章将重点介绍应用自体腘绳肌腱重建前交叉韧带。

22.2　关键原则

理想的移植物具有以下特征：易于获取，具有与天然 ACL 相似的强度和韧性，供体部位发病率低，组织整合率高，并允许早期活动和康复。自体髌韧带移植（BTB，骨 – 髌腱 – 骨）一直是金标准；然而，它也具有最高的供体部位发病率和患者不适发生率。在过去的 10 年中，自体腘绳肌腱移植已经成为一种替代方案，其结果与自体髌韧带移植相当，供体部位发病率较低，患者不适发生率较少。

22.3　预期

自体腘绳肌腱移植具有以下生物力学优势：更高的韧性、刚度以及更大的横截面，并为组织整合长入和韧带化提供更大的面积。自体腘绳肌腱移植是治疗前交叉韧带断裂的一种安全有效的替代方法，具有简单、微创的技术特点。但是对相关解剖学知识的缺乏可能会导致技术错误，从而使 ACL 重建面临失败的风险。

22.4　适应证

对于活动量大的前交叉韧带断裂患者，若是存在患膝关节矢状面功能不稳定或旋转不稳定，则需要利用自体腘绳肌腱重建前交叉韧带。是否进行重建应取决于患者的期望活动水平，而不仅是年龄。另一个明确的指征是非手术治疗失败且反复发作膝关节不稳定的患者。本章中的手术技术是基于单骨道，采用内侧入路建立股骨骨道，应用尽可能大直径的自体腘绳肌腱移植物进行 ACL 的解剖与功能重建，需要四股或六股肌腱移植物以达到填充 ACL 解剖足迹区 60%~80% 的目标。

22.5　禁忌证

既往应用同侧腘绳肌腱重建前交叉韧带，短跑运动员，合并有严重内侧角损伤的多发性损伤患者。

22.6　特别注意事项

腘绳肌腱异常纤细的患者更适合考虑应用其他移植物。

22.7　特殊说明、体位和麻醉

患者仰卧位，将止血带袖带置于大腿近端，只有在需要控制出血时才充气。然后，将患肢放置于手术台边缘，在止血带下放一个卷轴或沙袋；在手术台上放置外侧支撑物作为膝外翻的支点，有助于对内侧间室进行相关检查和手术操作。需要进行针对外侧间室检查和手术操作时，将患者的肢体置于 4 字体位，足跟放置在手术台上（图 22.1）。

22.8　提示与经验

在大多数患者中，半腱肌腱有一个从肌腱分支向下延伸到胫骨。如果通过前方切口切取肌腱时未识别并离断该分支，则很容易导致肌腱中断，获取的移植物长度严重不足。

为切取肌腱，可以选择在腘窝褶皱的后方做横向切口（图 22.2），有助于降低神经损伤和肌腱中断的风险。

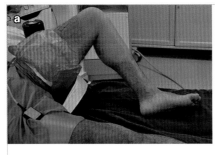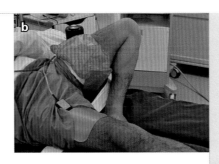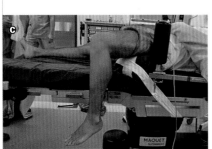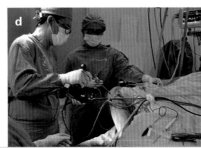

图 22.1　a~d. 自体腘绳肌腱重建 ACL 患者体位

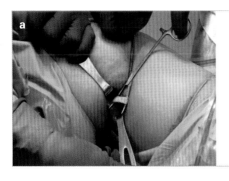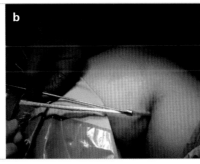

图 22.2　a、b. 从腘窝褶皱的后方切取腘绳肌腱

22.9　可能遇到的困难

若是肌腱分支未被识别和离断，或者用肌腱剥离器未能从肌肉中轻柔地切取肌腱移植物，可能会出现移植物长度不足的情况。

22.10　关键手术步骤

22.10.1　肌腱的获取

切取肌腱时必须谨慎进行，避免隐神经的医源性损伤，并获取足够的肌腱长度。

将膝关节置于 4 字体位，通过触诊确认皮下腘绳肌腱位置，在肌腱表面的皮肤上做一个 4cm 的纵向切口。该切口始于胫骨结节高度，于胫骨内侧皮质前中 1/3 交界处向远端延长。对皮下组织进行钝性解剖，直至缝匠肌筋膜，显露肌腱止点区域，通过触诊识别近端的肌腱（股薄肌腱）以及内侧副韧带（MCL）的前缘。缝匠肌筋膜位于股薄肌、半腱肌腱的表面，紧邻 MCL 前方并靠近股薄肌腱。参考上述解剖标志切开缝匠肌筋膜，然后平行于胫骨边缘继续向远端切开，深至骨膜，形成倒 L 形切口。切口应距离胫骨前缘 1.5cm，避免损伤髌腱胫骨止点。切口垂直部分的长度约为 4cm，范围包括股薄肌腱和半腱肌腱的止点。将肌腱移植物止点从骨面离断后翻转，有助于术者更容易地识别位于缝匠肌筋膜深层的两条肌腱。

接下来，从缝匠肌筋膜上将两条肌腱逐个切取，避免损伤缝匠肌筋膜而影响将其缝合回原位。首先是最近端的股薄肌腱，向近侧探查分离股薄肌与腓肠肌及其他周围组织间的附着结构，避免在使用肌腱剥离器切取肌腱时肌腱过早截断。注意最好使用钝的肌腱剥离器。将肌腱远端用缝线或一对钝性的夹子固定，肌腱剥离器向近侧指向坐骨，平行于肌腱和肌肉纤维，沿着肌腱推进剥离器，尽可能长地切取肌腱（股薄肌腱长度28~30cm）。采用同样的操作切取位于远端、更厚的半腱肌腱，注意充分探查分离该肌腱与腓肠肌间的附着结构，这是导致切取肌腱时肌腱中断的最常见原因（图22.3）。

22.10.2 肌腱移植物的制备

将肌腱上残留的肌肉组织从肌腱移植物上钝性剥离，然后将肌腱折叠，以期获得尽可能厚的、长度为85~90mm的移植物，即通过折叠肌腱2~3次，获得四股或六股的移植物。利用缝线对移植物两端进行牢固的缝合固定，避免移植物进入胫骨和股骨骨道时发生失效；移植物远端的缝线，可通过栓桩和螺钉额外增强移植物在胫骨侧的固

定效果。在进行关节镜检查时，将移植物置于含抗生素的生理盐水中（图22.4）。

22.10.3 手术入路的选择

通常使用以下3个手术入路：

1. 前外侧近端入路：用于髁间窝清理；位于髌骨下水平、紧贴髌腱；该入路占据近端和中心位置，便于镜下观察股骨髁间区域、半月板前角和ACL胫骨侧足迹区。

2. 前内侧近端入路（可由经髌腱入路替代）：用于膝关节全面检查及相关手术操作，便于观察股骨外侧髁内侧壁、ACL股骨侧足迹区。

3. 内侧远端辅助入路：内侧紧邻股骨内侧髁，远侧紧邻内侧半月板；该入路用于建立股骨骨道。为获得膝关节屈曲120°时清晰的镜下视野，需要适当清理滑膜和脂肪垫（图22.5）。

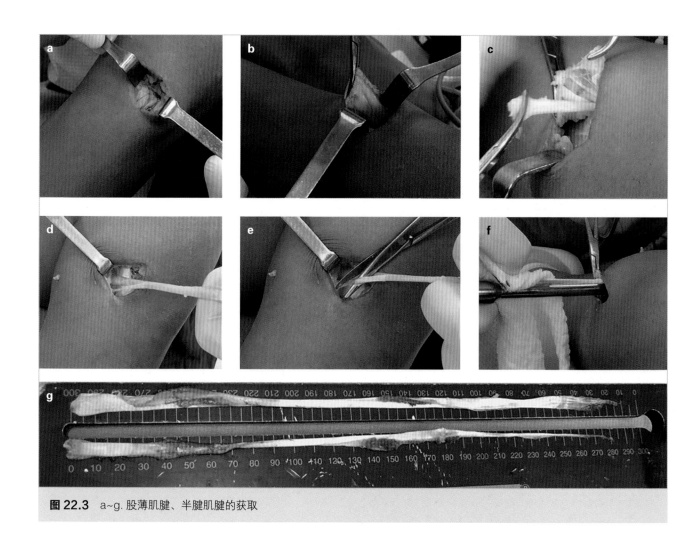

图22.3 a~g. 股薄肌腱、半腱肌腱的获取

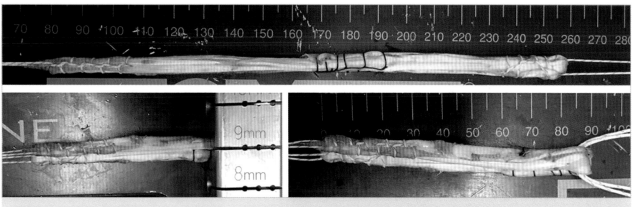

图 22.4　肌腱移植物的制备

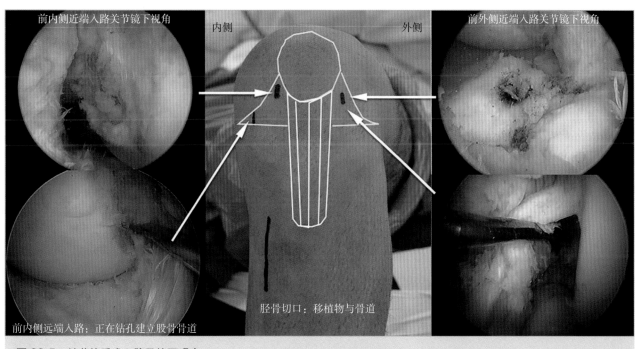

图 22.5　关节镜手术入路及镜下观察

22.10.4　股骨骨道的建立

通过前内侧入路，镜下可观察 ACL 股骨足迹区。当 ACL 存在慢性损伤时，由于纤维化、滑膜炎和骨质重塑，该足迹区会模糊不清。ACL 残端往往清晰可见，可作为标记识别足迹区的解剖中心。当 ACL 损伤为慢性损伤时，残端消失不见，则有必要利用骨性解剖参考点确定 ACL 股骨足迹区位置。Freddie Fu 认为，髁间棘（Intercondylar Ridge）是股骨足印区的前缘，将 ACL 前内侧束与后外侧束分开的分叉嵴（Bifurcated Ridge）对应于股骨足迹区的中心。

如果上述骨性棘突并无明确界线，可以使用 Watanabe 法，这是 Spalding 最近推广的方法：在股骨外髁内侧壁上定位和标记关节软骨的最近侧和最远侧的边缘，该区域的中间是股骨足迹区的中心。通过内侧远端辅助入路引入微骨折用的手锥（AWL），在 ACL 足迹区的中心做针孔标记。根据骨道直径，将 AWL 向前或向后移动，以确保保留股骨后壁和近侧壁（边缘保留至少 2~3mm

123

的骨质）。然后将膝关节屈曲 120°（以确保股骨骨道长度为 36~42mm），并将直径 2.3mm 的导针钻至外侧皮质。在膝关节屈曲不足 120° 的情况下钻取骨道，会缩短骨道长度，并减少股骨骨道和股骨外侧皮质之间的距离，从而有可能使股骨皮质部位的固定存在风险。在膝关节屈曲超过 120° 的情况下钻取股骨骨道，可能会导致钻头损坏内侧股骨髁。钻入直径 2.3mm 导针后，插入空心钻头，钻取深 30mm 股骨骨道。注意必须小心避免损伤骨道的后壁和近侧壁，在使用界面螺钉进行固定时这一点非常重要。当使用悬吊钛板在骨皮质部位进行固定时，用直径 4.5mm 的空心钻头钻取 4.5mm 的骨道，钻透股骨外侧皮质，测量该股骨骨道的总长度；使用与移植物直径相同尺寸的钻头进行股骨骨道的最终钻取，注意与股骨外髁外侧壁之间保持至少 5mm 的距离，以避免侵犯股

骨外侧皮质，影响悬吊钛板固定（图 22.6）。

22.10.5 胫骨骨道的建立

保持膝关节屈曲 90°，经前外侧入路置入关节镜头，评估 ACL 胫骨足印区的解剖标志。对于新鲜的 ACL 损伤，残端明显，应用射频标记胫骨足印区周边及其中心点，便于将骨道定位导针放置于中心点。倘若未见 ACL 残端，为了确定胫骨骨道中心位置，应评估以下参考标志：外侧半月板前角的后缘、内侧胫骨嵴、后交叉韧带（PCL）以及外侧半月板后角。为了评估胫骨骨道的位置是否正确，将 2.3mm 导针钻入胫骨足印区的中心后，使用直径比最终骨道小 2~3mm 的空心钻头进行临时钻孔。当钻头通过胫骨骨道进入关节内时，将膝关节完全伸展，检查钻头与髁间窝顶、股骨外

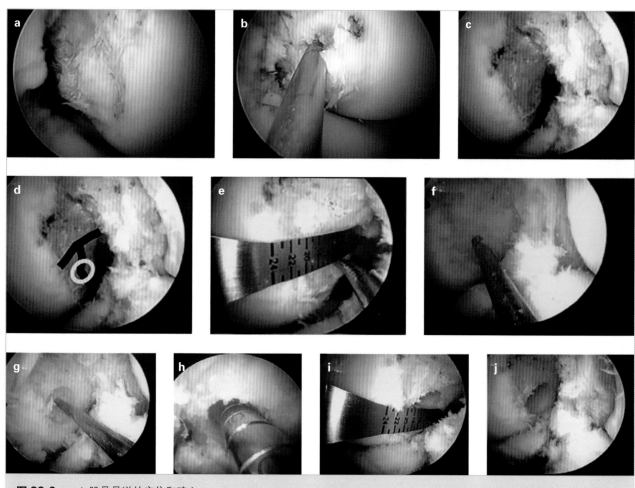

图 22.6 a~j. 股骨骨道的定位和建立

侧髁或 PCL 有无撞击。如果胫骨骨道位置不理想，则取下钻头，再次钻入 2.3mm 导针，并将其重新定位到希望纠正的骨道位置（前、后、中或外侧）；在进行胫骨骨道的最终钻取前，通过锤击使导针进入髁间窝顶少许，以确保胫骨骨道在足印区处于最佳解剖位置（图 22.7）。

22.10.6 ACL 移植物的引入

经前内侧入路置入关节镜头，可清晰观察股骨骨道，经辅助内侧入路将 2.3mm 导针插入股骨骨道，引导 #1 缝线穿过股骨骨道，在关节内留下线环，利用抓钳经胫骨骨道将线环引出，从而使 #1 缝线同时穿过胫骨和股骨骨道。将移植物上的

牵引线穿过 #1 缝线线环，从股骨侧向近端拉动 #1 缝线，将牵引线拉入胫骨骨道和股骨骨道。准确的股骨和胫骨骨道直径非常重要，移植物尽可能与骨道紧密贴合，有助于增加稳定性，并有利于移植物在骨道壁周围 360° 地整合和愈合。

22.10.7 股骨侧的固定

在固定过程中，必须保持移植物上的张力，以确保股骨骨道内固定的对称性。如果使用界面螺钉进行股骨侧固定，则经内侧远端辅助入路将镍丝插入股骨骨道前缘和移植物之间；拧入界面螺钉（直径与骨道相同，患者骨质差时直径较骨道宽 1mm），直到其尾端进入股骨骨道 2~3mm。如果选

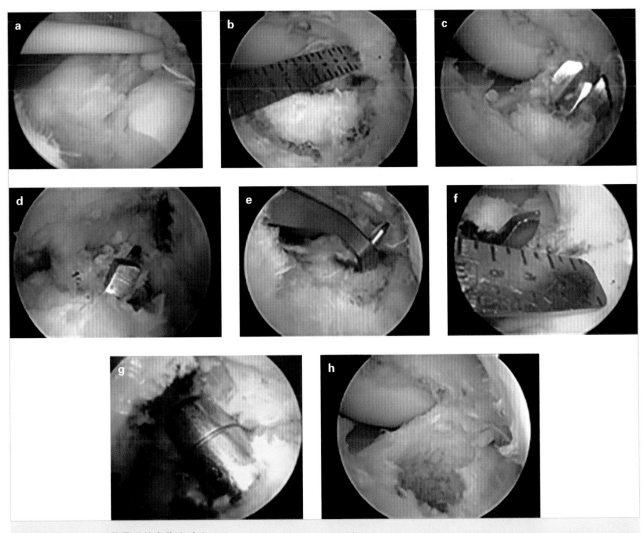

图 22.7　a~h. 胫骨骨道的定位和建立

择悬吊钛板皮质部固定，在置入移植物的过程中，钛板应完全穿过 4.5mm 骨道，以确保其固定在股骨髁外侧皮质上。必须注意不要将钛板拉入大腿外侧软组织，以免影响股骨侧的固定（图 22.8）。

22.10.8 移植物的预张

在移植物上施加大约 40lb（1lb ≈ 0.45kg）的牵引力，重复 20 次膝关节屈曲和伸展，对移植物施加预张应力。在使用可调节的悬吊钛板固定时，通过预张可以确认移植物没有被拉回，否则需要进行必要的调整。

22.10.9 胫骨骨道移植物的张力与固定

膝关节屈曲 10°，以约 40lb 的张力持续牵引移植物，并用比胫骨骨道直径宽 1mm 或 2mm 的界面螺钉将移植物固定在胫骨骨道。使用 6.5mm 螺钉和垫圈固定移植物远端的缝线，最好使用部分螺纹螺钉，以避免在将缝线连接到螺钉上时切割缝线。

22.10.10 最终检查和闭合伤口

手术结束时，通过关节镜检查确认移植物的

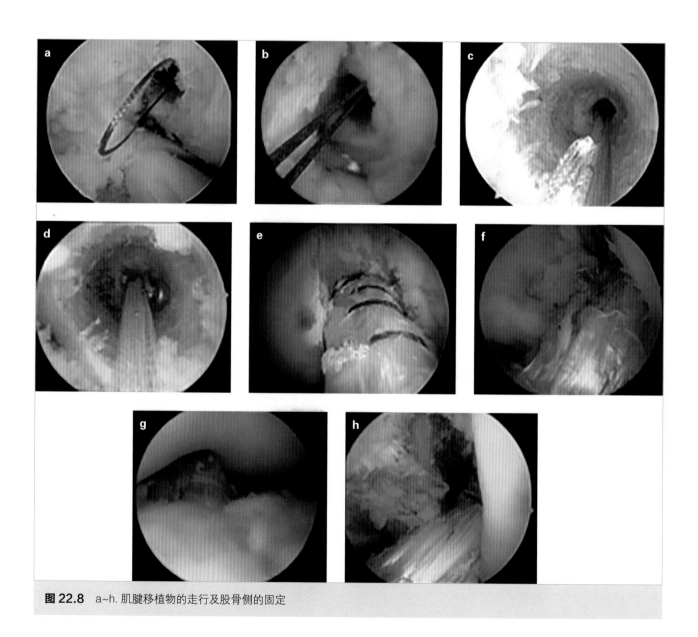

图 22.8 a~h. 肌腱移植物的走行及股骨侧的固定

位置、足够的张力、无撞击；进行关节腔灌洗，清除钻取骨道产生的组织碎屑。应用 3-0 不可吸收单丝缝线闭合伤口。

对于术后镇痛，用 20mL 0.75% 左旋布比卡因（不含肾上腺素）、1mg 氢吗啡酮或 5mg 吗啡配制鸡尾酒；将该混合物稀释在 50mL 生理盐水中，以获得足够稀释的麻醉剂，避免软骨细胞毒性。首先浸润胫骨近端前方内侧切口，然后是移植物供区、缝匠肌筋膜、皮下组织和皮肤（尤其是隐神经的解剖区域）。保留 20mL 混合物，在伤口闭合后用于关节腔浸润。对胫骨近端前方内侧伤口逐层缝合，先用 #0 可吸收缝线进行间断缝合，将缝匠肌筋膜缝合至移植物供区的骨膜，覆盖胫骨骨道，用 #2 可吸收缝线间断缝合皮下组织，最后用 #3 单丝缝线进行皮内缝合。

22.10.11 术后护理

术后 1 周，局部冰敷。术后 1 天，开始肌肉激活训练，包括等长训练、主动关节活动度训练和双拐辅助下部分负重行走。

术后 7 天，取下绷带，在不拆线的情况下检查伤口，鼓励患者继续进行关节活动度训练、股四头肌等长收缩和步态训练（双拐辅助下逐渐完全负重）。在术后 14 天，拆线，确认患膝关节活动度达 0°~90°。术后 2 周，启动加速康复方案，促使患者在第 3 周或第 4 周前无辅助下完全负重行走，第 6 周前达到全范围的关节活动度，第 8 周后进行本体感觉训练。第 4 个月后，只要患者实现全范围的关节活动度，并且与对侧肢体相比至少恢复了 80% 的伸肌和屈肌力量，就可以开始特定的运动场地活动，以便在第 6~9 个月达到竞技水平。

22.11 补救措施

如果移植物切取时中断且太短，术者需要通过更换自体移植物来源，或使用同种异体移植物完成 ACL 重建。

22.12 陷阱

在获取肌腱移植物时要注意避免损伤隐神经。

第二十三章　前交叉韧带重建：髌腱自体移植

Marcio Albers, Freddie Fu†

郭　旗 / 译

23.1 概述

前交叉韧带重建（ACLR）可以采用不同的移植方案成功进行。利用远端和近端分别带有胫骨结节和髌骨骨块的自体髌腱移植物，传统上称为骨 – 髌腱 – 骨（BTB）技术。个体化的 ACL 解剖重建技术，有助于对这种传统移植物的最优化利用，以期将膝关节功能恢复到损伤前水平。术前 X 线和磁共振成像（MRI）的全面评估，以及术中对 ACL 足印区和髁间窝形态的评估，能够保证准确的手术指征，从而提高手术效果，避免常见并发症。

23.2 关键原则

当进行个体化 ACL 解剖重建时，使用 BTB 自体移植可为移植物的整合提供有利条件，因为骨与骨之间会发生愈合。当考虑到整个移植物结构（包括固定装置和移植物）时，骨道内骨质愈合是减少移植物蠕变的原因。与单纯软组织移植方案相比，BTB 复合移植允许患者更早地恢复运动，尽管两者具有相同的再撕裂率。

23.3 预期

对于希望更早恢复运动的竞技性或高水平运动员，在经过至少 6 个月的个体化康复计划后，使用 BTB 移植尤其有效。

23.4 适应证

• 单束 ACLR。
• 髌腱矢状面厚度 ≥ 5mm（图 23.1a）。
• 需要膝关节内侧稳定性来完成特定运动（柔道、滑雪、足球）的运动员。

23.5 禁忌证

• 与跪姿相关的体育活动或生活方式。
• 髁间窝狭窄。
• 移植物长度不匹配。

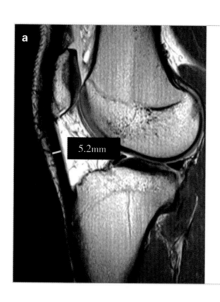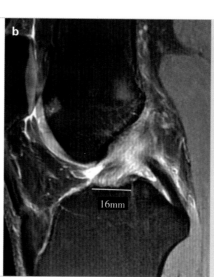

图 23.1　a. 术前 MRI 测量髌腱在矢状面上的厚度，测量部位距离髌骨下极 15mm。b. 术前 MRI 评估 ACL 胫骨残端足印区矢状长度为 16mm

- 慢性髌腱变性。
- 骨骺未闭合。

23.6 特别注意事项

术前要详细评估患者的特定需求和期望、体格检查、屈曲负重位和全长站立位 X 线片以及 MRI。使用高分辨率超声对所有可用的移植物进行定量和定性评估，可作为术前全面系统评估的部分内容。在 MRI 上可以很容易地测量 ACL 胫骨足印区的矢状面长度，若该长度＞ 18mm，应考虑双束 ACLR（图 23.1b）。

23.7 特殊说明、体位和麻醉

- 气管内全麻，联合股神经和坐骨神经阻滞。
- 患者仰卧在手术台上。
- 患膝关节放在托腿架上，允许至少 120° 屈曲至完全伸展。
- 对侧下肢放在托腿架上，髋关节屈曲并外展以防止神经损伤。

23.8 提示与经验

手术入路位置是保证关节镜视野良好的关键（图 23.2）。

高位的前外侧入路能够提供观察 ACL 胫骨足印区所需的良好视野。前内侧辅助入路和中央入路可用作理想的观察与操作入路。中央入路应通过髌腱移植物获取的部位。

如果 ACL 胫骨残端没有清晰划界，胫骨导针应与外侧半月板前角的中心部分平齐。通过前内侧辅助入路可以更好地观察 ACL 股骨足印区（图 23.3）。

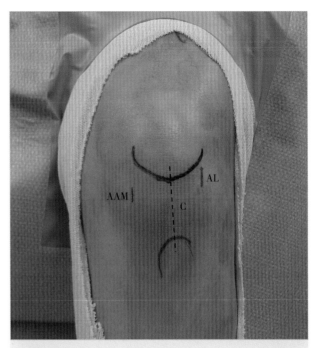

图 23.2 手术入路。将前外侧入路（AL）放置在较近端，能够提供对胫骨侧结构的最佳视野。中央入路（C）穿过髌腱的中心部分，而前内侧辅助入路（AAM）尽可能位于内侧，以确保在钻取股骨骨道时不会损伤内侧股骨髁

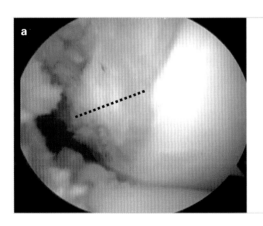

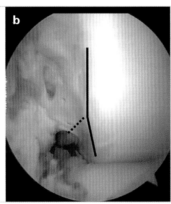

图 23.3 （a）将关节镜镜头旋转 90°，ACL 股骨止点视野更佳，如（b）所示。虚线表示住院医师嵴，而实线突出显示 ACL 止点与髁间窝外侧壁其余部分之间的细微的倾斜角度

对于 ACL 慢性损伤患者，应使用骨性标志确定股骨足印区。将关节镜头旋转 90°，能够更容易识别住院医师嵴（图 23.4）。

23.9 可能遇到的困难

在通过胫骨骨道引入移植物的过程中，股骨侧骨块可能会在骨道开口处翻转时卡住。使用探针来调整股骨侧骨块实现正确的走向，能够保证移植物的顺利引入。但是这在髁间窝比较狭窄时变得特别困难（图 23.4）。

23.10 关键手术步骤

获取移植物主要是从胫骨结节和髌骨远端分别获得宽 10mm、长 8mm 的骨块。骨块应为梯形，通过稍微倾斜摆锯即可轻松实现。使用压缩钳，将移植物两侧的骨块制备成圆柱形骨塞。对多余的骨质可用咬骨钳咬除。髌骨骨块用悬吊钛板固定装置固定；胫骨骨块用两条高强度缝线固定，以确保移植物在固定过程中保持足够的张力（图 23.5）。

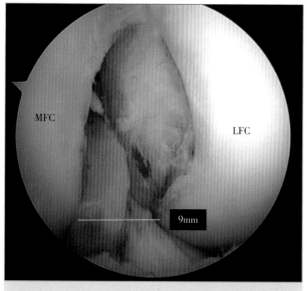

图 23.4 髁间窝狭窄将会导致移植物进入股骨骨道时出现困难

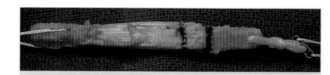

图 23.5 制备骨 – 髌腱 – 骨（BTB）移植物，近端为闭环悬吊钛板，远端为两条高强度缝线

对 ACL 残端进行清理，以便于更好地观察胫骨和股骨足印区。为建立股骨骨道，将膝关节处于最大屈曲状态（超过 120°），使用微骨折用的手锥（AWL）在股骨足印区中心点定位。应用富有弹性的导针不仅可以保护内侧股骨髁软骨面，还有助于钻取更长的骨道。将股骨骨道钻至骨块大小或比骨块大 0.5mm，以避免移植物进入骨道存在困难。然后，在 ACL 导向器（设置为 55°）的帮助下，将胫骨侧导针置入足印区中心，待确认位置后，首先使用比预期骨道直径小 1~2mm 的空心钻钻取骨道，然后以 0.5mm 逐步扩大骨道，直到达到所需的骨道尺寸。从空心钻回收的骨柱或骨质碎片，可用于填补髌骨和胫骨结节供体区域的骨质缺损。

通过胫骨骨道将移植物引入关节（图 23.6）。利用探针帮助股骨侧骨块顺利进入股骨骨道。术中透视可用于检查悬吊钛板是否已翻转。在膝关节屈曲 20° 位，采用不可吸收界面螺钉（PEEK）进行胫骨侧的固定。

23.11 补救措施

如果两侧骨块的直径不同，可以通过前内侧辅助入路引入移植物。在这种情况下，将高强度缝线穿过胫骨侧骨块。通过牵引悬吊钛板上的缝线，将股骨侧骨块以标准方式引入股骨骨道。胫骨侧骨块则以逆行方式引入胫骨骨道。

23.12 陷阱

将移植物引入股骨骨道可能很困难。钻取的股骨骨道比骨块宽 0.5mm，刨削骨道开口边缘使其变得光滑，有助于确保股骨侧顺利引入移植物。

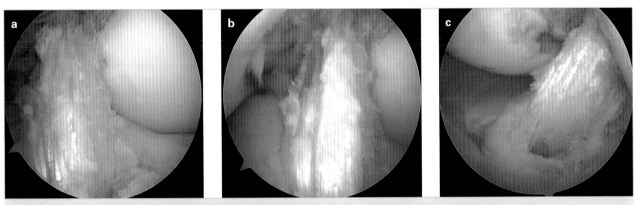

图 23.6 ACL 解剖重建，分别从前内侧辅助入路（a）、中央入路（b）和前外侧入路（c）观察 BTB 移植物

第二十四章　儿童前交叉韧带重建

Diego da Costa Astur, Moises Cohen

郭　旗 / 译

24.1 概述

前交叉韧带（ACL）是膝关节的重要结构，因为它维持胫骨的前向和内向旋转稳定性。ACL实质部的撕裂无法愈合，对于活动量大的患者手术重建ACL是标准的治疗方式。大多数ACL重建技术涉及胫骨和股骨骨道。在儿童群体中，经骺板的骨道可能导致骺板损伤，导致下肢骨骼生长异常或成角畸形（图24.1）。

24.2 关键原则

对膝关节解剖结构的深入了解，以及外科技

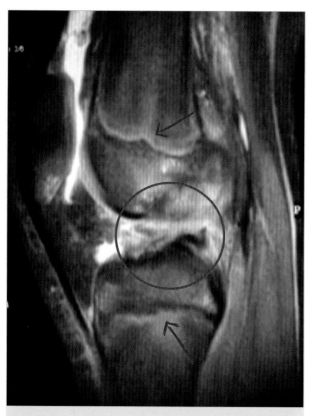

图24.1　MRI矢状面显示ACL断裂（红色圆圈）、骨骺未闭合（红色箭头）

术的最新进展，最大限度地降低了ACL重建术后发生骺板损伤的风险。考虑到骨骺未闭合患者的生长潜力，选择最合适的手术技术可以获得较高的手术成功率且不导致患者生长障碍。

24.3 预期

- 在不引起生长障碍的情况下重塑膝关节稳定性。
- 治疗相关的半月板和软骨损伤。
- 治疗后能够恢复运动和儿童日常活动。

24.4 适应证

存在创伤性ACL断裂、膝关节不稳定，而且活动量大的儿童患者。

24.5 禁忌证

在儿童人群中，ACL重建没有禁忌证。目前有各种不同的手术技术，术者必须根据儿童的生长潜力选择合适的技术。评估依据可以是影像学检查（图24.2），也可以根据Tanner分期对患者的身体特征进行分类（图24.3）。

24.6 特别注意事项

对于ACL损伤的儿童患者，典型的治疗方式是避免运动和高风险活动，直至达到足够的骨骼成熟度，从而进行ACL重建。传统术式穿过生长板建立胫骨和股骨骨道（经骺板技术），这会导致儿童患者的骺板损伤，进而导致下肢畸形和骨生长异常。实际上儿童运动员很难避免高风险活动。在保守治疗的情况下，由于持续使用不稳定的膝关节，大多数儿童会出现相关的半月板或软骨损伤（图24.4）。在膝关节不稳定的儿童患者中，骺板损伤的风险低于相关的膝关节内损伤的风险，

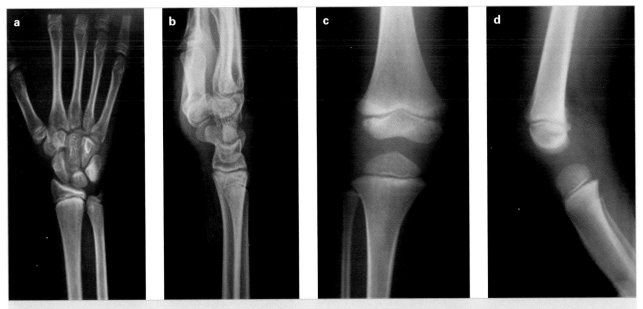

图 24.2　评估骨龄的 X 线片。a、b. 腕关节正位及侧位 X 线片。c、d. 骨骺未闭合膝关节正位及侧位 X 线片

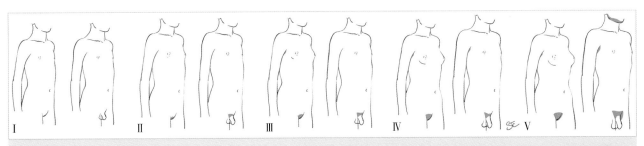

图 24.3　根据对初级性征和次级性征（如睾丸体积、阴毛发育、乳房和生殖器大小）的体格检查和生长发育情况进行 Tanner 分期

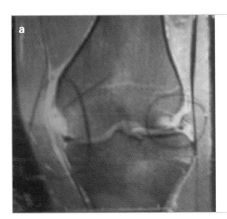 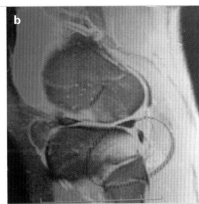

图 24.4　a、b. 发生半月板损伤的年轻患者，该患者不接受 ACL 重建，但在受伤后 3 个月再次就医

因此建议对骺板未闭合患者进行 ACL 重建。

24.7 特殊说明、体位和麻醉

作者首选关节镜下自体腘绳肌腱移植重建 ACL。患者处于仰卧位，采用全身麻醉或椎管内麻醉。

24.8 提示与经验

• 显示无肢体长度差异或成角畸形的术前下肢 X 线平扫，对于随访期间的比较至关重要（图 24.5）。

• 必须治疗合并损伤，尽可能修复半月板损伤。

• 麻醉下重新检查膝关节稳定性。年轻患者可能因适应膝关节不稳定而干扰术前评估。

24.9 可能遇到的困难

主要困难是骨骼小、骨骺小和移植物体积小。这些特性使得手术变得困难，需要通过学习曲线以获得最佳治疗结果。

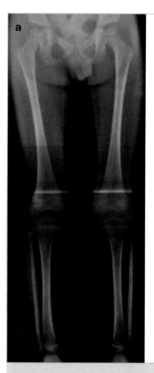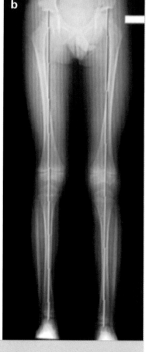

图 24.5 a、b. 术前和术后下肢的 X 线平扫非常重要，明确有无导致腿部长度差异和成角畸形的生长障碍

24.10 关键手术步骤

评估儿童患者的骨龄及临床特征可以帮助外科医生决定最佳治疗方案。骨龄越小，ACL 重建导致生长障碍的风险越大。在决策过程中，使用 Tanner 分期对患者性成熟阶段予以评估。Tanner Ⅰ期和Ⅱ期患者为青春期前患者，Tanner Ⅲ期为青春期患者，而 Tanner Ⅳ期为青春期后患者。根据患者的 Tanner 分期定制 ACL 重建技术。

Tanner Ⅰ期：采用关节外技术进行手术重建。对患膝关节进行标准化的关节镜下评估。在患者大腿外侧做手术切口，解剖分离并获取髂胫束的一部分作为移植物。移植物从外侧髁穿行至内侧髁，通过前内侧入路穿出。在外侧股骨髁后部将移植物缝合固定后，牵拉位于前内侧入路的移植物游离端，使其在关节内穿过髁间窝向胫骨近端移动。通过缝合锚钉将移植物游离端固定在胫骨近端骺板以远的位置（图 24.6 和图 24.7）。

Tanner Ⅱ期：在股骨和胫骨的骺板关节侧规避骺板进行移植物的关节内固定。在不损伤生长板的情况下建立股骨和胫骨骨道，与关节外技术相比，患者能够获得更加功能化和解剖化的重建（图 24.8~图 24.10）。

Tanner Ⅲ期和Ⅳ期：经骺板 ACL 重建。获取腘绳肌腱移植物。对患膝关节进行标准化关节镜检查。胫骨和股骨骨道的钻取方式与成年患者相同。为了避免较大的股骨骺板损伤，建议股骨骨道更加垂直。股骨侧采用悬吊固定，胫骨侧采用界面螺钉固定。

24.11 补救措施

儿童 ACL 重建失败的数量正在增加。当这种情况发生时，可能需要进行翻修手术，使手术更加困难，治疗效果良好的数量减少。在大多数情况下，接受关节外技术的患者在成年后需要进行标准的关节内重建。

24.12 陷阱

• 对于依从性好的 Tanner Ⅰ期患者，可以在治疗开始时进行非手术治疗。

• 依从性差的 Tanner Ⅰ期患者在延迟手术情

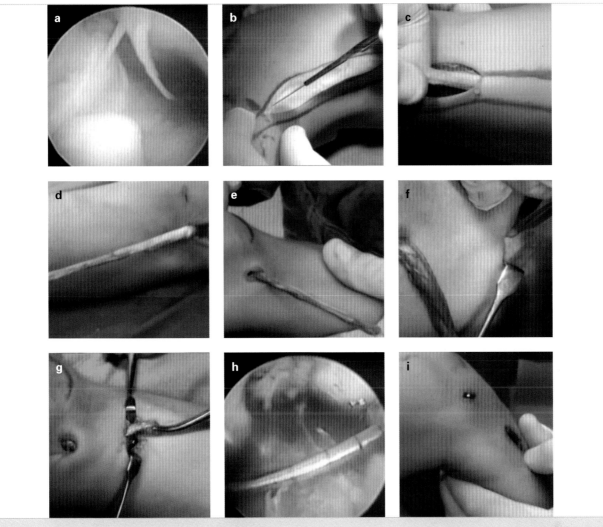

图 24.6　左膝关节前交叉韧带（ACL）关节外重建的手术过程。a. 关节镜下探查见 ACL 断裂。b. 大腿外侧入路，显露髂胫束。c. 分离髂胫束中间 1/3。d. 分离髂胫束移植物近端，保持其远端 Gerdy 结节止点。e. 移植物的管状化处置。f. 小腿前内侧近端切口。g. 移植物在关节内经顶部由外侧向内侧穿行。h. 关节镜检查重建韧带。i. 膝关节稳定性的临床评估

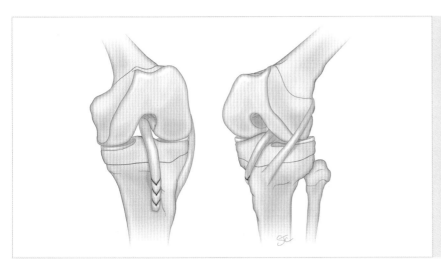

图 24.7　Kocher 手术技术示意图：规避骺板，联合关节内和关节外重建，使用自体髂胫束治疗青春期前 ACL 断裂患者

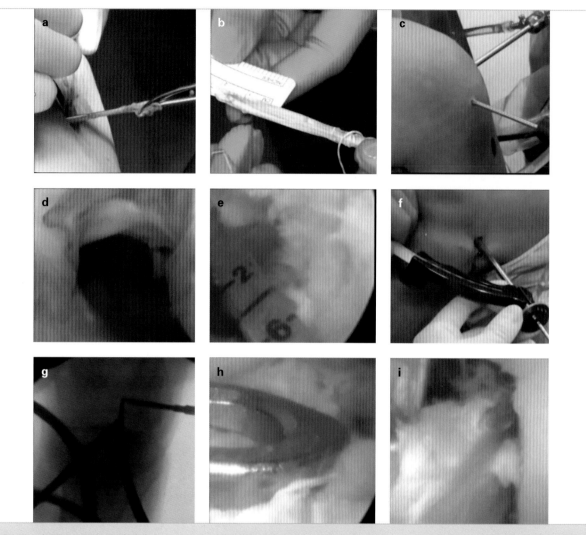

图 24.8 应用 4 股腘绳肌腱重建 ACL（部分保留骺板）。在胫骨近端内侧（a）做 4cm 垂直切口，以标准方式获取股薄肌和半腱肌腱（b）。通过标准的前内侧和前外侧入路（c）进行膝关节镜检查，并清除 ACL 残余部分（d）。经前外侧入路置入倒打导向器，并确定股骨解剖足印区（e）。克氏针从外侧经皮穿过股骨外侧髁（f）。术中透视确保在打入克氏针和钻取骨道过程中骺板的安全（g）。由于该患者年龄太小，骨骺尺寸太小，因此建立穿胫骨骨骺的胫骨骨道（h）。胫骨侧和股骨侧悬吊钛板固定后的肌腱移植物外观（i）

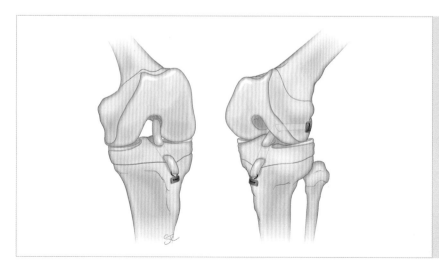

图 24.9 经骺板关节侧重建 ACL 示意图。经股骨远端和胫骨近端骺板完整、无钻孔

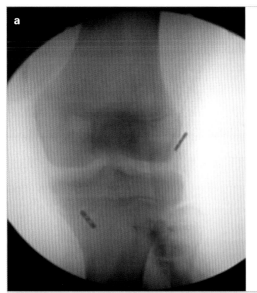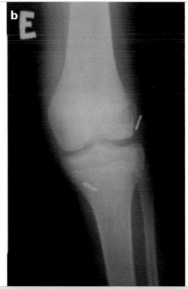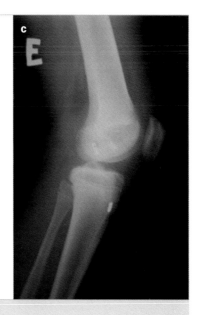

图 24.10　a~c. 术中透视及正位、侧位 X 线片，胫骨侧和股骨侧以悬吊钛板固定

况下，膝关节会出现相关损伤。这些损伤是临时进行关节外 ACL 重建的良好指征。

- Tanner Ⅱ 期患者接受经骺板关节侧规避骺板的技术治疗时，有时没有足够的胫骨用于螺钉固定。在这些情况下，可以经骺板关节侧钻取股骨骨道和经骺板钻取胫骨骨道。

- 对 Tanner Ⅲ 期和 Ⅳ 期患者重建 ACL 时建立垂直的骨道，以最大限度地降低钻取骨道时的骺板损伤风险（图 24.11）。

- 用直径较小的钻头低速钻孔。
- 避开胫骨隆起的周围部分。
- 保持通道清洁，避免存在碎骨片。
- 用软组织填充骨道。
- 避免植入物穿过骺板。

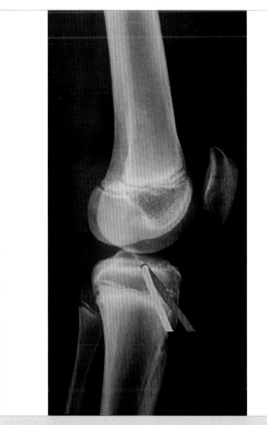

图 24.11　对 Tanner Ⅲ 期和 Ⅳ 期患者经骺板重建 ACL 时建立更加垂直的骨道，可以尽量减少钻取骨道对骺板的损伤

第二十五章　前交叉韧带胫骨止点撕脱性骨折

Elizabeth C. Truelove, Conor I. Murphy, Jeremy M. Burnham, Jan S. Grudziak, Volker Musahl, Joshua Pratt, Rory McHardy

袁　鹏/译

25.1 概述

胫骨髁间嵴撕脱性骨折，主要是一种儿童骨科损伤，是前交叉韧带（ACL）损伤的同义词。前交叉韧带与胫骨的附着部位比股骨部位更大、更安全，使胫骨侧撕脱成为前交叉韧带损伤的一种罕见亚型。虽然无 Segond 骨折的前交叉韧带损伤的 X 线片往往正常，但在胫骨髁间嵴骨折的平片上可以明显看到胫骨撕脱损伤。这些损伤通常发生在胫骨髁间嵴不完全骨化的儿童中，容易导致撕脱性骨折，而不是前交叉韧带断裂。高能量创伤伴过伸、外翻和外旋，在成人中很少导致这些损伤。通常，前交叉韧带胫骨止点撕脱性骨折是根据 Meyers 和 McKeever 描述的系统进行分类的，如果存在任何程度的骨折移位（Ⅱ型、Ⅲ型和Ⅳ型），则需要手术干预。

25.2 关键原则

与几乎所有的骨科损伤一样，治疗前交叉韧带胫骨止点撕脱性骨折的关键是患者病史、体格检查、合适的影像学检查、术前计划和术中准备。详细地了解解剖学是至关重要的。胫骨髁间嵴存在两个突起：内侧突起和外侧突起。前交叉韧带胫骨止点止于内侧髁间嵴。内侧和外侧半月板也向前插入胫骨髁间嵴，这可能会使胫骨髁间嵴撕脱骨折的修复复杂化。在放射影像学分析中，必须特别注意骨折的宽度、位置和状态（图 25.1），因为这将不可避免地影响治疗和固定。必须进行彻底的体格检查，以评估任何伴随的损伤。检查结合 X 线片，指导进一步影像学检查。直接创伤是胫骨髁间嵴撕脱性骨折的典型原因，而前交叉韧带撕裂通常继发于非接触性创伤。计算机断层扫描识别并发的骨损伤如胫骨平台骨折或胫骨结节损伤，而磁共振成像（MRI）是需要评估相关的软组织解剖结构（图 25.2）。两种成像方式都有助于明确损伤的精确特征，因为一些撕脱有大量的

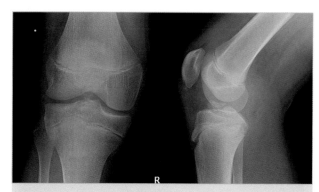

图 25.1　患者 A：右膝术前正位（AP）和侧位片显示胫骨髁间嵴骨折移位

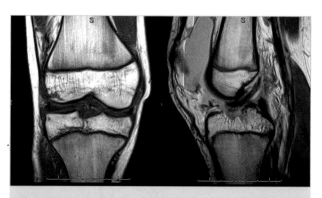

图 25.2　患者 A：术前右膝冠状位 T1 像和矢状位 TSE 像磁共振成像（MRI）显示完整的前交叉韧带（ACL）和整个胫骨髁间嵴骨折

骨成分，而另一些主要是软骨。当不考虑其他骨损伤时，MRI 通常可以提供充分的损伤特征，同时避免儿童过度的辐射暴露。

手术治疗主要包括缝线或螺钉固定。偶尔也会使用临时经皮的克氏针，但这不是首选的固定方法，因为它们缺乏长期稳定性，并且以后必须取出。明确撕脱的解剖组成部分将有助于确定固定方法。软骨性撕脱更适合缝线固定，而较大的骨撕脱则适合螺钉固定。当有手术指征时，治疗

方法必须考虑到患者的骨骼成熟度和通过胫骨近端骨骺的后续骨骼生长。解剖复位最好在直接可视化的情况下实现，通常需要复位内侧半月板，它可能撕裂或卡在骨折中。

25.3 预后

根据损伤的严重程度、手术干预的需要，以及患者术前活动或竞技水平，有必要告知患者现实与期望的差别。传统上，无论手术技术如何，患者都有良好的功能预后。丧失运动能力，特别是丧失伸展能力，是最常见的并发症。这种僵硬通过关节纤维化将进一步加剧，与非手术治疗相比，手术干预后更容易出现关节纤维化。需要告知患者，如果术后活动能力没有恢复或术后康复计划没有执行，可能需要麻醉下进行推拿松解或手术。

在儿童ACL胫骨止点撕脱性骨折中，手术中骨骺可能会被破坏。这可能导致胫骨近端生长停滞，导致腿长差异，虽然不常见，但必须告知患者、父母或监护人并与他们进行讨论。

最后，尽管进行了手术治疗，仍可能持续存在ACL松弛。术后松弛并不总是手术干预的直接结果。更常见的情况是继发于前交叉韧带不可恢复的应变和塑形变形，胫骨髁间嵴失效之前的高张力。这种松弛通常是亚临床的，对功能结果的影响有限，但有时可能需要患者进行二期前交叉韧带重建。

25.4 适应证

这些骨折最常用的分类系统是1959年由Meyers和McKeever创建的。Ⅰ型损伤为无移位或轻微移位，最好的治疗方式是膝关节伸直或轻度屈曲用石膏或夹板固定。Ⅱ型损伤是指骨折前方向上移位但后方铰链完整，而Ⅲ型损伤则为骨折完全分离。Ⅲ型损伤进一步分为ⅢA型损伤，骨折只涉及ACL胫骨止点，以及ⅢB型损伤，连同整个胫骨髁间嵴整体撕脱。一些学者也描述了Ⅳ型粉碎性骨折病变。

所有移位的骨折均需要手术治疗。这包括无法闭合复位的Ⅱ型损伤和所有Ⅲ型和Ⅳ型撕脱。传统的Ⅱ型胫骨撕脱伤的治疗，或那些前铰链开放的损伤，通过完全伸直膝关节来尝试闭合复位。

然而，实践中往往失败，因为膝关节的过度伸展将导致ACL的机械性张力增加，产生的合力可能会使骨折分离移位。

25.5 禁忌证

无移位撕脱骨折无须手术治疗。此外，如果患者的ACL本身遭受了严重的损伤，那么手术固定撕脱性骨折往往是不够的。

25.6 特别注意事项

术者必须为开放性和关节镜下治疗这种损伤做好准备。虽然应该首先尝试关节镜治疗，并且是目前标准的外科手术方式，但一些损伤可能不能单独采用关节镜入路处理，因此需要通过开放入路进行更大范围的手术暴露。开放手术治疗可能导致软组织损伤和由于手术切口愈合时间延长而康复延迟等问题。关节镜治疗可以直视下关节内解剖复位，并能够处理其他伴随的软组织损伤。

手术室应提供缝线固定和螺钉固定的器械。在儿童患者中，由于所累结构骨化的阶段不同，往往难以准确评估骨损伤的程度。因为最初的影像学检查和体格检查在诊断上与手术中直接观察相比有局限性，所以因此手术方式可能会在手术中进行变更。

25.7 特殊说明、体位和麻醉

患者髋膝屈曲，仰卧于可透视的手术台。相对将下肢放置在环形支架上、膝关节远端下垂来说，这种体位术中改为开放手术更容易。此外，螺钉固定后的膝关节透视检查也更方便。最后，如果医生术后用支具固定，则采用仰卧位操作也更简单。

在复位和固定前，必须在关节镜下评估骨折周围的软组织损伤情况。通常，内侧半月板前角或半月板间韧带卡于移位的骨折线中间，影响骨折复位（图25.3）。如果没有解锁半月板卡压，骨折的最终收紧固定可能会导致半月板的进一步损伤。

细致的解剖复位和初始固定至关重要。胫骨髁间嵴撕脱性骨折碎片可能很小，应尽可能防止

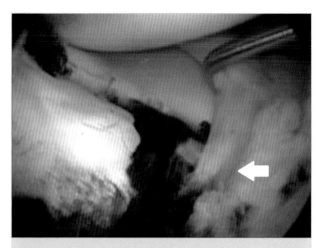

图 25.3　患者 B：前外侧入路关节镜观察显示，内侧半月板卡压在胫骨髁间嵴撕脱性骨折的骨床内

多次固定和抓持，以免加重骨折片粉碎。严重粉碎性撕脱骨折，处理方案的选择是有限的。

25.8 手术技巧、经验和教训

创伤是胫骨髁间嵴撕脱骨折的经典发病机制，患者可能会因急性关节出血继发疼痛。最佳的治疗通常将手术推迟到损伤后的 7~14 天，因为在这个窗口期之前立即手术干预可能会因为关节积血导致视野不佳，从而使手术复杂化。此外，骨折损伤的急性炎症消退可以减少术中关节镜冲洗液对骨折的渗入。等待期间，当肿胀和炎症消退时，可以进行进一步的影像学检查。

前交叉韧带的张力控制和固定相对较难。在最后的牵拉过程中，应对胫骨近端施加后向应力，以缩短前交叉韧带起点与其髁间嵴止点之间的距离。撕脱性骨折碎片的过度复位或加深骨床也可以抵消术后由于前交叉韧带塑形引起的韧带松弛。在胫骨髁间嵴骨折固定失效之前，前交叉韧带不可恢复的拉伤是解剖复位和固定后残留松弛的主要原因。通过加深骨床，对修复的前交叉韧带施加足够的张力，将限制术后松弛，而不会造成膝关节过度紧张。

25.9 可能遇到的困难

如果在关节镜下进行手术，通常很难获得合

适的螺钉置入角度。因此，术前计划必须包括有从容的置钉入路和可能使用的辅助入路以实现充分的固定。

当进行开放手术时，所有的必要结构都能在直视下充分暴露。如果患者之前有瘢痕组织，或做过任何可能导致瘢痕的手术，手术显露比较困难。

最后，无论是关节镜还是开放手术，外科医生都必须认识到除内侧半月板外的外侧半月板受累情况，如果伤及外侧半月板，则必须对其前根进行特别处理。

25.10 关键手术步骤

25.10.1 关节镜技术

前交叉韧带重建的关节镜标准入口适用于胫骨髁间嵴撕脱性骨折。通常，前外侧门入路作为观察入路，前上内侧入路用于液体流出，前内侧入路用于器械操作和骨折固定。

撕脱性骨折的起点应彻底清创至正常的软骨下骨。所有嵌入的组织必须从骨床上清理，并根据需要进行修复。

25.10.2 切开复位内固定

内侧髌旁入路是胫骨髁间嵴撕脱性骨折切开手术的首选入路。中线或内侧髌旁皮肤切口一般可提供足够的操作空间。切开皮肤后对皮下组织和脂肪进行剥离，直到支持带和髌骨内侧缘，同时留下足够的软组织边缘，便于术后缝合。髌骨和髌腱向外侧牵拉，扩大视野，方便显露髁间窝、前交叉韧带和胫骨撕脱部位。

25.10.3 缝线固定

缝线固定需要在胫骨结节先做一个小的切口，以便放置胫骨钻孔导向器。通过两个平行的骨道将缝线固定，一个在胫骨髁间嵴骨折内侧边缘，另一个在外侧缘。胫骨钻孔导向器在胫骨结节内侧将引导制备两个平行骨道。钻孔应具有振荡功能，以避免对骨骺造成广泛损伤。关节镜下引导缝线穿过前交叉韧带底部，尽可能靠近胫骨髁间嵴撕脱碎片（图 25.4）。然后在各个骨道穿入过线

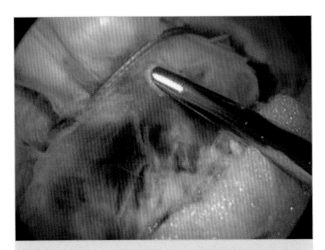

图 25.4　患者 C：前外侧入路关节镜观察显示，缝线由内向外对前交叉韧带（ACL）胫骨止点撕脱性骨折基部缝合固定

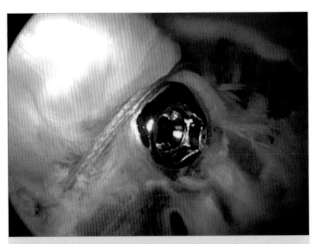

图 25.6　患者 C：前外侧入路的关节镜观察显示，缝线穿过前交叉韧带基底部周围和穿过胫骨髁间嵴撕脱性骨折处的螺钉联合固定

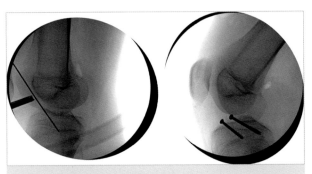

图 25.5　患者 A：右膝术中透视显示，在胫骨髁间嵴基部放置导针和 2 枚 4.0mm 空心螺钉

器，将缝线引过骨折的两端。

在固定时，必须确认内侧半月板、外侧半月板或板间韧带没有卡在骨折部位，阻碍复位。确认无误后，缝线的两端打结系在胫骨结节的骨桥上。

25.10.4　螺钉固定

在透视引导下，螺钉经克氏针引导穿过骨折碎片底部进入骨骺（图 25.5）。螺钉方向从前到后，从上到下。必须特别注意，不要破坏骨骺或突破胫骨后侧皮质进入后方邻近的神经血管结构。如果骨折片有足够的空间，则可使用第二根导针维持复位。

将一枚 3.5mm、4.0mm 或 4.5mm 的空心螺钉穿过导针。螺钉的最终拧紧必须通过透视检查进行确认，以确保正确的轨迹和长度。如果可能，可以在附加的导针上放置第二枚螺钉。

25.10.5　联合固定

联合固定结合了缝线和螺钉固定技术（图 25.6）。首先进行骨折复位，接着用上述的缝线进行固定。缝线捆扎骨折端打结固定后，将 3.5mm、4.0mm 或 4.5mm 空心螺钉通过上述的导针穿过胫骨髁间嵴撕脱性骨折基底部固定。

胫骨髁间嵴撕脱伤多发于儿童，任何骨折移位都需要手术治疗。关节镜和开放技术均可用缝合、螺钉或联合方法复位和固定骨折。重要的是，术前和术中要用先进的影像学检查识别任何相关的软组织损伤并进行适当处理。术后可能的并发症包括膝关节僵硬和前交叉韧带松弛，但大多数患者预后良好。

25.11　补救措施

如果胫骨撕脱性骨折不能有效固定或术后固定失败，建议采用自体或同种异体移植物重建前交叉韧带。同样，在计划重建时，重要的是要考虑患者的年龄和骨骼发育程度，骨道的定位必须考虑到胫骨任何现有的硬件。

25.12 陷阱

不能充分复位骨折碎片会导致术中困难和术后并发症。这有时是由于未能从骨折部位移除卡压的内侧半月板前角，从而再次强调了直视下观察和解剖复位的重要性。前交叉韧带的严重损伤可能需要不同的手术策略，而不是用缝线或螺钉固定胫骨髁间嵴撕脱性骨折。前交叉韧带损伤的漏诊可能导致更糟糕的预后。最后，必须注意避免医源性软骨损伤，特别是大多数患者是儿童。置入螺钉时髌骨关节面容易发生损伤；因此，为了获得安全的置钉轨迹，必须强调入路的定位和辅助入路的使用。

第二十六章　后交叉韧带重建：同种异体跟腱移植

James P. Stannard

袁　鹏/译

26.1 概述

本章将描述使用同种异体跟腱经胫骨和胫骨嵌入两种技术重建后交叉韧带（PCL）。

26.2 关键原则

PCL在生物力学上是一个具有两个（双）束的结构：较大的前外侧（AL）束和较小的后内侧（PM）束。AL束在屈曲90°时紧张，PM束在完全伸直时紧张。AL束使用大约66%的跟腱，剩余的33%用作PM束（图26.1）。同种异体跟腱是一种强大的移植物，如果需要使用嵌入技术可以带骨，并且对所有年龄段的患者都有显著的效果。对于病态肥胖患者和KD–IV脱位患者，我更倾向于采用胫骨嵌入技术（以减少骨道拥挤的问题）。同种异体骨块理想的胫骨放置位置是在PCL的胫骨止点，在中线处离关节面1~1.5cm。移植物的两个臂——AL束和PM束用悬吊方式固定在股骨上（GraftLink，Arthrex，Naples，FL），可反复收紧，

以消除移植物因蠕变而导致的松动。如果使用经胫骨重建技术，胫骨骨道出口应在关节线后方至少1~1.5cm处（图26.2）。这将它置于与胫骨嵌入移植物完全相同的位置，并最大限度地减少"急转弯"、移植物拉伸和断裂。

26.3 预后

双束技术结合嵌入或经胫骨低位骨道出口技术进行PCL重建，可获得优异的结果，具有良好的稳定性，失败率为4%~8%。

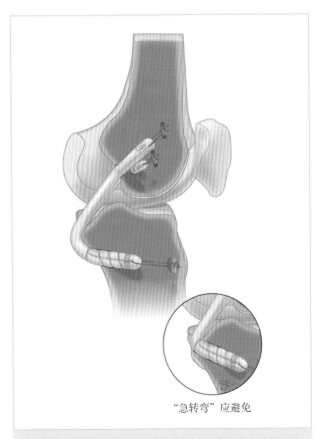

"急转弯"应避免

图26.2 图示显示经胫骨骨道出口位于胫骨近端较低位置的重要性

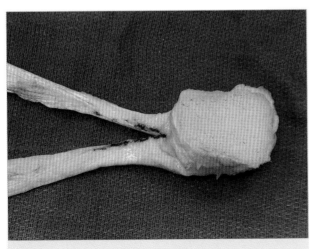

图26.1 同种异体跟腱拆分成双束的技术

26.4 适应证

对于膝关节多发韧带损伤或脱位的大多数患者，建议采用 PCL 重建。单独 PCL 损伤的重建主要用于年轻的患者，以及那些使用支具和进行保守治疗失败的患者。应告知保守治疗的患者，由于膝关节不稳定，髌股关节和内侧间室可能发生创伤性关节炎。

26.5 禁忌证

对于孤立性 PCL 撕裂且相对不活跃的患者，不应进行 PCL 重建。

26.6 特别注意事项

PCL 撕裂很少单独发生。对任何急性 PCL 撕裂的患者进行仔细的神经血管检查并记录非常重要。在最初的 48h 内连续进行血管检查很重要，因为在最初的几天内，血管阻塞有时会继发于肿胀、出血或较大流量的局限性血管内膜撕裂。

26.7 特殊说明、体位和麻醉

患者应仰卧，放置腿侧柱，以便进行完整的关节镜检查。止血带安置于大腿近端，但不常规使用。如果进行了胫骨嵌体，则应通过建立位于胫骨后缘的内侧入路来进行。在深部剥离过程中，膝关节应屈曲约 90°，以尽量减少对后侧神经血管结构的风险（图 26.3）。全身麻醉最常用，于术前通过周围神经阻滞来控制术后疼痛。

26.8 手术技巧、经验和教训

26.8.1 胫骨嵌入技术

骨块厚度应不小于 10mm，避免在拧紧拉力螺钉时骨块断裂。在胫骨近端后侧的中心处，用 1/2in（1in=2.54cm）弯骨刀在关节面下 1cm 处制备骨槽。用 4.5mm 的钻头穿过移植骨块的中间钻孔。钻孔和螺钉的方向都应该稍微从后内侧向前外侧。这样螺钉放置更容易，并确保螺钉不会影响将来前交叉韧带（ACL）重建的骨道。使用 4.5mm 带垫圈的空心螺钉（Synthes，Paoli，PA）将骨块固

定在骨槽内（图 26.4）。

26.8.2 经胫骨 PCL 重建技术

确保胫骨骨道后方出口位于膝关节中部的关节面下约 1.5cm 处至关重要。Bruce Levy 设计了一种非常精确的导向器，将它放在关节表面，就可以实现这一点（Arthrex，Naples，FL）。用可调节的倒打钻（Mitek，Raynam.MA or Arthrex，Naples，FL）制备一个骨槽，而不是一个完整的骨道，倒打钻可以扩大胫骨和股骨双骨道。在开始对后方进行钻孔之前，要确保关节镜下可以看到钻头。

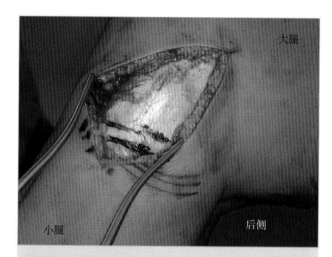

图 26.3 胫骨镶嵌后内侧切口。手术标记突出显示鹅足肌腱

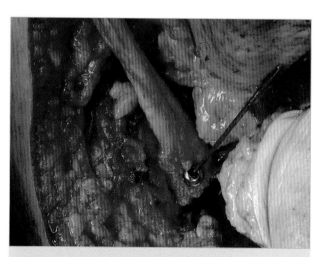

图 26.4 4.5mm 的空心螺钉在胫骨后方固定

PCL 指南推荐，可将神经血管结构向后推移保护。如果无法看到钻头，则在钻孔前进行透视。

26.9　可能遇到的困难

如前所述，PCL 撕裂很少单独发生。如果撕裂是膝关节脱位的一部分，必须非常小心，以避免骨道拥挤和交叉的问题，骨道相交对移植物造成潜在的损伤。在使用嵌入技术时，将拉力螺钉从后内侧瞄准到前外侧非常重要，这样可以避免螺钉穿过 ACL 骨道。同样，PM 束骨槽和后内侧角（PMC）重建的骨槽在股骨内侧皮质上非常接近。后斜韧带的胫骨骨槽也可以与 PCL 重建的胫骨骨槽相交。术者必须非常小心，避免这些骨道拥挤和交叉。

另一个潜在的困难是进行双束 PCL 重建时缝合的管理。建议将 AL 束的 FiberStick 缝线（Arthrex，Naples，FL）从前外侧入路拉出，PL 束从前内侧拉出。这个简单的步骤可以很容易地将缝线分开，并最大限度地降低缝线在关节内缠绕的风险。

26.10　关键手术步骤

我们把它分为嵌入和经胫骨重建两者的共同步骤，接着是胫骨嵌体技术，最后是经胫骨 PCL 重建技术。

26.10.1　共同步骤——股骨骨槽制备

• 用 PCL 股骨导向器通过 10~11mm 的可调节倒打钻在胫骨后方凹槽处尽可能高的地方制备 AL 骨槽，距离关节软骨 10mm。

• 将 AL 骨槽扩大至 25mm，然后引入缝线从前外侧入路穿出。

• 再次使用 PCL 导向器，将 PM 骨槽直接定位于 AL 束的下方，用 7~8mm 的可调节倒打钻制备深度为 25mm 的骨槽。将缝线穿过前内侧入路，将 PM 束拉入骨槽内（图 26.5）。

• 在胫骨窝准备或放置嵌体（均在下文所述）后，使用 Hewson 过线器，或使用抓线器将 PM 束拉入 PM 骨道内。

• 翻转股骨内侧皮质上的纽扣钢板，将移植物拉入 PM 骨道 15mm。

• 从 PM 束的外侧抓住凹槽背面的 AL 缝线，并将其拉入膝关节 AL 骨道内。

• 翻转股骨内侧皮质上的纽扣钢板，将移植物拉入 AL 骨道 15mm。

• 将膝关节屈曲 90°，收紧胫骨束和 AL 束。

• 将膝关节完全伸直并拉紧 PM 束。

• 将膝关节进行全范围活动至少 8~10 次，然后再固定移植物（图 26.6）。

26.10.2　胫骨骨槽制备

• 建立后内侧关节镜入路，清理胫骨后方的 PCL 止点。

• 将胫骨 PCL 导向器（Arthrex，Naples，FL）平放在凹槽处的胫骨表面，导向器尽可能贴近胫骨后方的远端。

• 将倒打钻穿过导向器，钻至胫骨后方关节面以下约 1.5cm 处（图 26.7）。

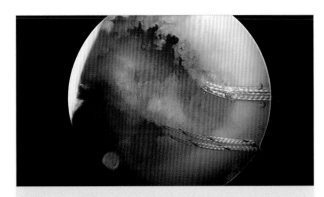

图 26.5　缝线穿过前外侧（AL）和后内侧（PM）骨槽

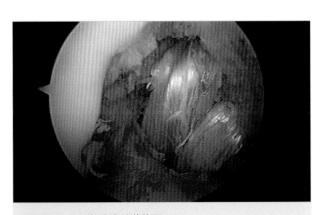

图 26.6　双束重建关节镜图

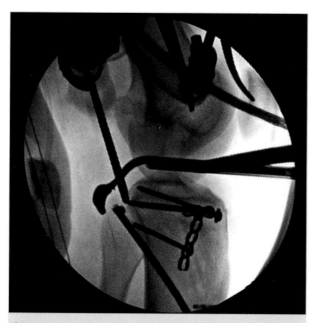

图 26.7 在用倒打钻扩孔前进行透视

• 制备直径约为 12mm、长度至少为 40mm 的骨槽。

• 将缝线穿过髌骨槽进入关节，如有需要，可使用后内侧入路或胫骨 PCL 导向器辅助。

• 抓住缝线并将其拉出前内侧入路。

• 将跟腱软组织移植物引入膝关节和拉入胫骨骨槽。

• 将一个纽扣钢板固定在缝线上，并将移植物拉入胫骨骨槽约 15mm。如上所述，将两束股骨肌腱拉入其骨槽。

26.10.3 胫骨嵌入准备

• 从胫骨后嵴鹅足肌腱止点处开始建立后内侧入路。深层切开时，膝关节应屈曲 90°。

• Cobb 撑开器直接置于胫骨后方骨表面，然后在腘肌前面放置一个钝性 Hohmann 拉钩，以保护神经血管结构。

• 继续在关节水平向深部解剖，外旋足部，以改善胫骨后方视野。

• 使用一个 1/2in 的弯骨刀在关节表面远端 1cm 处建立骨槽。骨槽应略宽于骨刀，深度为 8~10mm。

• 用两个软组织束和一个 10mm 宽、10mm

厚、约 15mm 长的骨块制作同种异体跟腱移植物。

• 在骨块中间钻一个 4.5mm 的孔，方向从后内侧指向前外侧。

• 将骨块放入槽中，轻轻敲击，但不要下沉。

• 为 4.5mm 空心螺钉钻入一根导丝，然后使用拉力螺钉技术将 4.5mm 螺钉与垫圈一起置入。注意不要过度拧紧螺钉和骨块。

• 用止血钳或弯钳在后关节囊建立通道，以便将移植物引入膝关节。

• 将 Hewson 过线器从前内侧入路进入，并从膝关节后方穿过。

• 将 PM 缝线拉出前内侧。

• 再次通过 Hewson 过线器确保它位于 PM 束的外侧。

• 将 AL 缝线拉入膝关节并从前外侧入路拉出。将两个股骨束拉入膝关节，按照上述步骤继续操作。

• 最后在膝关节完全伸直位收紧 PM 束，膝关节屈曲 90° 位收紧 AL 束。

26.11 补救措施

可能出现的一个主要问题是移植物太长而无法收紧，这将导致重建失败。最简单的补救方法是通过移除最后 7mm 的骨头，将股骨髁内侧的骨槽转换成完整的骨道，使用大的纽扣钢板固定。

26.12 陷阱

开放手术最困难的部分是将移植物从后方引入膝关节，并确保 AL 束从 PM 束外侧进入。为了避免移植物进入困难，一个技巧是使用弯钳或类似的装置扩大后关节囊入路，这样可以在正确的方向通过两股肌腱。第二个关键是确保骨块位于胫骨后部的中间。有两种方法可以实现这一点，一种是用 Hohmann 拉钩在胫骨外侧边缘向后滑动，另一种是利用多韧带损伤将膝关节外翻，使术者能很好地观察到胫骨中后部。

关节镜手术的关键是建立后内侧入路。将移植骨从胫骨后方送入膝关节可能很困难。我们使用 FiberStick（Arthrex，Naples，FL）进行过线，可使用 PCL 导向器或开放式刨刀将缝线向上穿过膝关节。

第二十七章　后交叉韧带（PCL）自体移植物重建

Christopher D. Harner, Ryan J. Warth, Jacob Worsham

袁　鹏 / 译

27.1 引言

本章将介绍用自体股四头肌腱重建后交叉韧带（PCL）。本章的目的是讨论此重建的适应证和技术，特别是自体股四头肌腱。作者还将讨论在进行重建时可能出现的特殊考虑、要点和陷阱。本章将介绍进行 PCL 重建的关键步骤，并解决重建和补救方案中遇到的具体困难。

27.2 概述

• 后交叉韧带（PCL）损伤在损伤程度（Ⅰ～Ⅲ级）、孤立的 PCL 与联合损伤（PCL 加其他韧带）以及半月板和软骨等相关结构的损伤方面有很大的差异。

• PCL 部分撕裂（Ⅰ～Ⅱ级）可保守治疗，有可能愈合，并保持多年无症状。PCL 完全断裂

Ⅲ级损伤也可以非手术治疗，但更有可能发展为膝关节不稳和关节炎。

• 在本章中，我们将重点介绍使用自体组织重建 PCL。在大多数 PCL 病例中，作者倾向于使用同种异体移植，但在某些情况下，自体移植可能是唯一的选择（某些国家），或者外科医生和患者可能更喜欢自体移植（例如，高水平运动员重返运动场）。

27.3 关键原则

• PCL 重建的目标是实现解剖修复。

• PCL 由 3 个部分组成：前外侧（AL）束、后内侧（PM）束和半月板股骨韧带（MFL）。每个部分都有特定的止点位置和独特屈伸张力模式（图 27.1，视频 27.1）。对于单束重建，目标是恢复这 3 个部分中最重要的、最大的 AL 束。

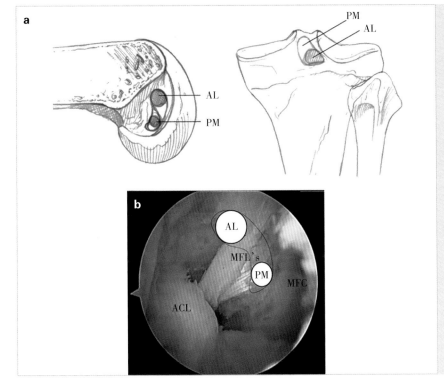

图 27.1　a. 后交叉韧带两束股骨和胫骨止点示意图。b. 关节镜下后交叉韧带前外侧（AL）束和后内侧（PM）束的股骨止点

27.4 适应证

- PCL 损伤的手术决策具有挑战性。必须考虑多个变量，包括患者的功能状态、PCL 损伤的级别、慢性损伤、伴随的损伤和膝关节其他的病理（软骨、半月板、负重力线）改变。
- 对 PCL 损伤的膝关节进行分级和分类对于做出正确的治疗决定至关重要。
- 作者更喜欢一个包括以下内容的分类系统：
  - 受伤的时间（急性、慢性）。
  - 受累韧带的解剖学分类：
  - 单独损伤（仅限 PCL）。
  - 合并损伤（其他韧带受累者）。
  - 损伤部位（近端、中端、远端）。
  - 各韧带的损伤等级（Ⅰ～Ⅲ级）。
- 一般来说，大多数Ⅲ级 PCL 损伤需要接受手术治疗，无论是单独还是合并其他韧带损伤。

27.5 禁忌证

- 任何间室有明显的退行性关节疾病。
- 关节炎最常见的是内侧间室和髌股关节：
  - 如果内侧间室明显受累且内翻畸形，则不推荐 PCL 重建。在这种情况下，建议采用双平面截骨术。
  - Ⅰ级或Ⅱ级 PCL 损伤非手术治疗可获得良好的长期预后。
- 一般来说，单独的Ⅰ～Ⅱ级 PCL 损伤采用物理治疗，无须手术治疗。

27.6 特别注意事项

- 移植选择包括自体移植和同种异体移植。我们在大约 80% 的病例中使用同种异体移植（其余 20% 为自体移植）。
- 我们倾向于在高水平运动员和不需要同种异体移植的患者中使用自体移植物。
- 世界上某些国家不允许异体移植（例如南美洲的许多国家），因此，自体移植是这些国家的唯一选择。
- 如果选择自体移植，我们倾向于在 80% 的病例中使用股四头肌腱（带骨块），其余 20% 的病例中使用 4 股腘绳肌腱。
- 当使用同种异体移植时，我们更喜欢有骨块的跟腱。
- 采用经胫骨技术重建 PCL 的原则之一是移植物必须至少有 9～10cm 长。
- 同种异体跟腱和自体股四头肌腱的移植物直径为 10～12mm。

27.6.1 带骨块的自体股四头肌腱移植物的获取

- 膝关节屈曲 90° 切取移植物。
- 切口以髌骨上极为中心，向下延伸 5～10cm。
- 分离皮下组织，在肌肉肌腱交界处暴露整个肌腱和股内侧肌（VMO）边界，以确定切取肌腱的厚度。
- 股四头肌腱的分层解剖从浅到深：股直肌，VMO 和 VLO 的汇合处，以及股中间肌。
- 必须小心避免损伤髌上囊。如果损伤，应予以修复。
- 用取腱器从股四头肌腱切取移植物，中央 10～12mm 厚，移植体长度应为 9～10cm（包括 2cm 骨块）。
- 标出髌骨近端的中央 1/3 部分，宽 11～12mm，长 15～20mm。
- 先切断肌腱，然后再摆锯切取骨块。
- 有时需要用骨刀切取骨块。
- 髌骨上方骨块长度为 20～24mm（等于肌腱的宽度），深度为 8～10mm（图 27.2）。
- 用 2.0mm 钻头制备两个骨孔，以通过不可吸收缝线。移植体的软组织端可以用不可吸收的 #5 缝线进行鞭状缝合。
- 髌骨缺损可采用骨道扩孔或脱钙骨基质移植填充。
- 膝关节屈曲 90°，使用 #2 不可吸收缝线仔细缝合股四头肌腱。

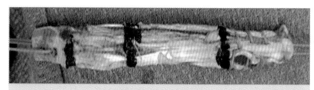

图 27.2 股四头肌腱移植物，右侧骨端用 #5 不可吸收缝线缝合，软组织部分用 #5 缝线鞭状缝合。在骨肌腱交界处标记，理想情况下移植物在关节内 40mm 处，移植物长度为 9～10cm

27.6.2　自体腘绳肌腱移植物

· 我们不会详述如何获取腘绳肌腱，因为它已经在多个地方详细描述过。我们使用 4 股自体腘绳肌腱，移植物长度至少为 9~10cm。

· 移植物直径为 8~10mm，这对于Ⅲ级 PCL 损伤来说不够强大。当 PCL 和 MFL 仍然有残端附着在股骨时，我们只在罕见的有症状的Ⅱ级 PCL 患者中使用自体腘绳肌。

27.7　特殊说明、体位和麻醉

· 不使用止血带。

· 在术后疼痛控制方面，内收肌阻滞优于股神经阻滞。

· 在麻醉下进行检查，检查结果对于确定哪些韧带需要手术治疗至关重要。对于 PCL 分级，我们使用后抽屉试验（Ⅰ~Ⅲ级）。利用术中透视确定最终病理松弛程度（测量对侧膝关节并比较侧侧差异）。

· 我们使用经胫骨骨道技术，一个标准的 PCL 导向器和一个 70° 的关节镜。

· 气动下肢固定器非常有用，也是首选，但一个简单的支架也可以使膝关节屈曲 90°（图 27.3）。

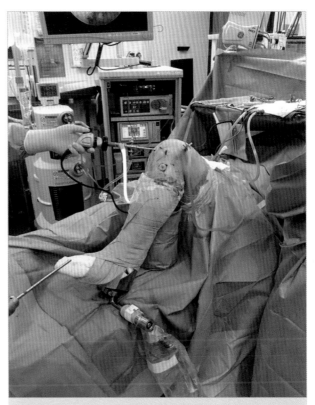

图 27.3　照片示气动膝关节固定器，在后交叉韧带（PCL）重建时可以将膝关节调整在合适的位置。此外，还可以看到小腿向后方凸起，在重建过程中可以将胫骨向前推移

27.8　手术技巧、经验和教训

· 用于自体腘绳肌移植的皮肤切口可以作为胫骨骨道钻孔的起点，从而避免额外切口，且更美观。

· 自体股四头肌腱上的骨块总是放在胫骨一侧。

· 作者更喜欢股骨和胫骨的皮质固定（而不是干预螺钉）。

· 股四头肌腱移植物直径为 10~12mm；腘绳肌腱移植物直径为 8~9mm。

· 在胫骨近端后方放置一个软垫可以防止手术过程中胫骨后半脱位。

27.9　可能遇到的困难

· 当使用经胫骨 PCL 骨道时，移植物引入始终是一个挑战。应该准备一个螺纹套筒，有助于促进移植物通过。

· PCL 移植物从胫骨进入股骨，软组织端置于股骨骨道中。

· 我们的目标是在股骨骨道内置入 2cm 的移植物。

· 如果移植物长 8~10cm，胫骨骨栓将嵌入胫骨骨道 2~4cm。

· 当通过移植物时，使用大直角夹钳将缝线垂直于胫骨骨道推动，以便于移植物通过。我们不使用市面上的移植物通道，因为它们价格昂贵，可能会侵蚀胫骨骨道。

27.10　关键手术步骤

27.10.1　诊断性膝关节镜检查和骨道准备

· 手术中大部分时间膝关节屈曲 90°。

· 标准诊断性膝关节镜检查是通过前内侧和前外侧入路进行的。辅助 PM 入口用于查看和放置

PCL 胫骨骨道定位器。

· 我们首先确定 PCL 股骨足印区的解剖结构。90% 的病例股骨纤维止点完整（图 27.4，视频 27.1）。

· 我们的目标是重建 PCL 的 AL 部分。我们确定其在股骨上的止点，并用射频清理止点部位。然后，使用锥子选择一根 3/32mm 克氏针（K 线）的准确止点位置，用于随后的股骨骨道钻孔（图 27.4 和图 27.5）。

· 在不损伤 ACL 的情况下，应非常小心地保护 PCL 的 MFL 和 PM 部分。

· 手术中最具挑战性和耗时的部分是显露股骨止点。我们首先要清理胫骨后部的滑膜层（图 27.6，视频 27.2）。从膝关节前部开始，保留 MFL 和 ACL，然后使用 70° 关节镜俯视胫骨止点。

· 建立 PM 入口，并将刨刀穿过该入口，以完成 PCL 胫骨止点的清理（视频 27.2）。

· 接下来，我们将一个 30° 关节镜放入 PM 入路，以观察整个 PCL 胫骨止点（图 27.7，视频 27.2）。

· 从前内侧入路（也可以使用 AL 入路）将 PCL 导向器穿过髁间切迹（MFL 和 ACL 上方），放置在胫骨止点的远端和外侧（视频 27.3）。

· 从前向后钻入一根 3/32mm 克氏针（K 线），并始终进行术中透视，以确认正确的位置，如图 27.8 所示。如果克氏针位置不好（通常太靠前），可以使用平行导针重新调整。

· 如果克氏针不在我们想要的位置，则使用平行导向器来获得正确的位置。

· 当术者在关节镜和透视下确认适当的 PCL 钻头位置后，开始钻孔（图 27.9）。频繁透视检查以确认骨道位于 PCL 关节面远端 1/3 的合适位置。

· 放置导针后，使用合适的钻头进行钻孔；使用测深尺测量骨道长度。钻孔过程中，要小心地观察胫骨止点并保护神经血管结构。我们用动力开始钻孔，然后改为手动钻孔，以完成骨道。

· 胫骨钻孔比测量的移植物宽度小一个尺寸；骨道扩张器用于将骨道扩大到正确的尺寸（如果需要 11mm 的骨道，则先钻 10mm 的骨道再扩张 1mm）（图 27.10，视频 27.4）。

27.10.2 钻制股骨骨道（由内向外）

· 肌腱移植的目的是重建 AL 束。

· PCL 的 AL 足迹直接区邻近股骨内侧髁的关节边缘。AL 止点的中心位于股骨足迹的前半部分

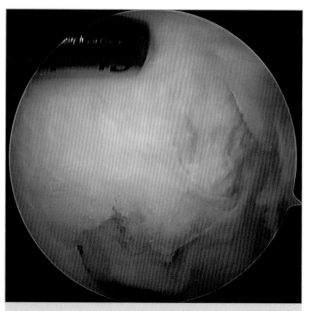

图 27.4 前外侧入路的关节镜视图显示股骨内侧髁及其 3 个组成部分，前外侧束、后内侧束和半月板股骨韧带完好

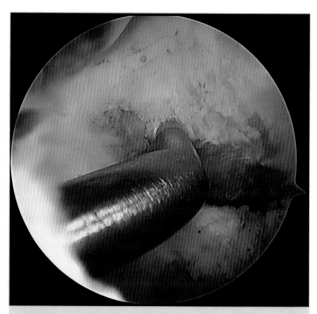

图 27.5 关节镜下从前外侧入路看到的微骨折锥体，表明前外侧定位正确。在上面可以看到股骨内侧髁的关节软骨，在下面可以看到半月板股骨韧带

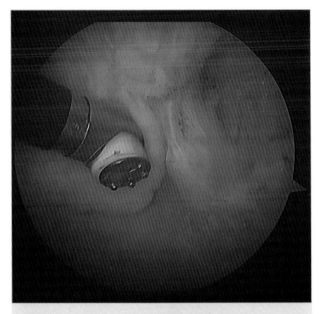

图 27.6 前外侧入路的关节镜视图显示射频从后内侧入路插入；这是为了清理后交叉韧带（PCL）关节面部分

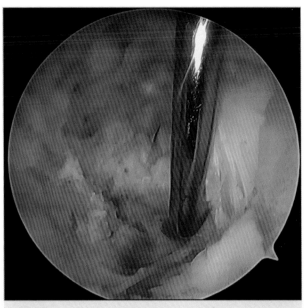

图 27.7 从后内侧入路查看后交叉韧带（PCL）足印区的视图，以及从前内侧入路插入 PCL 导向器

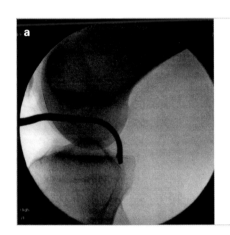
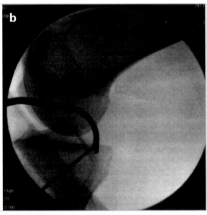

图 27.8 a、b. 侧位透视显示后交叉韧带定位器位置适当，再次确认钻头位于后交叉韧带止点远端 1/3 处

（图 27.11）。

- AL 足迹的中心用锥子标记。3/32mm 导针穿过 AL 入路，位于标记位置之上。膝关节屈曲 100°~110°。使用 10mm 大小的钻头制备骨道。必须非常小心，以避免损伤髌骨关节软骨。

- 然后用一个钻头制备骨道，同时确保避免损坏髌骨的关节软骨。扩孔器的尺寸由移植物直径决定，使用与胫骨骨道相同的技术（骨道钻孔比测量的移植物尺寸小 1mm，然后扩张 1mm）（视频 27.5）。

27.10.3 肌腱移植通道和张力

- 移植物是四股腘绳肌腱。游离端用 #2 不可吸收缝线进行鞭状缝合。连接一个适当长度的带祥纽扣钢板。目标是移植物在股骨骨道内 2cm。移植物总长度通常为 9~11cm。

- 初次植骨固定后，膝关节进行全方位活动，以确认膝关节稳定性和植骨张力是否合适。

◦ 验证膝关节屈曲 90°时胫股关节的正常平移。

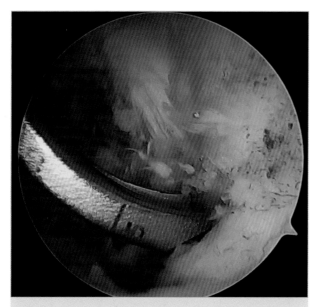

图 27.9 关节镜下通过后内侧门入路观察后交叉韧带（PCL）胫骨止点定位。这与图 27.8 中的透视图像相结合，以再次检查确认位置

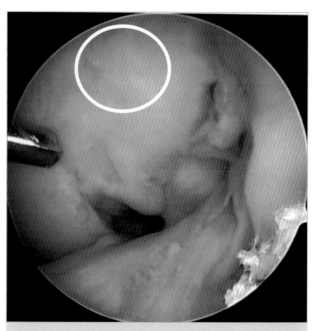

图 27.11 关节镜下从前外侧入路观察股骨内髁。白色圆圈是后交叉韧带（PCL）前外侧束的解剖足印区。关节镜刨刀从前内侧入路进入

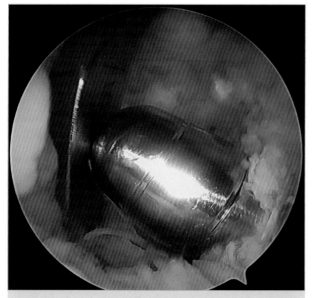

图 27.10 后内侧入路关节镜下显示后交叉韧带（PCL）胫骨骨道扩张

股四头肌腱 - 骨移植通道

• 股四头肌腱移植物有一个 2cm 的骨栓，带有 2 根 #5 不可吸收缝线。

• 软组织端也用 #5 不可吸收缝线缝合。

• 移植物从胫骨拉到股骨，骨栓位于胫骨一侧。这个步骤在技术上要求很高（视频 27.6）。

• 我们建议用带垫圈的 6.5mm 松质骨螺钉固定股骨。需要单独的垫圈来实现这种固定。

• 初次植骨固定后，膝关节进行全方位运动，以确认膝关节稳定性植骨张力是否适当。

   ◦ 验证膝关节屈曲 90° 时胫股关节的正常平移。

   ◦ 当膝关节屈曲 90° 时 AL 束收紧。

• 膝关节屈曲 90°，使用 4.5mm 皮质骨螺钉和垫圈进行胫骨侧固定。

• 使用神经探钩在膝关节屈曲 90° 时确认 PCL 张力（图 27.12）。

27.11 补救措施

• 作者不喜欢使用干预螺钉固定，相对更偏好皮质骨螺钉固定。如果缝线有问题，则可以增加挤压螺钉作为备用。

   ◦ 当膝关节屈曲 90° 时 AL 束收紧。

• 膝关节屈曲 90°，胫骨侧用 4.5mm 皮质骨螺钉和垫圈固定。

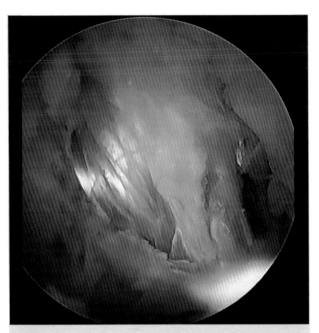

图 27.12 从前外侧入路观察，膝关节屈曲 90°，后交叉韧带（PCL）重建

27.12 陷阱

• 髌骨骨折来自股四头肌腱骨切取。

• 运动障碍（最常见的是屈曲功能障碍）。

• 腘动脉距后囊止点 1~2cm。钻头、导针或刨刀都可能对其造成损伤。

• 移植失败［继发于移植位置不良（技术失败）、术后康复过度或不当、创伤性失败（继发于严重损伤，例如坠落、机动车事故、运动损伤等）］。

• 在这些病例中，深静脉血栓形成具有非常现实的可能性，因为手术时间更长，术后需要康复治疗。我们强烈建议对所有接受 PCL 重建的患者以及所有风险因素增加的患者（既往 DVT、多韧带重建、女性节育、吸烟等）进行术后 DVT 预防。

第二十八章 后交叉韧带胫骨止点撕脱性骨折

Rodrigo Salim

袁 鹏 / 译

28.1 概述

后交叉韧带（PCL）胫骨止点处撕脱性骨折，是该韧带损伤的一种。如果治疗不当，临床进展为关节退行性变，与其他 PCL 损伤相似。该损伤的外科治疗包括骨折复位和固定。

28.2 关键原则

有数种方法可以重新复位 PCL 止点；然而，迄今为止，还没有一个"金标准"。这些作者认为，精确恢复人体解剖结构能提供最佳的手术效果。骨折复位和稳定固定是治疗的关键，手术可以通过关节镜或切开进行。

28.3 预后

关节镜下治疗 PCL 撕脱伤创伤较小，但技术上比开放手术更困难。除了关注骨折的治疗方法外，文献中还讨论了最佳固定方法。提出了几种植入物：传统螺钉、钢板、锚钉和可吸收螺钉。

28.4 适应证

影像学检查证实 PCL 止点撕脱伴骨折移位。在 X 线片上，骨折碎片来自 PCL 的止点部位。> 5mm 通常被认为是明显移位。计算机断层扫描（CT）或磁共振成像（MRI）也可以发现。

28.5 禁忌证

- PCL 实质部损伤。
- 晚期三间室关节病。

28.6 特别注意事项

近几十年来，关节镜手术在 PCL 重建中的应用越来越多。该韧带远端止点撕脱性骨折是一种特殊类型的 PCL 断裂。关节镜手术固定，侵入性较小，并可以治疗相关损伤（如软骨或半月板损伤）。然而，这些技术需要较长的学习曲线，在复位和固定以及特殊器械的需要方面存在挑战。通过后内侧安全通道的开放手术提供了骨折碎片暴露，允许在充分固定的情况下进行绝对复位。这种方法可以用于没有关节镜技术相关设备的医院。

28.7 特殊说明、体位和麻醉

28.7.1 开放式手术技术

- 硬膜外麻醉或全身麻醉。
- 俯卧位。
- 在大腿近端区域使用止血带。
- 使用 C 臂机透视。

28.7.2 关节镜技术

- 硬膜外麻醉或全身麻醉。
- 仰卧位。
- 在大腿近端使用止血带。
- 需要后内侧入路。
- 使用 C 臂机透视。

28.8 手术技巧、经验和教训

28.8.1 开放式手术技术

患者俯卧位，使用止血带，膝关节屈曲约 30°，我们沿着腓肠肌内侧头内侧缘在膝关节后内侧面做一个约 7cm 的斜向切口。分离皮下组织，以避免损伤大隐静脉和腓肠神经。打开深筋膜后，我们将腓肠肌内侧头与神经血管束一起牵拉到一侧，从而安全地暴露关节囊。纵向切开关节囊，显露骨折碎片。我们进行清创和冲洗损伤区域。在此之后，通过在大腿前方的垫子进行前抽屉试验，可以很容易地将此骨折复位。骨折复位情况可以透视检查。我们根据骨折片的大小和粉碎程度使用带齿垫圈的螺钉或钢板进行固定（图 28.1）。伤口分层缝合，无须引流。

28.8.2　关节镜技术

患者仰卧位，放置止血带。常规的前内侧和前外侧入路，并进行诊断性关节镜检查，以治疗半月板和软骨的相关损伤。另外两个后内侧入路用于清理和缝合，一个高位后内侧入路和一个低位后内侧入路（图 28.2）。切口分别位于关节线上方 4cm处和关节线水平处。使用高位后内侧入路观察，我们通过前外侧入路将两条 #5 Ethibond 缝线经PCL 中部从前到后穿过。这些缝线通过低位后内侧入路从关节囊中拉出。之后，我们在膝关节内侧关节线下方约 2cm 处切开。使用 55° PCL 导向器经前内侧入路，用直径为 4.5mm 的空心螺钉制

备了两个骨道；从胫骨内侧开始，朝向 PCL 的止点方向。将之前穿过的缝线穿过骨道并绑在一起，同时进行前抽屉试验，膝关节屈曲 70°，捆绑固定在前方纽扣钢板上（图 28.3）。通过后内侧入路检查骨折复位和韧带张力恢复情况。

28.9　可能遇到的困难

我们可以通过上述两种技术来修复 PCL 撕脱性骨折。与这些步骤相关的困难包括：

· 开放手术——由于神经血管束靠近 PCL 止点，传统的"S"入路可导致严重的医源性损伤，并伴有永久性和严重的并发症。同样，后外侧入路也会对腓总神经造成损伤。

· 关节镜手术——鉴于技术难度，该手术需要一个学习曲线。此外，术者必须能够使用设备进行高级的关节镜手术。除了开放手术的神经血管损伤的风险外，骨折碎片的固定和复位也具有挑战性。

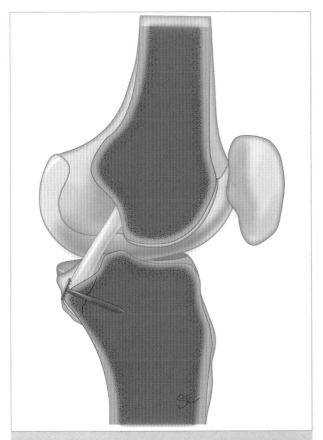

图 28.1　用带齿垫圈固定后交叉韧带撕脱性骨折示意图

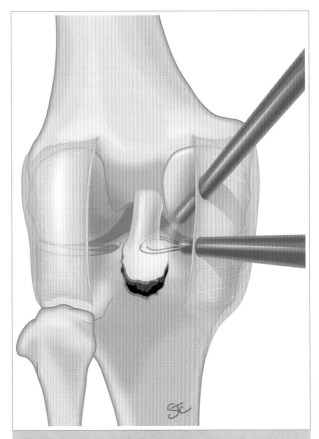

图 28.2　后交叉韧带（PCL）撕脱性骨折碎片上方缝合的示意图

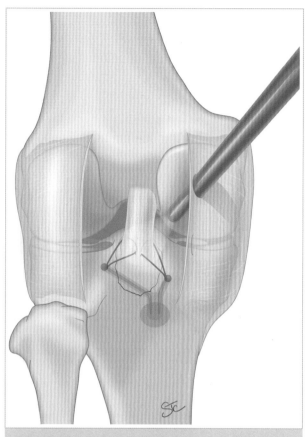

图 28.3 缝线通过骨道后在前方用纽扣钢板固定的示意图

28.10 关键手术步骤

PCL 损伤合并撕脱性骨折预后良好。结果取决于骨折复位和固定直到愈合。从这个意义上来说，通过开放手术、关节镜甚至通过透视设备的图像对碎片进行充分的观察是至关重要的一步。关于固定，有些方法被描述为可吸收的或不可吸收的螺钉、缝线、锚钉和纽扣钢板。关节镜入路带来额外的困难，因为需要辅助入口来固定碎片。在开放路线中，我们使用带齿垫圈的螺钉固定碎片。

28.11 补救措施

当患者出现功能障碍和骨折不愈合时，建议对诊断为延迟或不愈合的慢性损伤进行手术治疗。我们建议在这种情况下进行开放手术，因为清除纤维瘢痕组织是必要的。在固定之前，应进行骨移植以填补切除纤维组织后产生的空间。固定方式取决于骨折碎片的情况。在有大骨折碎片的情况下，我们优先考虑带齿垫圈的螺钉。否则，我们就用锚钉缝合。对于 PCL 撕脱性骨折失败病例补救方法，一种是切开复位内固定（ORIF），另一种是 PCL 重建。

第二十九章　膝关节后内侧角重建

Robert Longstaffe, Alan Getgood

胡　滨 / 译

29.1 概述

非手术治疗可治疗膝关节内侧结构损伤。然而，在多发韧带损伤或慢性外翻不稳定的情况下，应考虑重建内侧结构。外翻不稳和旋转不稳的患者进行后内侧重建，包括用自体半腱肌重建内侧副韧带浅层（sMCL）和用自体股薄肌重建后斜韧带（POL）。

29.2 关键原则

在考虑重建时，确定何时在 sMCL 重建的同时处理 POL 是至关重要的。详细的临床评估对诊断膝关节内侧软组织损伤程度至关重要。膝关节屈曲 20° 时，外翻应力主要集中在 sMCL。外旋增加也提示 sMCL 损伤。伸直位膝关节内侧开口提示更为严重的膝关节内侧损伤，可能联合交叉韧带损伤。屈曲 20° 时外翻松弛而在伸直时不松弛表明 POL 是完整的。为了评估轴向旋转稳定性，膝关节屈曲 90°，足外旋转 15°，在对胫骨近端施加前内侧力的同时，进行前内侧抽屉试验，与对侧膝关节对比，以评估胫骨前内侧旋转稳定性。持续的前移位和胫骨外旋提示前内侧松弛，内侧副韧带深层（dMCL）或后内侧角（后内侧角由半月板胫后韧带组成）均有缺陷，如半月板 RAMP 损伤。还可以使用表盘法试验。表盘法被认为是后外侧角损伤的特征性症状，现在已经证明在 30° 和 90° 屈曲及内侧结构损伤情况下同样能产生阳性结果。阳性结果提示外旋松弛；因此，对仰卧位和俯卧位患者的评估，判断外旋松弛是由胫骨前内侧相对于后外侧过度旋转引起的十分重要。应力 X 线片可用来确定膝关节内侧损伤的程度。与对侧相比，内侧间隙增加 > 3.2mm 提示 sMCL 完全损伤。如果较对侧增加 > 9.8mm，则可能是膝关节内侧结构完全损伤。

29.3 预期

大多数后内侧角重建合并 ACL 重建。因此，康复和恢复较单纯 ACL 重建慢。由于负重时膝关节冠状面旋转力矩，术后 6 周开始平足触地负重，随后进展到可耐受负重。膝关节固定在铰链支架保护，前 2 周可进行 0° ~90° 的活动，随后可进行全方位的活动，以防止僵硬。6~12 周，患者仅在行走时需要继续佩戴支架。3 个月后，患者安装自定义支架用于动态运动，1 年后恢复康复运动。

29.4 适应证

• 急性膝关节内侧损伤合并膝关节多发韧带损伤。

• 慢性膝关节内侧不稳非手术治疗失败。包括前交叉韧带（ACL）或后交叉韧带（PCL）损伤的膝关节外翻和旋转不稳。

29.5 禁忌证

广泛的软组织损伤，术后感染风险大。严重骨性关节炎。未接受非手术治疗的 sMCL 损伤，力线异常，存在膝关节外翻，在软组织重建前必须进行矫正截骨术，或者同时进行。切口附近出现脓毒症或活动性感染。

29.6 特别注意事项

对于慢性膝关节内侧不稳的患者，必须评估其负重冠状面力线。外翻的患者应考虑进行矫正截骨以恢复正常机械轴。内侧结构重建可以同时重建或者二期重建，如果不纠正膝关节外翻，单纯行内侧结构重建，可能造成重建韧带张力过大。

29.7 体位和麻醉

首选全身麻醉，同时行保留运动功能的股神经阻滞增强麻醉。患者仰卧在手术台上，使膝关节屈曲90°。在麻醉下进行膝关节屈曲0°和20°外翻应力试验，确定是否需要同时进行POL重建。手术开始前，使用大腿止血带并充气。

29.8 经验和教训

- 对于多发韧带损伤，可在关节镜检查之前进行关节腔处穿刺。肿胀减轻后更容易检查内侧结构损伤情况。也有助于预防骨筋膜室综合征的发生。
- 如果需要重建交叉韧带，可通过内侧切口取同侧骨–髌腱–骨（BTB）或股四头肌腱进行ACL重建（图29.1），大收肌腱（AMT）和内收肌结节（AT）作为内侧参考标志。
- 在带骨移植物通过骨道前对骨道进行打磨，可使带骨移植物更容易置入。
- 如果需要进行交叉韧带重建，应先进行交叉韧带重建并拉紧。同时行ACL及PCL重建时，先拉紧固定PCL，然后固定内侧结构，最后拉紧固定ACL。
- sMCL移植物应在屈曲20°时拉紧，并施加一定的内翻力量。
- 如果膝关节伸直位时内侧松弛，且后内侧关节囊完整，则可以用关节囊增强POL，也可使用移植物来增强POL。如果后内侧囊缺损，可使用软组织移植，如自体股薄肌重建POL。在这两种情况下，必须在完全伸直和旋转中立位进行拉紧和固定。

29.9 可能遇到的困难

严重的内侧损伤可导致内侧重要结构和标志的撕脱性损伤。AMT和AT是一个可靠的标志，因为它们很少受伤。然而，考虑到解剖移植物放置的重要性，如果内收肌腱及相关软组织结构触诊困难，应考虑术中透视以制备正确的骨道位置。其中最困难的问题是骨道冲突，特别是在多发韧带重建，或进行双束PCL重建时。在这些病例中，先制备前交叉韧带和后交叉韧带股骨骨道，不拉入移植物。然后制备内侧骨道并检查，确保骨道无冲突。也可以使用锚钉固定来解决这个问题。

29.10 关键手术步骤

从股内侧肌（VMO）至鹅足，在髌骨内侧缘与内上髁之间做纵向切口。显露剥离皮下组织，注意保护位于AT后5cm的隐神经。触诊鹅足，将缝匠肌提起并切开，显露下面的股薄肌和半腱肌。用开口取腱器取出肌腱。腰穿针被用来准确地识别关节线。sMCL远端插入距离腰穿针6cm处（图29.2）。在其止点处，将剩余的sMCL从骨上剥离，并在胫骨上从后内侧到前外侧插入一根克氏针。该钻头的尺寸与双股半腱肌腱的直径相对应，深度为25mm。由于此位置皮质骨较硬，在插入时应打磨骨道，以帮助置入螺钉。薄股肌腱的游离端用#1 Vicryl线（Ethicon, Somerville, NJ）编织。半腱肌腱通过Ultrabutton（Smith &

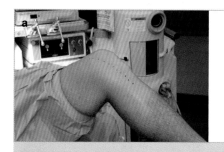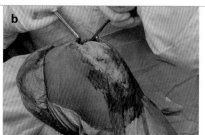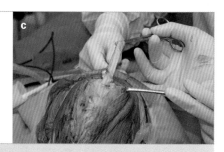

图29.1 a. 从股内侧肌（VMO）到鹅足在髌骨内侧缘和内上髁之间做内侧纵向切口。b. 合并前交叉韧带（ACL）或后交叉韧带（PCL）重建，应充分剥离皮下软组织，以便显露髌骨和股四头肌。c. 本例中取股四头肌移植物用于前交叉韧带重建

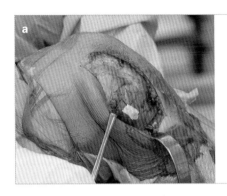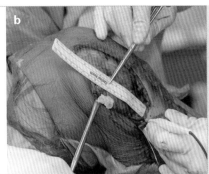

图 29.2　a. 使用腰穿针来识别关节线。b. 内侧副韧带浅层（sMCL）距腰穿针 6cm

Nephew，Andover，MA）并双折（图 29.3）。游离端用 #1 Vicryl 线编织，使用带孔针引入胫骨骨道。用 Biosure PEEK 螺钉（Smith & Nephew，Andover，MA）将移植物固定在胫骨骨道。于 AT 远端约 12mm、前方 8mm、内上髁后方处确定 sMCL 股骨止点（图 29.4a、b）。从内侧向外侧钻孔，方向向股骨近端前方（图 29.4c）。将移植物置于克氏针上，屈伸活动膝关节以确保移植物等长。当处理 PCL 损伤时，如果 PCL 没有固定，此时尝试复位膝关节是很重要的。关节后侧半脱位可能改变 sMCL 移植物的等长性，并可能导致移植物放置异常。用一个 4.5mm 的钻头钻穿骨皮质，测量骨道长度。调整 Ultrabutton 的长度，以避免扣板拉入髂胫束。然后根据移植物的直径在内侧皮质上钻孔，以放置移植物。

POL 胫骨止点位于半膜肌（SM）止点和腓肠肌内侧头之间。后内侧关节囊位于 sMCL 后方（图

29.5a）。POL 股骨止点位于腓肠肌结节远端约 8mm 和前方 3mm 处（图 29.5b）。克氏针止点处钻孔，然后在内侧皮质上钻一个适当大小的孔，深度为 25mm。POL 胫骨止点位于 SM 胫骨附着点前方。克氏针从止点向 Gerdy 结节钻孔（图 29.5c）。在两个骨道内放置牵引线，然后定位 sMCL 股骨止点。

半腱肌移植物在缝匠肌下方拉向近端股骨骨道。移植物被拉入股骨骨道，翻转 Ultrabutton 并在屈曲 20° 位进行张力调整。再次屈伸膝关节，以消除移植物中任何剩余的蠕变，并在屈膝 20° 内翻应力下通过可调节祥进行固定。同样，参照关节线，sMCL 胫骨近端止点距关节线 14mm。4.5mm Twinfix 缝合锚钉（Smith & Nephew，Andover，MA）置入胫骨近端止点。缝线穿过移植物的前束，在屈曲 90° 处打结固定。这确保了从股骨止点到 sMCL 胫骨近端和远端的移植物是完整的。将股薄肌移植物拉入胫骨骨道，用 Biosure PEEK 螺钉固定。然后将移植物拉入股骨骨道，在膝关节完全伸直和旋转中立位用 Biosure PEEK 螺钉固定。如果止点位置合适，股薄肌移植物伸直时拉紧，屈曲时松弛（图 29.6）。最后检查稳定性，在 0° 和 20° 屈曲时用轻柔的外翻应力。图 29.7 描绘了两次移植重建后的内侧角。如果有足够的后内侧囊，可以进行增强修复。在关节水平通过后内侧囊做水平切口。

29.11 补救措施

取腘绳肌过程中，出现移植物断裂是常见的并发症。至少需要 16cm 的半腱肌来重建 sMCL 和 12cm 的股薄肌来重建 POL。如果移植物取断导致

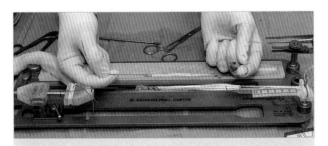

图 29.3　半腱肌和股薄肌移植物的制备。股薄肌在两端用 #1 Vicryl 线缝合。重建后斜韧带（POL）至少需要 12cm 的长度。半腱肌对折并通过 Ultrabutton（Smith & Nephew，Andover，MA）。游离的两端是用 #1 Vicryl 线缝合在一起的。重建内侧副韧带浅层（sMCL）至少需要 16cm 长度

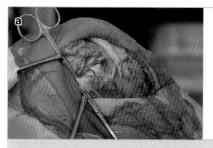
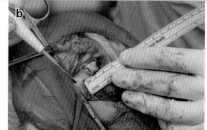
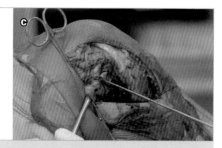

图 29.4 a. 在大收肌腱下放置 Metzenbaum 剪刀,以便识别内收肌结节。b. 内侧副韧带浅层(sMCL)股骨止点距内收肌结节远端 12mm、前方 8mm。c. 小孔针从内侧钻至外侧,瞄准略近前方

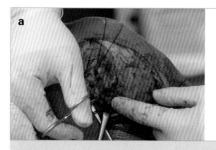
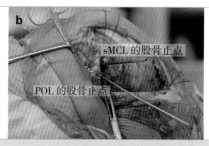
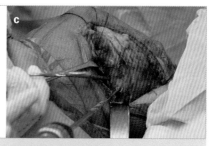

图 29.5 a. Alice 钳进行牵引,可以看到后内侧关节囊。b. 用克氏针和 4.5mm 钻孔显示内侧副韧带浅层(sMCL)和后斜韧带(POL)的股骨止点。c. POL 胫骨止点位于半膜肌(SM)胫骨附着点稍前方,钻孔朝向 Gerdy 结节

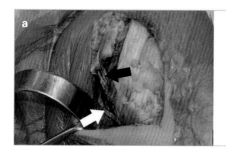
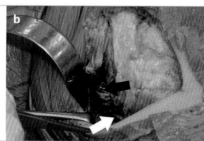

图 29.6 a. 膝关节屈曲时,后斜韧带(POL)重建(白色箭头)应松弛。b. 膝关节伸展时,POL 重建(白色箭头)应绷紧。重建的内侧副韧带浅层(sMCL)(黑色箭头)在屈伸活动中应等长

少于所需的长度,应考虑使用替代移植物。选择包括对侧半腱肌或使用同种异体移植物。几种利用同种异体移植物的手术技术已经报道了良好的效果。另外,也可以使用单束 ST。

29.12 陷阱

• 不要在屈曲超过 20° 时拉紧 sMCL 移植物,因为祥不会松弛,可能会卡住膝关节,导致伸肌迟滞。

• 不要根据 ACL 固定后检查来决定是否重建膝关节内侧结构。这将减少外翻应力松弛,尽管所有的应力都将集中在 ACL 移植物上。

• 不要在内上髁制备股骨骨道,会导致 sMCL 移植物在屈曲时张力过大,使膝关节屈伸受限。

• 过于偏后的切口可能会损伤隐神经。

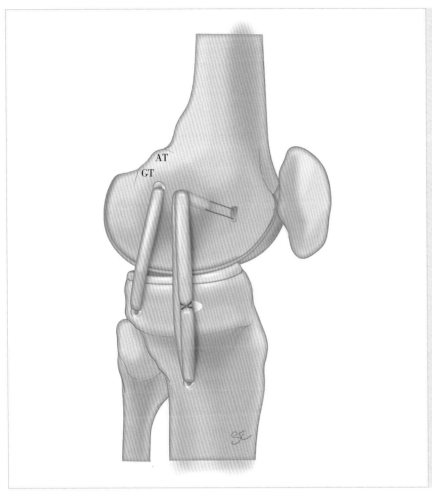

图 29.7　后内侧角两个移植物解剖重建图

第三十章 后外侧角重建

Robert F. LaPrade, Samantha L. LaPrade
胡 滨 / 译

30.1 概述

急性Ⅲ级和慢性后外侧角（PLC）损伤在不进行干预的情况下愈合的可能性较低。PLC重建了3个主要的静态稳定结构：外侧副韧带（FCL）、腘肌腱和腘腓韧带（PFL）（图30.1）。解剖学上恢复了膝关节结构。

30.2 关键原则

PLC结构对膝关节的静态和动态稳定具有重要意义。PLC还为前交叉韧带（ACL）和后交叉韧带（PCL）损伤提供二级稳定装置。如果这些情况下PLC不进行修复或重建，则ACL和PCL重建移植物的失败率较高。

30.3 预后

PLC损伤及时诊断和治疗至关重要。急性PLC损伤的治疗效果明显优于慢性PLC损伤。

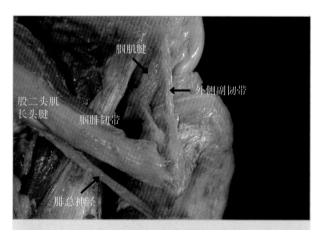

图30.1 解剖显示右膝关节后外侧角（PLC）结构。外侧副韧带（FCL）、腘腓韧带（PFL）和腘肌腱

30.4 适应证

急性Ⅲ级PLC损伤（损伤后数周内）或慢性PLC损伤。

30.5 禁忌证

- 急性Ⅰ级或Ⅱ级PLC损伤可行非手术治疗。
- 严重并发症影响术后康复。

30.6 特别注意事项

应进行适当的影像学检查，包括膝关节正位和内翻应力X线检查，以客观评估内翻间隙增大提示PLC损伤，磁共振成像（MRI）可以用来评估伴随的损伤，如前交叉韧带、后交叉韧带、半月板和相关骨折。对于伴有内翻畸形的PLC慢性损伤患者，在PLC重建前需要进行胫骨近端截骨，因为未矫正的力线畸形将导致PLC重建失败风险增大。此外，40%的一期截骨术患者可能不需要二期韧带重建。因此，需要重新评估胫骨近端截骨术后PLC松弛和患者的症状。急性和慢性PLC实质部损伤需要进行重建，而如果PLC损伤是急性撕脱伤而没有结构损伤，可能只需要修复。

30.7 体位和麻醉

仰卧位，将止血带固定在术侧大腿近端，大腿远端用腿支架固定，非手术腿用外展镫固定在手术野外。患侧膝关节悬垂成大约70°。全身麻醉、硬膜外麻醉或脊髓麻醉，视外科医生喜好和患者情况而定。标准皮肤准备和消毒铺巾。当腘肌腱或者外侧副韧带存在一束损伤时，应用自体腘绳肌移植进行解剖学重建；然而，如果同时撕裂，则建议采用完整的同种异体跟腱重建。

30.8 经验教训

需要修复的伴随损伤应与手术同时治疗。如果要取自体髌腱移植物，应将 PLC 入路切口置于更靠后的位置，以保持两个切口之间至少 6cm 的间距。FCL 股骨止点与腘肌腱股骨止点的距离为 18.5mm。

30.9 可能遇到的困难

腓总神经可能被瘢痕组织卡压或移位，特别是股二头肌腓骨头止点处撕脱骨折时。慢性膝关节后外侧损伤可能有异位骨化，这使得解剖位置的识别复杂化。翻修 PLC 手术可能需要术中透视来帮助制备正确的骨道。

30.10 关键手术步骤

首先在麻醉下进行检查以确认损伤程度。沿髂胫（IT）束后中段行标准外侧浅表切口（图 30.2）。然后切开皮下组织到达 IT。对膝关节后外侧进行逐层解剖，以确定 PLC 损伤需要修复还是重建。首先，识别股二头肌的长头和短头。在股

二头肌长头 2~3cm 处识别腓总神经（图 30.3），或触诊腓总神经至腓骨头 2cm 处，进行神经松解术。

如果外侧副韧带从腓骨头撕脱，在股二头肌腱的远端放置标记针，并将其从近端瘢痕组织中松解，以便修复。按附着于腓骨、股骨、胫骨和外侧半月板的顺序评估损伤结构，并计划修复或重建和使用何种移植物。通过切开股二头肌长头前臂来评估 FCL 远端附着；在残余韧带的远端放置标记针。如果显示中段撕裂或实质部损伤，则需要重建 FCL（图 30.4）。确定 PFL 在腓骨头的止点处。如果存在实质部损伤，要重建 PFL。如果腘肌腱完好可考虑直接修复 PFL。

从 FCL 的腓骨头止点处开始钻取骨道。在腓骨头后部和内侧插入牵开器，保护神经血管结构。使用 7mm 钻头对腓骨骨道进行扩大，并通过腓骨骨道放置一根牵引线，以便将移植物拉过骨道。

然后，剥离 IT，显露 Gerdy 结节，为制备胫骨骨道做准备。在 Gerdy 结节的内侧和远端毗邻髌腱外侧显露一处平整区域。将该区域剥离至骨，并使用咬骨钳去除软组织，以暴露胫骨骨道前侧出口的位置。在胫骨的后侧面，识别在腓肠肌-比目鱼肌复合体之间的腘肌腱的肌腱连接处。胫骨骨道出口在内侧约 1cm 处，离腓骨骨道出口点近 1cm 处，在肌腱连接处。使用 ACL 瞄准器将导针从之前确定的胫骨前平面位置放置到出口位置。再次使用牵开器保护膝关节后方的神经血管免受导针的损伤。然后使用 9mm 钻头制备胫骨

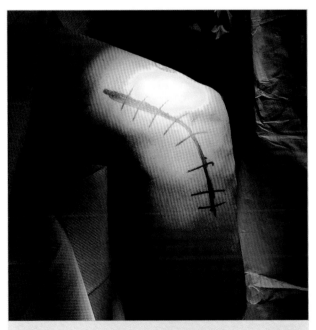

图 30.2　右膝关节采用标准横向曲棍球棒切口，从髂胫（IT）束后中部穿过膝关节至前室上方

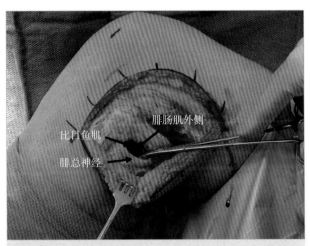

图 30.3　左膝侧位照片，显示腓肠肌外侧与比目鱼肌之间有止血钳；腓总神经位于止血钳和股二头肌长头的下方

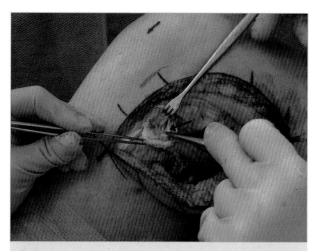

图 30.4 左膝外侧副韧带（FCL）撕裂的侧位照片（箭头）

骨道。

在外上髁的前方，沿 IT 束纤维方向，做纵向切口，并向远端延伸至 Gerdy 结节，探查 PLC 的股骨止点情况。FCL 股骨止点位于外上髁近端后方。腘肌腱附着位点位于腘肌沟前方，距 FCL 附着位点约 18.5mm，在此可直接触诊腘肌腱。通过膝关节外侧囊的垂直切口可以看到腘肌附着。

在确定两个股骨止点后进行股骨骨道建立。使用一根克氏针从 FCL 止点处向前内穿过膝关节，避开髁间窝、隐神经和潜在的交叉韧带股骨骨道。另一根克氏针在腘肌腱止点处插入，并与 FCL 克氏针平行放置。测量导针间距，间距为 18.5mm。确定这个距离后，使用 9mm 的钻头制备腘肌腱和 FCL 股骨骨道，深度为 25mm。同时放置两条缝线于骨道中。在助手准备 PLC 重建移植物的同时，进行膝关节镜评估。如果只有 FCL 或腘肌腱撕裂，可以使用自体腘肌腱移植物；然而，如果两者同时撕裂，则建议采用同种异体跟腱移植来完成膝关节后外侧结构解剖重建。关节镜下评估外侧间室、冠状韧带损伤及外侧半月板后角的附着、腘肌腱关节内部分、半月板的完整性以及关节囊部分。根据需要行半月板撕裂修复或部分半月板切除术。评估交叉韧带，并根据需要进行重建；需要重建韧带时，应首先完成 PLC 固定，然后再行交叉韧带固定。

PLC 损伤的修复或重建按附着部位顺序进行，第一是股骨，第二是外侧半月板，第三是胫骨外侧修复，第四是腓骨，第五是胫骨重建植骨固定。

移植物的骨端置入股骨骨道。从骨栓中，将牵引线置于牵引线环中（图 30.5）。确认植骨和骨道紧密贴合，使用 7mm×20mm 空心钛螺钉固定。导针应位于骨道边缘和植骨之间，以便螺钉能够安装在骨道壁和植骨之间。腘肌腱移植物沿着腘肌裂孔向远端走行，于外侧腓肠肌和比目鱼肌之间穿出膝关节。将 FCL 移植物向远端穿过 IT 和股二头肌腱长头外侧。然后进入腓骨头骨道。

外侧半月板后角的腘半月板韧带和冠状韧带撕裂用垂直褥式缝合修复。来自 Gerdy 结节的 IT 带浅层撕裂以及第三层中外侧关节囊韧带使用锚钉缝合修复。

如需要 PCL 重建固定，应先将 FCL 固定在腓骨骨道内，然后将 PCL 前外侧束 90° 固定，后内侧束 0° 固定。PCL 固定后，FCL 移植物可使用 7mm 可吸收生物螺钉固定，同时向近端牵拉移植物端，膝关节屈曲 20° 施加外翻应力固定。固定时应确保纠正内翻不稳。剩下的腘肌腱和 PFL 移植物从后向前通过胫骨骨道。当膝关节中立旋转屈曲至 60°，对移植物施加足够的张力时，使用 9mm 生物可吸收螺钉将 PLC 移植物固定在胫骨骨道内。当膝关节完全伸直时，用缝线锚钉在腓骨头和茎突的解剖附着部位修复股二头肌撕脱；如果没有足够的组织长度用于修复，则可能需要将股二头肌长头近端从粘连和瘢痕组织中松解。然后在胫骨骨道内固定 ACL 移植物。在麻醉下重新检查以评估膝关节稳定性的恢复情况。也可以评估术后屈

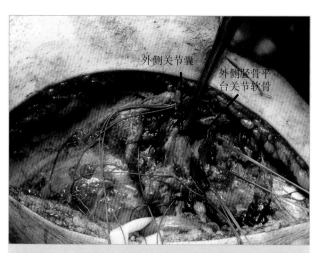

图 30.5 右膝关节后外侧 III 级损伤，侧位照片，胫骨侧放置锚定，缝合撕裂的外侧关节囊

伸活动范围。

30.11 补救措施

在腓骨头撕脱性骨折或术中骨折的情况下，可以将腓骨头骨道远端置于腓骨干上。或者使用不可吸收缝线张力带缝合以确保骨折安全，术后应用更保守的康复方案。

30.12 陷阱

• 注意股二头肌腓骨头撕脱移位时腓总神经的损伤。

• 对慢性 PLC 损伤进行力线评估是很重要的。如果不矫正内翻畸形，这可能导致 PLC 重建移植失败。

• 急性 PLC 损伤应考虑重建而非修复，慢性损伤应始终进行重建。

• 膝关节完全伸直时，如果没有足够的长度修复股二头肌撕脱性骨折，未对股二头肌长头进行近端松解，可能导致修复失败。需要在屈曲位固定膝关节直到术后愈合。

• 建立腓骨重建骨道前应制订好导针位置，避免发生医源性腓骨头骨折。

第三十一章　膝关节脱位重建

Gregory C. Fanelli, Matthew G. Fanelli

胡　滨 / 译

31.1 概述

膝关节多发韧带损伤（脱位）是一种严重的损伤，包括神经血管损伤、骨折和其他全身性损伤，这些都会影响膝关节脱位的手术治疗。这一章将讨论手术技术，包括后交叉韧带和前交叉韧带，内侧结构和外侧结构重建的急性和慢性多发韧带损伤。

31.2 关键原则

手术的目的是纠正前、后、内翻 – 外翻和轴向旋转的不稳定。机械移植张紧装置有助于交叉韧带的张紧。一些轻度内侧结构损伤可应用支具固定治疗，而重度内侧结构损伤则需要联合手术修复重建。后外侧损伤的治疗方法是手术修复重建。急性膝关节多发韧带损伤的手术时机取决于损伤的韧带、损伤肢体血管状况、肢体皮肤状况、不稳定程度，以及患者的整体健康状况。异体移植组织是这些复杂手术的首选。延迟 2~3 周重建可降低关节纤维化的发生率。重要的是要解决造成不稳定的所有因素。

31.3 预后

手术治疗提供了良好的功能结果。

31.4 适应证

急性膝关节脱位伴前后、内外翻、轴向多向不稳，慢性多发韧带损伤伴膝关节不稳。

31.5 禁忌证

韧带重建的禁忌证包括动脉损伤、深静脉血栓形成、开放性伤口、皮肤条件差和多系统损伤。当使用延迟或分期重建技术时，需要用 X 线片连续记录胫股和髌股关节的持续复位。

31.6 特别注意事项

膝关节慢性多发韧带损伤常因为膝关节功能不稳定需要进行手术治疗。手术治疗需要确定所有的结构损伤和不稳。这些结构损伤包括各种韧带损伤、半月板损伤、力线不良、关节面损伤和步态异常。外科手术方案包括胫骨近端或股骨远端截骨、韧带重建、半月板移植和骨软骨移植等。

31.7 体位和麻醉

手术在门诊或住院手术室进行。患者仰卧位，应用下肢止血带。术前术后给予抗生素治疗。同种异体移植物应在患者进入手术室之前准备好。

31.8 经验和教训

31.8.1 后内侧安全切口（PMSI）

后内侧安全切口在外科医生手指前方的膝关节囊与外科医生手指后方的肌肉和神经血管结构的内侧头之间建立一个平面。PMSI 保护神经血管结构，确认胫骨后交叉韧带（PCL）骨道的准确性，促进手术流程的进行。

31.8.2 PCL 胫骨骨道

PCL 胫骨止点位置必须位于胫骨近端的后下方，以确保 PCL 移植物组织接近 PCL 的解剖胫骨插入位置。这模拟了胫骨内嵌的 PCL 重建技术。

31.8.3 PCL 股骨骨道

PCL 股骨骨道由内向外制作，使股骨骨道在单束和双束重建中定位更准确。PCL 股骨骨道由内向外方向还能提供骨道与股骨内侧髁关节面之间更大的安全范围，减少关节面损伤或股骨内侧髁骨折的概率。

31.8.4　单束和双束 PCL 重建

根据作者的经验，单束和双束 PCL 重建对于膝关节多发韧带损伤和膝关节脱位都是有效的。通过应力 X 线片（SB 2.56mm，DB 2.36mm）、kt1000（SB 2.11mm，DB 2.94mm）与对侧比较，或恢复到损伤前功能水平（SB 73%，DB 84%），评估各种环境下的静态稳定性，统计学无显著差异。

31.8.5　经胫骨前交叉韧带重建

经胫骨骨道重建前交叉韧带（ACL）可准确定位胫骨和股骨骨道，避免钻股骨骨道时膝关节过度屈曲，防止后外侧重建时股骨外侧髁骨道拥挤。

31.8.6　移植物张力

使用固定螺钉（Biomet Sports Medicine，Warsaw，Indiana，USA）可以将移植物张力更加紧张，改善膝关节脱位术后抽屉试验结果，从正常的 46% 恢复到 87%。

31.8.7　后外侧重建（PLR）

腓骨头型（FHB）PLR 结合后外侧关节囊转位对大多数病例是有效的。当出现不对称过伸、后外侧抽拉过度、近端胫腓骨关节损伤和 PLR 翻修时，结合 FHB PLR 和后外侧关节囊转位，通过胫骨近端行腘肌旁路手术。所有病例均行腓总神经减压及后外侧关节囊转位或缝合术。使用螺钉和垫圈固定，可以在必要时进行植骨复位。

31.8.8　后内侧重建（PMR）

后内侧关节囊转位纠正轴向旋转不稳定和轻度外翻松弛。游离移植物内侧副韧带浅层重建（SMCLR）需要较高程度的外翻松弛。胫骨侧用螺钉固定。将移植物绕过股骨远端内侧大收肌（AM）止点处，并将移植物折回缝合到自身及 AM 止点处，无须在股骨内髁处放置其他固定物。

31.9　难点

31.9.1　骨折

胫骨平台骨折需要解剖复位和牢固固定，然后评估不稳定情况，防止由于关节面不协调和韧带重建导致的持续不稳定。

31.9.2　外固定

使用外固定架时，外固定应尽量靠近膝关节，不侵犯手术野。准确复位需要术中连续的透视，使用不恰当的固定可能会发生再脱位。

31.10　关键手术步骤

31.10.1　后交叉韧带重建（PCLR）

膝关节后内侧安全切口位于胫骨后内侧边界关节线下方约 2.5cm 处，切口长 1.5~2cm，向远端延伸（图 31.1）。腓肠肌内侧头与外科医生手指后方的神经血管之间，以及外科医生手指前方的膝关节囊之间有一个间隙。弯曲的过顶 PCL 导向器（Biomet Sports Medicine，Warsaw，Indiana）用于松解膝关节后侧的粘连，并从胫骨后方抬高关节囊。然后准确放置 PCL/ACL 定位器，并正确制备胫骨骨道。

PCL/ACL 定位器（Biomet Sports Medicine，Warsaw，Indiana）通过膝关节内侧入路置入。导向器尖端放置于 PCL 解剖止点位置的下外侧。位于胫骨后嵴下面在 PCL 解剖止点的外侧。导向器尾端在胫骨近端前内侧表面。在胫骨后侧用手指通过后内侧安全切口确认导针的尖端。术中可以使用正侧位 X 线片；但是，我们不经常使用术中 X 线片。当 PCL/ACL 导向定位在所需区域时，从前到后钻孔使用钝头导丝，并通过后内侧安全切口确认导丝的位置。

使用适当尺寸的钻头建立胫骨骨道。外科医生的手指通过后内侧切口监测导丝的位置。当钻头进入骨骼时，导丝反向，钝端指向后方，以增加安全性。钻头向前推进，直到它到达胫骨的后皮层。

PCL 单束或双束股骨骨道由内到外使用双束定位器（Biomet Sports Medicine，Warsaw，Indiana）。

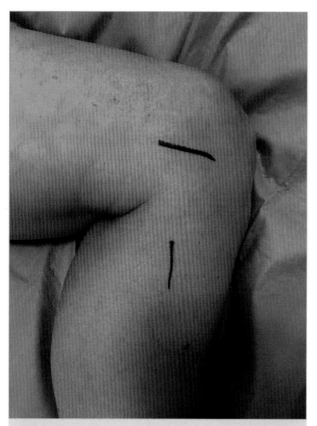

图 31.1 后内侧安全切口保护神经血管结构，可以保证胫骨后交叉韧带（PCL）骨道的准确性。后内侧安全切口为纵行线，水平线为内侧关节线

适当大小的双束定位器创建 PCL 前外侧束股骨骨道。双束定位器直接放置于股骨 PCL 前外侧束股骨止点。建立一个小的皮肤切口，适当大小的导丝经定位器穿过骨。要注意防止关节面发生任何损伤。取出双束定位器，由内向外钻取前外侧 PCL 股骨骨道。当术者选择进行双束双股骨骨道 PCL 重建时，对 PCL 后内侧束重复同样的过程。钻孔前必须注意确保两条股骨骨道之间有足够的骨间距离（约 5mm）。

缝线抓取器（Biomet Sports Medicine，Warsaw，Indiana）通过胫骨骨道进入关节，从股骨骨道取出。将移植物的牵引线连接到抓取器的祥上，然后将移植物拉入骨道。股骨端使用双层 19mm 聚乙烯韧带扣板皮质端悬吊固定移植物。

采用 Biomet 移植物张力器的循环动态张力法对前、后交叉韧带移植物进行张力调节。使用 Biomet 移植物张力器对 PCL 移植物进行远端张力调节。在膝关节完全伸直时施加张力，使胫骨复

位。这恢复了解剖学上的胫骨台阶。膝关节在全范围内多次循环运动，以实现移植物的预张和固定。重复该过程，直到移植物张力不再发生变化为止。膝关节屈曲 70°~90°，采用生物可吸收螺钉固定 PCL 移植物胫骨侧，用双皮质骨螺钉或聚乙烯韧带固定扣板进行备用固定。

31.10.2 前交叉韧带（ACL）重建

膝关节屈曲约 90°，采用经胫骨制备股骨骨道手术技术进行 ACL 重建。导向器通过膝关节内侧入路进入膝关节。PCL 和 ACL 胫骨骨道之间存在 1cm 或更大的骨间距。钻穿导针并定位，以便在创建 ACL 胫骨骨道后，移植物接近 ACL 的胫骨解剖止点。使用标准的空心钻建立胫骨骨道。

当膝关节屈曲 90°~100° 时，通过胫骨骨道引入一个过顶式股骨定位器，用于在股骨外侧髁的内侧壁放置导针，以制备接近前交叉韧带解剖止点的股骨骨道。放置前交叉韧带移植物，股骨侧予以固定。

使用 Biomet 移植物张力器进行 ACL 移植物的循环动态拉伸。在膝关节屈曲 0° 时牵引 ACL 移植物缝线，并逐渐施加张力使胫骨在股骨上复位。然后膝关节经过多次全屈伸循环，使移植物稳定。重复该过程，直到张力稳定，Lachman 试验和轴移试验为阴性。膝关节大约成 30° 放置。采用生物可吸收螺钉固定前交叉韧带移植物胫骨侧（图 31.2）。

31.10.3 腓骨头基底后外侧重建

在膝关节外侧做一个弧形切口，从 Gerdy 结节和腓骨头之间的间隙延伸到外上髁，然后沿着髂胫束向近端走行。进行腓总神经松解，整个过程保护腓总神经。确定腓骨头，并在腓骨头后内侧建立骨道。骨道是通过一根导针和一个直径 7mm 的标准空心钻创建的。腓总神经在骨道建立过程中都受到保护。游离肌腱移植物穿过腓骨骨道。

切开髂胫束，显露股骨远端股外上髁区域。在后外侧关节囊平行于外侧副韧带后缘做纵向切口。膝关节屈曲 90° 时进行膝关节后外侧囊转位（图 31.3）。

外侧副韧带移植物穿过髂胫束内侧，腘肌腱移植物穿过股二头肌腱和髂胫束内侧。移植物的

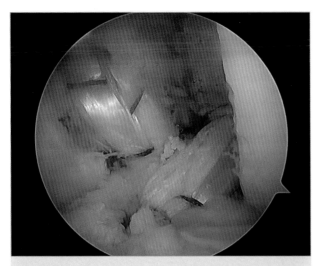

图 31.2 异体跟腱移植重建膝关节脱位后交叉韧带（PCL）和前交叉韧带（ACL）

侧区域。8 字形移植物的前肢和后肢在垫圈近端缝合，形成一个闭合环，并与中外侧和后外侧囊缝合，以加强和收紧结构。

31.10.4 后外侧重建

在胫骨平台外侧下方约 2cm 处，在导丝上钻一个 7mm 或 8mm 的孔。胫骨前肌或其他同种异体软组织移植物通过这个胫骨钻孔，沿着腘肌腱的走行到达股骨外侧髁上的解剖止点。神经和血管必须得到保护。同种异体移植物是在腘肌腱股骨止点处使用缝合锚固定，并用不可吸收缝线缝合。膝关节经多组屈伸活动，置于 90° 位，胫骨轻度内旋，对膝关节施加轻微外翻应力，拉紧移植物，用生物可吸收螺钉、聚乙烯韧带固定纽扣固定在胫骨骨道内。然后按照上述方法进行 FHB 重建和后外侧囊转位手术（图 31.4）。

31.10.5 后内侧重建（后内侧关节囊移位）

4 字体位。内侧做弧形切口，向下切开缝匠肌筋膜。保护神经血管。缝匠肌按其纤维和 sMCL 切开，同时发现松弛的后内侧关节囊。纵向切口平行于 sMCL 的后缘，在后斜韧带和 sMCL 之间的间隙。识别并保留半膜肌腱。将半月板连

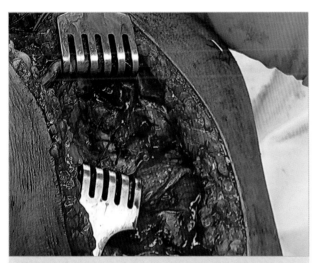

图 31.3 后外侧关节囊移位。在后外侧关节囊平行于外侧副韧带后缘做纵向切口。2 号永久编织缝线以水平褥式缝合方式缝合用于膝关节后外侧移位，膝关节屈曲 90°

四股交叉使外侧副韧带位于腘肌腱外侧，形成 8 字形。一个 3.2mm 的钻孔是为了容纳一个直径 6.5mm 的全螺纹松质骨螺钉，长度为 40~45mm。钻孔位于股骨远端外侧髁外侧区域，在使用上述螺钉放置 17~20mm 的垫圈后，垫圈将准确地固定在股骨远端外侧髁上外侧副韧带和腘肌腱的解剖止点处。这个钻孔位于外侧副韧带股骨止点前约 1cm 处。在屈膝 40°~45° 时拉紧移植物，在上述位置用螺钉和带尖刺的韧带垫圈固定在股骨髁外

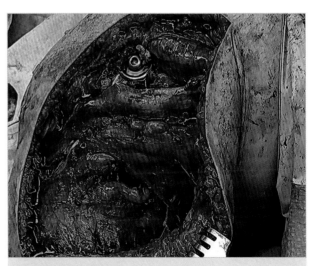

图 31.4 后外侧重建（PLR）。同种异体移植用于 PLR 的腘肌旁路，而半腱肌同种异体移植用于 PLR 的基于腓骨头的 8 字形。腓总神经减压术在整个手术过程中都要对神经进行保护

接处分开，膝关节屈曲 40°~45°，使用 3 根 2 号永久编织缝线以水平褥式方式进行后内侧关节囊转位缝合。在屈膝 40°~45° 时进行上述缝合。用 2 号永久编织缝线修复半月板关节囊结合部。然后使用 2 号永久编织缝线连续缝合加强缝线（图 31.5）。

31.10.6 后内侧重建

如上所述，首先进行后内侧关节囊移位手术或关节囊紧缩术。AM 肌腱在其插入股骨远端内侧处被识别，并在 AM 肌腱周围形成一圈穿过的缝合。在胫骨 sMCL 中心距关节线 4~5cm 处钻一个 3.2mm 的孔，在孔中放置 6.5mm×30mm 全螺纹松质骨螺钉和 20mm 尖刺韧带固定垫圈。半腱肌异体移植物环绕螺钉和垫圈组件，两条尾巴近端穿过 AM 插入点，深至缝匠肌筋膜。螺丝和垫圈组件拧紧。膝关节屈曲约 45° 时，如上文所述进行后内侧关节囊移位。

半腱肌移植物的尾端深穿缝匠肌筋膜，并环绕 AM 肌腱，一端由后向前，另一端由前向后，然后张紧 AM 肌腱，将尾部缝合回移植物，并使用 2 号永久编织缝线缝合 AM 止点（图 31.6）。

31.11 经验

采用胫骨嵌入 PCL 重建技术可以解决 PCL 胫骨骨道位置不正确的问题。无法经胫骨定位前交叉韧带股骨骨道，可以使用由外向内的方法创建前交叉韧带股骨骨道。因骨质减少无法应用螺钉固定时，可以通过经骨缝合固定来解决。

31.12 陷阱

膝关节脱位可能伴有同侧股骨或胫骨骨折，骨折固定可能阻碍了最佳的骨道定位。如第 30.11 节所述，可能需要利用其他重建方法。韧带重建前可能需要去除内固定装置，这可能会改变手术时机。

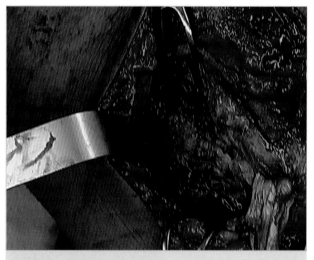

图 31.5 后内侧关节囊转位。纵向切口平行于内侧副韧带浅层（sMCL）的后缘，在后斜韧带和内侧浅侧副韧带浅层之间的间隙。半膜肌腱被识别和保护。在膝关节屈曲 40°~45° 时，将半月板内侧副韧带连接处分开，在膝关节屈曲 40°~45° 时，用 3 根 2 号永久性编织缝线以水平褥式进行后内侧关节囊紧缩。用 2 号永久编织缝线缝合修复半月板关节囊结合部。然后用 2 号永久编织缝线加固缝线

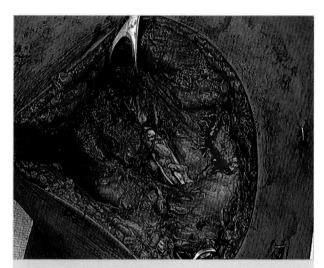

图 31.6 内侧副韧带浅层（sMCL）重建。将异体半腱肌移植物绕在螺旋垫圈组件周围，游离体端延伸至大收肌股骨止点，位于缝匠肌筋膜深层。环绕大收肌，然后紧绷大收肌腱。游离体端移植物缝合，并用 2 号编织缝线缝合到大收肌止点处

第三十二章　髌股关节不稳定——内侧髌股韧带重建

Gilberto Luis Camanho, Marco Kawamura Demange

胡　滨 / 译

32.1 概述

使用髌腱内侧 1/3 重建髌股内侧韧带（MPFL）治疗急性髌骨脱位。

32.2 关键原则

首先要了解 MPFL 的解剖和生物力学。MPFL 髌骨止点在髌骨近端和中间 1/3 之间。股骨插入处的宽度和大小可能不同。股骨止点在股内上髁和内收结节之间。生物力学研究表明，MPFL 的拉伸强度约为 80N。

32.3 预期

文献中关于急性髌骨脱位的最佳治疗方案存在争议。在我们最初的临床设计中，比较手术与非手术治疗，我们发现 50% 的保守治疗患者发生复发性脱位。相比之下，接受手术的患者没有出现这种情况。在随后的随机临床试验中，我们比较了非手术治疗（20 例）和 MPFL 重建（21 例），采用髌腱内侧 1/3 5mm 直径进行重建，我们观察到手术组的效果更好。经过至少 2 年的随访，手术组髌骨不稳没有复发。我们也分析了危险因素，如高位髌骨和滑车沟浅平征象。在这两组中，41 例患者危险因素的存在不影响脱位复发或不稳定主诉结果。接受手术治疗的患者有更好的 Kujala 评分。我们还观察到有危险因素的患者，尤其是扁平滑车患者，其 Kujala 评分较低。

32.4 适应证

我们认为急性髌骨脱位患者应进行手术治疗。如果没有其他诱发脱位的因素，首选的手术治疗是 MPFL 重建。在磁共振成像（MRI）观察到髌骨处 MPFL 撕脱的情况下，也可以考虑手术修复。

32.5 禁忌证

- 不适合骨科手术治疗的患者。
- 无法进行术后康复锻炼的患者。
- 影响手术预后的并发症（如胶原组织病）。
- 从手术获益较少的老年患者和活动较少人群。

32.6 特别注意事项

理想的 MPFL 股骨止点定位仍有分歧。在膝关节屈伸过程中，MPFL 表现为非等长结构。不恰当的移植物位置可能大幅增加髌股关节的压力，尤其是在髌骨内侧面。不要过紧髌股关节面也很重要。股内侧肌纤维与正常 MPFL 相连，对 MPFL 张力产生动态影响。MPFL 重建应该考虑这方面的影响。术后康复治疗至关重要，于手术结束后即刻开始。我们使用膝关节支具伸直固定 3 周，在此期间允许使用等长锻炼以及电刺激疗法。推荐使用镇痛治疗如冷疗。我们建议患者使用拐杖并在可耐受情况下负重。患者手术后刚开始部分负重，随着耐受力增加逐渐增加负重。术后 1 周膝关节于伸直位固定。术后 1~3 周开始膝关节活动度锻炼至 90°。术后 3 周去除支具开始进行固定自行车锻炼。术后 6 周开始进行闭链锻炼并逐渐开始开链锻炼。我们的目标是，术后 12 周患者恢复术前运动水平。

32.7 特殊说明、体位和麻醉

全身或局部麻醉是我们的优先选择。患者仰卧在手术台上。麻醉后体格检查髌骨稳定性。止血带放置在大腿近端，但我们并不常规使用。进行关节镜检查，处理相关的软骨损伤。不进行任何外侧支持带松解。手术切口的标志是髌骨的内侧边缘和股骨内上髁的内侧。在髌骨内侧边缘的内侧做纵向切口。这个切口从髌骨的上极和内侧开始。它向胫骨前结节的内侧延伸，并入关节镜前内侧入口。沿着髌腱内侧边缘切开。用尺子测量髌腱的宽度。标记出一条宽度对应于髌腱的内侧 1/3。切开肌腱纤维在中间 1/3。将附着在胫骨结节上的肌腱切断剥离。将肌腱向上翻转，然后进行骨膜下肌腱剥离。将其剥离至髌骨中间 1/3 和上 1/3 之间的连接处（图 32.1）。用不可吸收缝线将骨条固定在髌骨上，避免其从骨前表面脱落。用缝线缝合移植物游离端。确定移植物股骨附着的位置。它对应的是一个很大的区域，在内上髁的后部和近端。然后我们在这个区域做一个小切口。测量移植物在髌骨上附着的距离和期望的股骨附着的距离。如果移植物较短，用锚钉把它固定在股骨上。如果移植物足够长，在股骨部位钻骨道，用可吸收螺钉将移植物固定在股骨上（图 32.2）。我们在膝关节屈曲 45°~60° 时固定移植物。股骨端螺钉固定 MPFL 重建可在术中通过透视检查。推荐在解剖学和影像学上，股骨止点位于股骨后皮质外延 1.3mm 处，股骨后内侧髁起点的垂

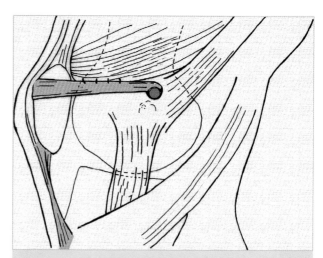

图 32.2 自体髌骨移植物固定于股骨内侧髁，位于股骨内上髁的后部和近端。与股内侧斜肌纤维缝合。当移植物足够长，可以与股骨对接时，使用螺钉（蓝色）固定。否则，用锚定固定移植物至股骨内侧髁

直交叉点远端 2.5mm 处，外侧位于上 Blumensaat 线后点与后髁边缘重叠的垂直交叉点近端 3mm 处。必须注意检查髌骨的屈伸活动和稳定性，以确保固定稳定。我们将移植物缝合在股内侧肌，为重建增加动态成分（图 32.3）。缝合伤口。在缝合时使用局部麻醉药。伤口上敷干敷料。下肢膝关节用支具固定。术后 X 线片显示髌骨的高度和股骨锚钉置入等距（图 32.4）。

32.8 经验和教训

· 正确的移植物制备非常重要。髌骨附着处缝线缝合可以防止移植物脱落。

· 将股内侧肌纳入重建至关重要，因为它为结构增加了一个动态结构。

· 移植物应起到"安全带"的作用，不应过紧。否则，髌股关节内的压力升高，患者就会有疼痛感。

· 不应将 MPFL 重建视为复发性髌骨脱位的唯一手术。它应该是更复杂的骨性手术的辅助。

32.9 难点

髌股不稳定的易感解剖因素可能对急性髌骨脱位的良好预后造成影响，其中一些患者需要手

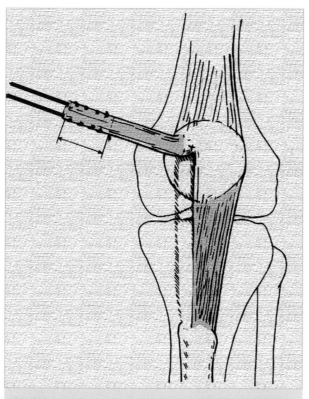

图 32.1 移植物获取。髌腱内侧 1/3 从胫骨前结节切开，在髌骨前表面骨下剥离，直到髌附着的近 1/3 处。移植物游离端采用不可吸收缝线缝合

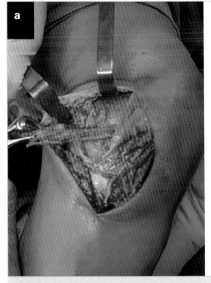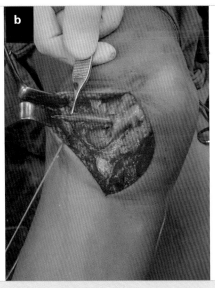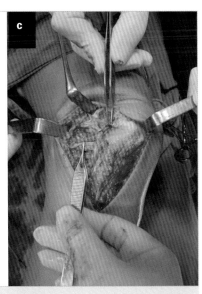

图 32.3 术中照片。a. 取下髌腱内侧 1/3，该肌腱向髌股内侧韧带股骨止点倾斜。b. 采用不可吸收缝线制备自体髌腱游离端。c. 重建的 MPFL，连接髌骨和股骨内侧髁

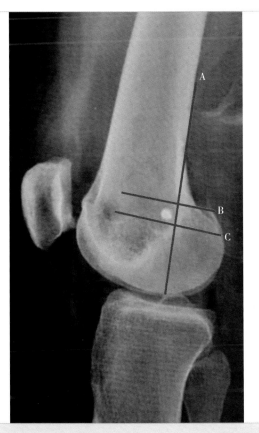

图 32.4 术后 X 线片侧位投影。髌股内侧韧带（MPFL）的股骨位置可通过金属固定锚的 X 线片位置得到证实。如 Schottle 等所述，理想的固定位置应该在后皮质线（A）前方约 1mm 处，并且正好靠近 A 线和 C 线的交叉点

术来解决危险因素导致的不稳定，避免复发。严重的股四头肌萎缩可能会阻碍患者快速康复。我们应该鼓励患者加强康复锻炼。术后应尽早负重和进行股四头肌等长锻炼。缺乏对物理治疗的依从性是阻碍完全恢复和良好结果的重要因素。

32.10　关键手术步骤

· 我们认为确定 MPFL 的正确股骨止点至关重要。透视和外科检查可协助鉴别。

· MPFL 张力的调整是必不可少的。张力过大与髌股关节疼痛、功能丧失和压力增加有关。

· 移植物固定应在术中进行检查。它应该足够稳定，以允许术后早期活动。

· 康复是手术成功的必要条件。

32.11　特别注意事项

术中，如果不能使用髌腱移植物，外科医生应准备使用替代移植物。术中失败的原因可能是肌腱长度不足或移植物从髌骨剥离断裂。在这种情况下，可以使用股薄肌腱代移植物。如果术后有明显的疼痛和膝关节僵硬，应该考虑翻修手术，应对诱发因素进行综合评价。移植物应该被松解。如有必要，我们会重建移植物，并处理髌骨股骨

不稳定的骨性危险因素。如果病变位于内侧关节面或髌股关节面中央部分，软骨损伤应同时处理。

32.12 陷阱

- 没有意识到髌股不稳定的相关易感因素。

没有使用解剖标志将移植物连接到股骨上。

- 未将移植物缝合到髌骨上，然后再将其连接到股骨。
- 移植物过紧。
- 使用 MPFL 作为治疗髌股关节不稳定的唯一工具，特别是有相关诱发因素时。

第三十三章 重塑近端力线：外侧支持带延长术

Andrew J. Garrone, Betina B. Hinckel, Riccardo Gobbi, Seth L. Sherman

刘玉强 / 译

33.1 概述

髋股关节（PF）外侧软组织的紧张与许多髋股轨迹不良疾病关系密切，这些疾病包括髌骨外侧高压综合征，髌骨外侧不稳和髌股关节炎。外侧支持带延长是通过延长外侧支持带的深层和浅层，从而取得有效的软组织平衡的一种手术方法。该技术能纠正髌骨倾斜，缓解过度的外侧软组织张力，同时不会出现外侧全层松解技术相关的并发症。

33.2 关键原则

- 单独的外侧支持带延长技术只适用于髌骨外侧高压综合征。
- 在其他髌股关节疾病（髌股关节不稳、软骨损伤和关节炎）中，它应该作为其他手术的辅助手术技术。
- 外侧支持带张力状态需通过体格检查和影像学检查相结合的方式来鉴别，麻醉下检查和关节镜检查来确定。

33.3 预期

掌握适当的手术适应证，采取细致的手术技术，外侧支持带延长术将有助于 PF 的软组织平衡。

33.4 适应证

单独的外侧支持带延长术仅在通过一系列保守治疗措施失败［如非甾体类抗炎药（NSAIDs）、物理治疗、贴扎、支具、关节腔注射、减肥］的髌骨外侧高压综合征的病例中实施。在其他 PF 疾病（PF 不稳、软骨病变和关节炎）中，当临床检查和影像学检查诊断并经麻醉检查（EUA）和关节镜检查证实为外侧支持带紧张时，外侧支持带延长术应作为辅助手术来治疗这些 PF 疾病。同时

外侧支持带延长术的适应证主要针对于复发性髌骨脱位，软骨损伤经保守治疗失败等 PF 疾病。

髌骨外侧紧张的临床征象为髌骨内移减少和髌骨外侧倾斜过大且不可复原。髌骨滑移和倾斜试验是评估外侧支持带紧张度最直接的试验方法。髌骨内移 < 1/4 与外侧支持带紧张有关，> 3/4 与外侧支持带松弛有关。膝关节完全伸直时，髌骨滑移试验只评估软组织紧张度；膝关节屈曲 30°时，该试验还可评估髌股的接触状态和髌股形态。髌骨倾斜试验是测量髌骨外缘相对于地面的抬升度数。0°~20°属于正常，髌骨倾斜度减少意味着外侧支持带紧张，> 20°意味着外侧支持带松弛。

通过轴位或侧位 X 线、CT 和 MRI 对髌骨倾斜程度进行评估。

膝关节屈曲 20°的轴位 X 线片（Laurin 视图），可以评估外侧 PF 角。外侧 PF 角指股骨内外滑车前点连线与髌骨外侧面切线的夹角（图 33.1）。正常膝关节，夹角朝外。随着膝关节屈曲，髌骨倾斜度减少。膝关节屈曲早期没有发现髌骨倾斜度减少，说明外侧支持带紧张。

CT 和 MRI 检查，髌骨倾斜角（髌骨内外侧边缘的连线与股骨后髁连线之间的夹角）> 20°，则表明髌骨倾斜角增大且不正常（图 33.2）。

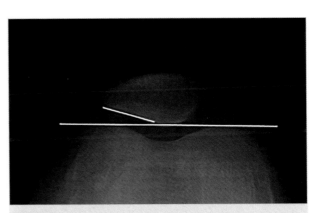

图 33.1 髌骨的 PF 角 Laurin 视图。外侧 PF 角指股骨内外滑车前点连线与髌骨外侧面切线的夹角

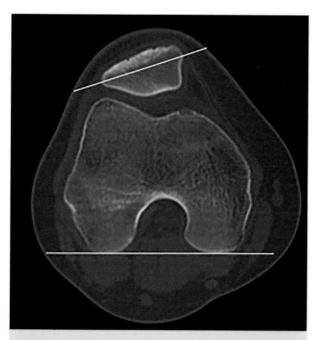

图 33.2 髌骨倾斜角。髌骨内外侧边缘的连线与股骨后髁连线之间的夹角

髌骨倾斜角增大需要影像学和体格检查相结合的方式来诊断。虽然在影像学检查中可以识别出髌骨倾斜过大，但必须通过体格检查来验证外侧支持带紧张对髌骨倾斜的影响（如髌骨内移受限和髌骨倾斜中立位缺乏）。

当需要使用外侧支持带延长术治疗髌骨疼痛时，贴扎和髌骨非负重支具能模拟外侧非负重结果以及预测最终结果。如果保守治疗失败需要手术，对上述治疗措施反应良好的患者髌骨功能改善的可能性更高。

33.5 禁忌证

· 体格检查、影像学检查、EUA/关节镜检查证实，外侧支持带松弛或正常的外侧限制结构。

· 外侧支持带延长不作为 PF 不稳定的唯一治疗方法。

33.6 特别注意事项

外侧支持带软组织平衡术不应该是一种全或无的手术。应对其进行量化，以避免过度松解导致医源性疼痛或内侧不稳，或松解不足导致外侧

过度紧张和相关症状的继续存在。因此，关节镜下很少进行外侧松解，如果需要松解，需要松解到关节囊、深层和浅层支持带。考虑到功能和疼痛，外侧支持带延长术的预后通常优于完全外侧松解，因为其可以对软组织平衡进行微调。此外，完全松解减少髌骨抵抗外移的能力，这在治疗 PF 不稳定患者时至关重要。

33.7 特殊说明、体位和麻醉

患者仰卧于手术台上。放置止血带，但通常不使用。全身麻醉，内收肌神经阻滞也可能使用。消毒和铺巾前，在麻醉下对双侧髌骨进行检查。关节镜下的评估早于开放手术。单独的外侧支持带延长的方法描述如下。在内外侧支持带都需要处理的情况下，髌股内侧韧带（MPFL）重建应早于外侧支持带延长，以确保适当的软组织平衡。外侧支持带延长也应早于胫骨结节截骨术（前内移位、向内移位或远端移位），同时外侧支持带手术入路也是髌骨或滑车软骨修复手术入路的首选方法。

沿着髌骨外缘做一个 3~5cm 的切口。最好选择前切口，特别是当联合其他手术时。向后外侧皮下钝性剥离至髂胫束后缘，确定髂胫束前缘与股外侧肌之间的交界处。髂胫束是浅层的参考标志，使用锋利的刀片或电刀，在靠近髌骨外侧缘处切开大约髌骨的长度（可根据手术需要向近端和远端延伸）。切口的深度等于支持带浅层的厚度（由髂胫束斜纤维来鉴别）。从浅层向深层剥离（通过外侧支持带近端附着在股外侧肌上的横向纤维来识别，从髂胫束的深部连同外侧 PF 韧带一起延伸到髌骨）。然后在其附着的髂胫束附近切开横向的支持带深层。通常，这样可以增加 15~22mm 的延长。根据外科医生的偏好和是否需要与关节腔相通，可以保留或切开下面的滑膜层。膝关节伸曲，以确定切口边缘距离最大的屈曲角度（这就是屈曲最紧张的地方），通常为 30°~60°。使用可吸收缝线将浅层斜行纤维和深层横行纤维的边缘缝合在一起，以消除外侧结构的过度张力，同时保持外侧软组织的完整性（图 33.3）。

关节镜下外侧松解术使用电刀从内到外切断外侧支持带。这种技术更具侵略性，因为它需要首先松解关节囊和深层横行纤维，进入并充分暴

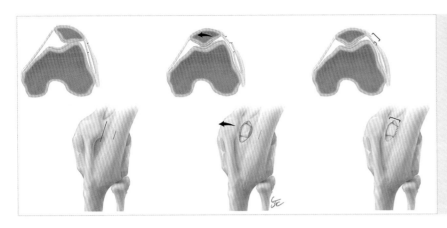

图 33.3 外侧支持带延长术。蓝线表示浅层切口，红线表示深层切口

露和释放浅层。在这种情况下，软组织平衡是一个全或无且不可逆的事件。此外，在手术入路过程中股外侧肌较脆弱，经常造成软组织包膜完整性的破坏等并发症。综上所述，外侧支持带是髌骨外侧平移的二级限制结构。通过外侧松解会完全破坏这些结构，可能会加重外侧髌骨不稳和（或）引起医源性内侧不稳和松解部位疼痛。通过关节镜下手术进行充分的止血也更具挑战性。由于这些原因，作者目前不建议关节镜下外侧松解作为一种孤立的或伴随的手术技术。

33.8 手术技巧、经验和教训

膝关节层次的识别：

· 识别支持带的浅层和深层是非常重要的。在近端找到髂胫束，并向远端延伸将有助于膝关节层次的识别。浅层纤维为斜行纤维，深层纤维为横行纤维。

33.8.1 止血

· 开放手术，细致止血，不使用充气止血带以便减少血肿和相关疼痛的风险。

33.8.2 内外侧平衡

· 注意 Z 字形延长术最多可提供约 20mm 的距离。手术目的是膝关节在伸直位时获得 1/4~1/2 髌骨内移和髌骨倾斜中立位。膝关节伸曲以确保髌骨处于滑车中心。外侧支持带的延长距离应为膝关节屈曲 30°~60° 时，髌骨处于滑车沟内。

33.9 陷阱

33.9.1 外侧支持带层次识别

· 内外侧解剖层次剥离不足可能导致延长不够和（或）外侧软组织保留不够。

33.9.2 止血

· 止血效果不足可导致血肿和疼痛。

33.9.3 内外侧平衡

· 矫正不足或过度松解：过度松解可能导致医源性疼痛和（或）内侧不稳，而松解不足可能导致有症状性的过度紧张。

33.10 可能遇到的困难

在伴随屈曲不稳定、慢性髌骨脱位和严重的骨发育不良或两者兼有的病例中，外侧结构之间的间隙可能很大，延长术不可能实施。这种情况下，标准的外侧松解可能是另一种选择。如果想取得想要的结果，这个间隙可以通过胶原蛋白结构来闭合，例如同种异体阔筋膜组织或同种异体皮肤补片。

33.11 关键手术步骤

· 识别髂胫束和股外侧肌（图 33.4）。
· 切开髌骨边缘的浅斜层。

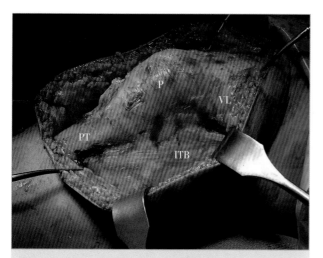

图 33.4 外侧支持带解剖。切口前面的髂胫束和股外侧肌。ITB，髂胫束；VL，股外侧肌；P，髌骨；PT，髌韧带

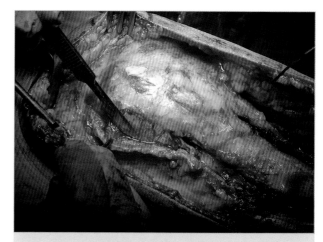

图 33.5 外侧支持带深层和浅层分离。用 10 号刀片分离髌骨附近的浅层。从外侧支持带深层上剥离浅层结构

- 分离浅层和深层支持带，并向后解剖（图 33.5 和图 33.6 ）。
- 切开深层横行纤维层。
- 平衡外侧软组织，用可吸收缝线修复延长（图 33.7 和图 33.8 ）。

33.12 补救措施

内侧不稳定（髌内侧脱位和髌内侧半脱位）是一种医源性损伤，由于外侧结构松解过度引起，外侧延长后没有这种情况的报道。它是由外侧限制结构丧失和肌肉萎缩造成的，可能与外侧结构松解程度或股外侧肌紧张有关。治疗方法为外侧支持带缝合，重建外侧 PF 韧带或外侧髌胫韧带。开放手术缝合外侧支持带，往往能取得满意的效果。当外侧软组织不足引起外侧支持带闭合受限（如外侧支持带闭合导致外侧髌骨半脱位或内侧不稳定）时，外侧软组织重建是一个不错的选择。与外侧不稳定不同，内侧不稳定是外侧软组织破坏的医源性后果。解剖学、形态学和力线支持髌骨外脱位。因此，作者认为，与外侧韧带重建相比，恢复外侧软组织的完整性已经足够且不易发生过度限制。同种异体移植物如阔筋膜或去细胞化真皮组织可以提高软组织质量（图 33.9）。如果考虑外侧 PF 韧带重建，应尽可能等长，避免外侧 PF 韧带过紧。髌骨植入物应位于近端或中间 1/3，股骨植入物应靠近外上髁。外侧髌胫韧带重建应遵守正常的结构功能且屈曲要更紧。

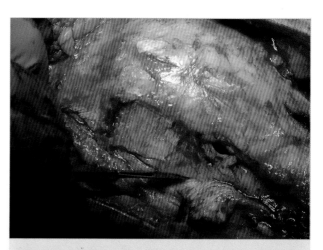

图 33.6 外侧支持带深层切口。用 10 号刀片在外侧支持带深层后面切开，浅深切口之间的距离就是规划的术前延长距离

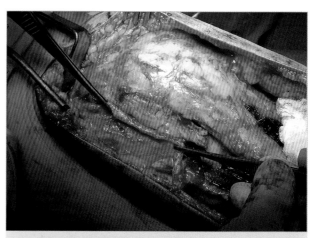

图 33.7 外侧支持带延长。将浅层后缘与深层的前缘拉在一起

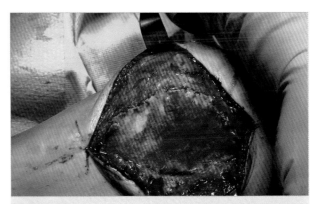

图 33.9 软组织补片。在残余的外侧软组织上缝合真皮同种异体移植物，治疗先前过度松解导致的医源性内侧不稳定

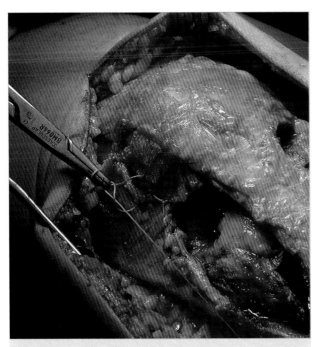

图 33.8 缝合外侧支持带的浅层和深层。用可吸收缝线将外侧支持带的深层和浅层进行缝合

第三十四章 复发性髌骨脱位——远端力线重建

Richard Ma, Seth L. Sherman

刘玉强 / 译

34.1 概述

远端力线重建或胫骨结节截骨术（TTO）广泛用于髌股关节疾病，包括髌股不稳定、软骨病变和关节炎的手术治疗方式。个性化胫骨结节截骨术可以纠正髌骨轨迹异常、髌骨高度异常，或减少髌股关节对非负重局灶性软骨损伤的压力。胫骨结节内移 / 前内移（AMZ）或远移（DTZ）是复发性外侧髌股不稳的解剖因素。TTO 可以单独施行，但通常与内侧软组织髌骨稳定手术（髌股内侧韧带重建）及外侧支持带延长术一起治疗髌股关节不稳。

34.2 治疗复发性髌骨脱位的胫骨结节截骨术的关键原则

- 仔细询问患者病史和体格检查，发现髌股关节主要症状（不稳、疼痛等）。这些会影响 TTO 手术方式以及预后。髌股不稳的 TTO 因素包括患者特异性因素、生物力学异常和是否存在髌股软骨损伤以及损伤位置。TTO 适应证包括髌骨位置不良和其他危险因素（包括双侧复发性不稳定、潜在的滑车发育不良、低能量脱位、大的局灶性软骨病变、既往软组织修复 / 重建失败）。

- 对于复发性髌骨外侧不稳的患者，术前通过影像学检查对髌骨高度进行评价很重要，例如负重位侧位 X 线片，外侧应力检查［如轴位 CT/MRI 测量胫骨结节 – 滑车沟间距（TT–TG）和 MRI 对软骨病变的检查（图 34.1）］。

- CT 和 MRI 上的 TT–TG 值有所不同，外科医生不应根据确定的阈值来实施或反对截骨。通常，治疗髌骨不稳的内移 TTO 的目标是使 TT–TG 恢复到 10~15mm 的正常范围之内。在软骨损伤的情况下，增加 10~15mm 的髌骨前移可以减少约 20% 的髌股接触应力。在髌骨高度异常的情况下，DTZ 可使髌骨 Caton–Deschamps 指数接近 1（正常：0.6~1.3；髌骨低位：< 0.6；髌骨高位：> 1.3）。术前通过计算 TTO 的角度确定胫骨结节内移、上移和（或）向远端移位的距离，最终达到降低外侧应力，纠正髌骨高位或降低髌股接触应力的作用（表 34.1）。

34.3 预后

- AMZ 或 DTZ 在治疗复发性髌骨不稳定方

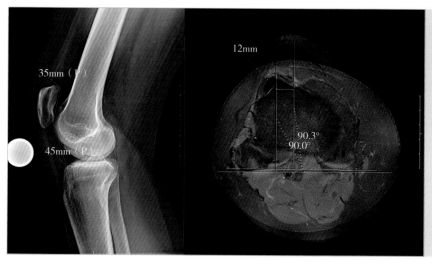

图 34.1 测量 Caton–Deschamps 指数：髌骨下极与胫骨上端之间距离 / 髌骨关节面距离。胫骨结节 – 滑车沟间距（TT–TG）：滑车沟最深点到髌韧带附着点中心的垂直距离

表 34.1　截骨倾斜角度参考值

截骨倾斜角度							
45°	前移（mm）	10	11	12	13	14	15
	内移（mm）	10	11	12	13	14	15
60°	前移（mm）	10	11	12	13	14	15
	内移（mm）	5.8	6.4	6.9	7.5	8.1	8.7

面，有着良好的临床效果。相比同时伴有疼痛和不稳定的患者，单纯髌股不稳定的患者治疗效果更好。对于未治疗的 Outerbridge Ⅲ / Ⅳ 级髌骨软化、髌股关节内侧或中央型损伤的患者，TTO 可能会额外增加这些区域的压力，最终导致患者的临床效果并不满意。胫骨结节 DTZ 术（远端骨合页断裂）可能增加术后并发症的发生，即导致截骨后骨不愈合和固定失败。

34.4　适应证

• TTO 适用于骨骼发育成熟、但力线异常的复发性髌骨脱位患者。复发性髌骨半脱位保守治疗失败后的患者（如髌骨支具、McConnell 贴扎、闭链运动、核心强化、本体感觉训练、平衡训练和步态训练）也是该手术的适应证。

• 通常，TT–TG 值 > 20mm 的患者考虑 AMZ 术式，Caton–Deschamps 指数 > 1.3 的患者考虑 DTZ。这些阈值只是一个参考值，也可能随着患者因素（脱位次数、潜在滑车发育不良、旋转异常、既往失败的软组织手术、软骨损伤、年龄和活动）而变化。

34.5　禁忌证

• 骨骼发育不成熟。
• 未经治疗的内侧髌股或髌骨近端（如果不考虑软骨修复手术）严重关节炎不考虑行 AMZ。胫骨结节的 AMZ 术式增加了髌股内侧和近端的髌股接触应力。
• 截骨术的一般禁忌证（如吸烟、感染性关节炎、骨质疏松症、病态肥胖）。
• 患者不配合。

34.6　特别注意事项

• 通过膝关节镜诊断性检查来评估髌股关节

轨迹，并检查截骨术的禁忌证。软骨损伤的大小、深度和位置应仔细记录，因为这可能会改变已计划的前移或内移度数。关节镜镜头应放置在内下或前外侧通道，以评估术中髌骨轨迹和髌骨倾斜。通过联合软组织平衡术（外侧支持带延长）来纠正这些髌骨问题。

34.7　特殊说明、体位和麻醉

• 对于 TTO，患者仰卧位于手术台，手术室配备外侧髋关节立柱和膝关节镜。如果要进行内侧软组织修复或重建，C 臂机通常放置在手术侧，因为内侧需要更多的暴露 / 钻孔 / 植入物放置。常备大腿止血带，但术中通常很少使用。如果使用止血带，应在皮肤缝合前松开止血带。术中使用氨甲环酸（TXA）用于限制围手术期出血。

• 术前联合周围神经阻滞，对患者术后疼痛进行管理（通常是单次内收功能保留的神经阻滞）。不推荐腘神经阻滞，因为截骨后需要监测下肢骨筋膜室综合征。

• 从胫骨近端或股骨远端吸取骨髓并浓缩，骨髓浓缩物可与支架混合，放置在截骨周围，以促进骨整合和愈合，特别是对于高风险的截骨术（DTZ 或翻修）意义重大。

34.8　手术技巧、经验和教训

• TTO 显露相对简单。仔细辨别髌骨远端内外侧，使用拉钩提起附着在胫骨结节上的髌腱远端，使之远离胫骨，然后在髌腱远端止点下进行截骨。避免在脂肪垫周围过度剥离，以减少关节纤维化。

• 截骨导向器（Arthrex T3 System，Arthrex Inc.，Naples，FL 和 Tracker AMZ Guide System，DePuy/Synthes Inc.，Raynham，MA）可以帮助确定截骨的长度（作者偏好）。手术关键是设计一个合适的骨槽（7cm），增加骨愈合和螺钉固定面积。如果没

有截骨导向器可以使用，那么按照术前想要的矫正角度，在胫骨上打入一系列间隔均匀的克氏针，然后使用骨刀进行截骨（图 34.2）。使用前交叉韧带（ACL）定位器重复放置克氏针。

• 一旦截骨完成并达到预期的矫正，克氏针固定截骨，以协助钻孔固定并维持截骨的正确性。

• 如果同时伴随骨槽 DTZ，则仔细修整骨槽远端轮廓，以最大限度地提高截骨面的一致性，有助于术后该区域的骨愈合。切开前将骨膜瓣提起，然后将骨膜瓣缝合在"危险"的截骨块远端（图 34.3）。

34.9 可能遇到的困难

• 一旦选定截骨角度，畸形得到临时矫正，那么在放置皮质骨螺钉之前，克氏针都需要在骨块上起到临时固定作用。当心在拧入皮质骨螺钉时，矫正可能会移位。因此，在拧入螺钉时，起到临时固定作用的克氏针可以维持螺钉置入的正确性。

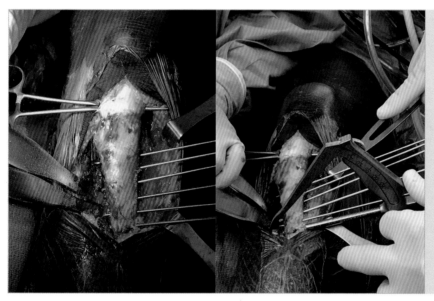

图 34.2 在 ACL 定位器的帮助下在胫骨上打入一系列间距相等的克氏针，然后用骨刀在克氏针之间进行截骨

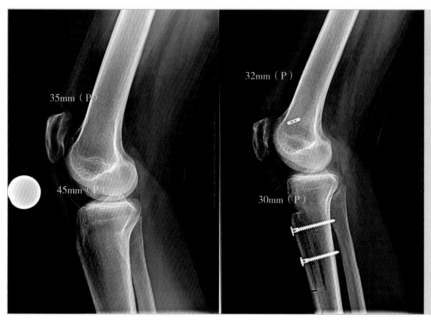

图 34.3 伴有髌骨高位和髌股内侧韧带（MPFL）缺失的复发性髌骨脱位。患者实施 AMZ+DTZ 和 MPFL 重建术来恢复髌骨高度

34.10 关键手术步骤

• 全身麻醉后，患者取仰卧位，髋关节立柱，透视机位于手术侧。

• 切皮前给予 TXA 和抗生素。

• 消毒和铺巾前，麻醉下进行体格检查，并双侧比较。

• 膝关节镜诊断性检查，以评估髌骨轨迹，并确定病变软骨的大小、位置和深度。这个时候也可以实施软骨成形术和（或）滑膜切除术。

• 从关节镜外侧切口处做一个直的纵向切口，延伸至胫骨结节远端7cm，这个切口位于胫骨嵴外侧（图 34.4）。

• 显露胫骨前嵴以及髌腱的内外侧边界（图34.4），同时注意保护膝关节脂肪垫。

• 切开前间室筋膜，骨膜下剥离，沿着截骨的长度暴露胫骨。小心抬起切口后软组织，放置牵开器保护前间室肌肉组织、腓深神经和胫前动脉（图 34.4）。

• 确定胫骨嵴的内侧边界；从髌腱近端的内侧边界延伸至骨槽的远端。如果不是 DTZ 的 AMZ 术式，截骨板是三角形，它在远端逐渐变细，并在胫骨前皮层附近截出。如果是 DTZ 术式，骨槽不能向前皮质穿出，在远端行垂直切口来松解骨槽。骨槽的长度通常为 7~10cm。根据术前计划将切骨导板放置在所需的角度坡度处，放置两根定位针，来保证切割导向器固定到位（图 34.5）。

• 矢状面截骨术，外侧放置牵开器保护后面神经血管组织（图 34.5）。直的骨刀、锯片或金属尺子可以用来确保内外侧截骨的完全。直骨刀进行近端截骨，牵开器把髌腱拉向前方进行保护。

• 对于 AMZ 术式，Shingle 远端附着物完全保留，一旦截骨完成，骨刀均匀用力分离 Shingle，调整前胫骨嵴合页（图 34.6）。对于 DTZ 术式，第一刀垂直切割 Shingle 远端并松解它。第二刀位于第一刀近端，间距以术前规划需要矫正的髌骨高度距离为准。通过术中拍摄 X 线片来判断矫正距离是否正确，避免过度矫正导致的医源性髌骨低位。

• 一旦取得适当的髌骨前移、内移和（或）DTZ，就用克氏针固定 Shingle 在适当的位置。此时评估膝关节活动和髌骨轨迹。以此来调整 Shingle 的位置。如果外侧支持带紧张，需进行外侧延长手术，以确保髌骨在没有外力的情况下位于滑车的中心（图 34.7）。如果术中评估结果满意，用 2~3 枚 4.5mm 皮质骨螺钉对 Shingle 进行固定（图 34.6）。为了实现固定结构间的加压固定，Shingle 上的螺钉孔需钻得更深一点。

• 内移术中骨槽突出的内侧部分可以使用骨锉或锯片来磨合，骨移植 /BMAC 放在 Shingle 和胫骨周围帮助骨愈合。引流管放置在前腔室筋膜深处，减少术后血肿和减轻骨筋膜室综合征的可能性。前肌筋膜覆盖在胫骨近端并仔细修复。松解间室或用 11 号刀片对间室筋膜进行 Pie Crusting 松解可进一步降低术后发生骨筋膜室综合征的可能性。

34.11 补救措施

• 远端力线重建早期固定失败可发生在激进

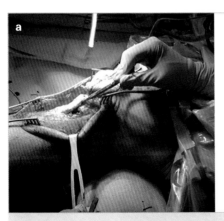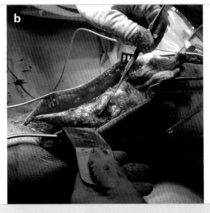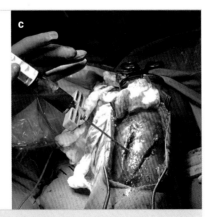

图 34.4 a. 中线切口并将髌腱远端止点进行隔离保护。b. 提起前肌肉间室并用拉钩保护后神经血管束。c. 吸取胫骨近端骨髓用作截骨术后的骨移植

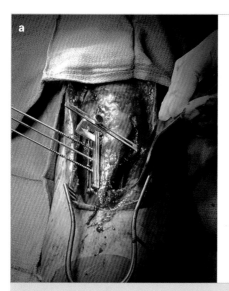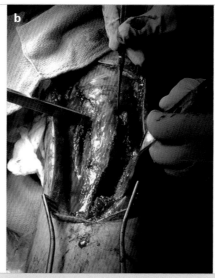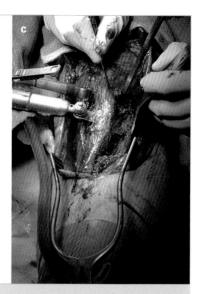

图 34.5 不伴 DTZ 的 AMZ。a. 沿着前内侧胫骨放置理想位置的截骨导向器（Arthrex T3 System，Arthrex Inc.，Naples，FL）并拧紧。锯片截出定位器显示沿着后外侧胫骨的锯片截出位置。b. 使用骨刀在髌腱下面进行截骨，同时也保护髌腱。c. 在 AMZ 术中，最后检查截骨的完全性

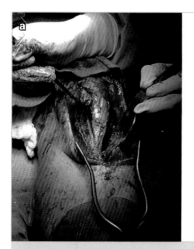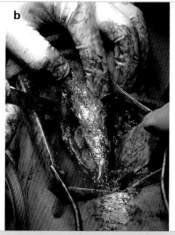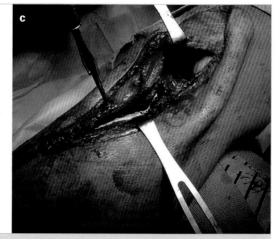

图 34.6 a. 截骨完成后，使用骨刀匀力拉起 Shingle。b. 根据术前计划，将胫骨结节拉向前内侧。c. 2 枚 4.5mm 皮质骨螺钉将截骨块固定在合适的位置

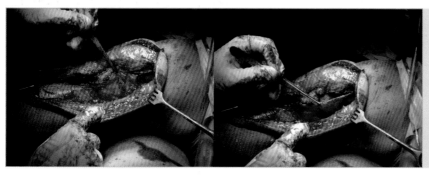

图 34.7 切口向近端延伸进行外侧支持带延长术。从髌骨上直接松解外侧支持带第一层（镊子显示处）。从髌骨附着点向远端松解 2cm 外侧髌股韧带，将这层韧带与第一层缝合在一起

治疗或负重之后。这些病例可以通过在同一螺钉孔中使用更大的螺钉（6.5mm 螺钉），或在准备骨愈合界面后钻新的螺钉孔来修复固定（图 34.8）。在螺钉固定不理想的情况下，可以使用截骨钢板。如果螺钉固定术中发生 Shingle 骨折，钢板固定也是一个很好的选择。

• TTO 后可发生胫骨近端骨折，特别是在影像学检查愈合前就开始负重，或骨质较差的老年人中。胫骨近端骨折切开复位内固定可以补救这些情况（图 34.9）。

34.12 陷阱

• 髌股内侧韧带（MPFL）作为髌骨外移的主要限制结构。每个髌骨不稳的患者都通常进行 MPFL 重建。TTO 是一种针对特定病例的辅助手术，帮助恢复正常力量，在软组织稳定之前将髌骨置于滑车中心。如果畸形未得到矫正，MPFL 重建将髌骨不合适地"拉"入滑车，这可能会导致关节压力异常和过度紧张，最终导致移植物失败和（或）关节炎。

• 胫骨结节的过度内移可导致髌股内侧应力增加。TTO 目标是实现 TT–TG 值为 10~15mm。

• 胫骨结节过度前置（＞15mm）可导致皮肤坏死。12.5mm 前置降低了髌股接触应力，进一步前置提供的收益就会大大降低。

• 如果患者在影像学检查愈合前恢复完全负重，可导致胫骨近端骨折。

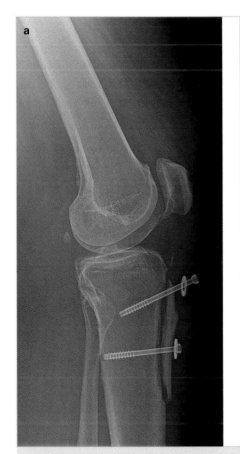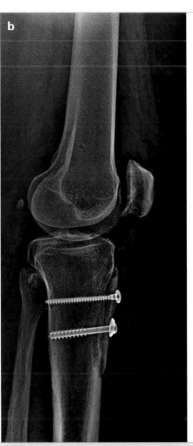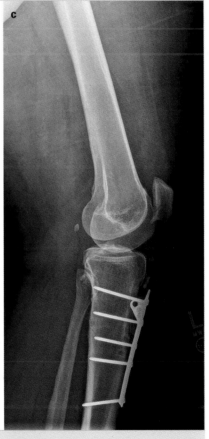

图 34.8　a. 术后运动量过大导致早期固定失败。b. 近端采用 4.5mm 皮质骨螺钉，远端采用 6.5mm 皮质骨螺钉进行翻修。c. 不能实施螺钉固定的地方可以进行加压钢板固定（三翼钢板，DePuy/Synthes Inc.，Raynham，MA）

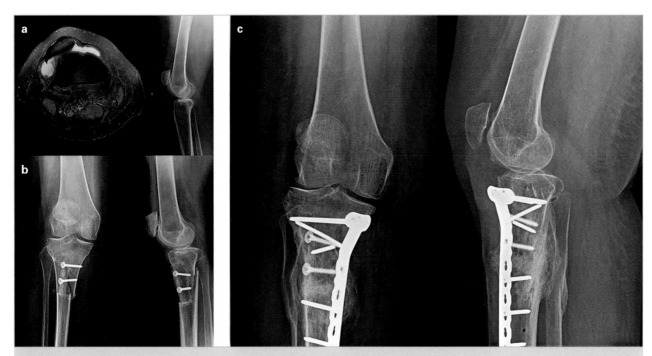

图34.9　a.髌股关节不稳的患者术前影像。MRI显示髌骨外侧轨迹不良。髌骨侧位片显示髌骨高位。b.胫骨结节截骨术后早期影像显示胫骨近端骨折。c.胫骨近端切开复位内固定术后影像显示骨折愈合完全

第三十五章　半月板撕裂及半月板部分切除术的原则

Wilson Mello Jr., Marco Kawamura Demange

刘玉强 / 译

35.1 概述

半月板撕裂非常常见，分为创伤性和非创伤性撕裂。创伤性撕裂通常发生在年轻人身上。非创伤性撕裂通常发生在 50 岁以上人群，表现为不同的类型，如放射状撕裂（也称为疲劳性半月板撕裂）、根部撕裂、瓣状撕裂（伴或不伴骨撞击）和退行性撕裂。在非创伤性撕裂中，根部撕裂通常发生在内侧半月板。相反，年轻患者的创伤性根性撕裂通常发生在外侧半月板，并常与韧带病变相关（表 35.1）。

35.2 关键原则

在考虑手术治疗之前，必须了解半月板撕裂的类型、患者的预期、半月板的愈合能力、患者的生理年龄和活动需求，以及非手术治疗的效果。

半月板主要起到减轻负荷传递、减震、维持膝关节稳定性、润滑和营养软骨以及本体感觉的作用。半月板通过降低接触应力、提高接触面积来提高关节的协调一致性。

半月板部分切除和半月板修复是半月板撕裂最常见的手术方式。半月板修复愈合能力与其血管分布（基于撕裂位置和患者年龄）、撕裂类型和半月板撕裂时间有关。当联合前交叉韧带手术、患者坚持康复和采取适当修复技术时，生物刺激也能促进半月板愈合。半月板撕裂位置越接近外侧，愈合能力越高，因为外 1/3 有良好的血管分布（红区），内 1/3 几乎无血管分布（白区）。儿童半月板几乎都有血管分布，年龄 > 50 岁的成年人半月板仅在周围区域有血管分布。

本章我们将重点讨论半月板部分切除术的原则。

35.3 预期

手术治疗半月板撕裂的主要目标之一是保留半月板。因此，半月板部分切除术的原则是尽可能小范围切除半月板。在手术过程中，外科医生应该区分伴有局部撕裂的正常半月板和多个撕裂的退行性半月板。手术原则是无论何时，半月板撕裂切除是为了获得一个"正常"形状的剩余半月板。

另外，在退行性撕裂中，应避免将半月板一直修整到显露正常组织，因为这样可能导致半月板全切除。

对于非创伤性急性半月板撕裂的患者，尤其是根部撕裂或完全的放射状撕裂，医生应该向患者解释，手术和不手术膝关节骨性关节病和软骨下骨不完全骨折的风险都会大大增加。

35.4 适应证

在创伤性撕裂中，只要无法成功修复半月板，

表 35.1 半月板撕裂类型、机制和临床症状

半月板撕裂			
损伤	非损伤		
桶柄状撕裂 纵向撕裂 放射状撕裂	急性疼痛发作		慢性退变（图 35.4）
瓣状撕裂（图 35.1） 斜行撕裂 根部撕裂	放射状撕裂（图 35.2）	根部撕裂	瓣状撕裂（图 35.3）

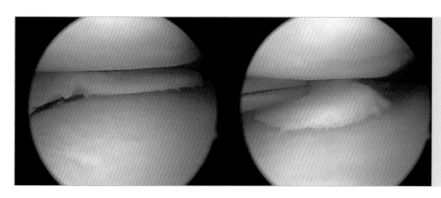

图 35.1 半月板瓣状撕裂

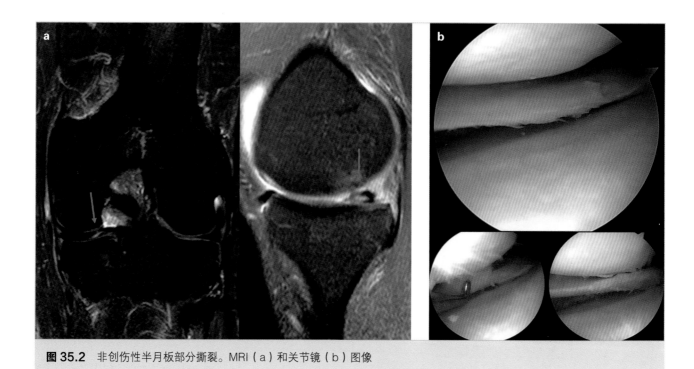

图 35.2 非创伤性半月板部分撕裂。MRI（a）和关节镜（b）图像

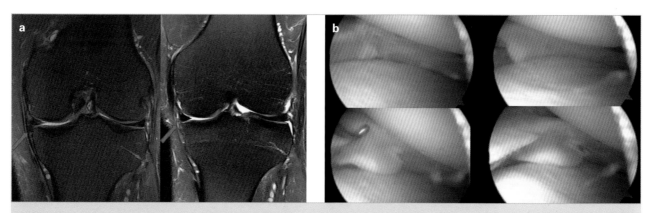

图 35.3 非创伤性瓣状撕裂导致胫骨侧骨半月板撞击。a. 冠状位 T2 MRI 显示胫骨角高信号（箭头）。b. 瓣状撕裂，起初看不到，被拉出来后方可看见

半月板部分切除术就适用于有症状的患者。这包括但不限于以下情况。

- 内 1/3（白区）撕裂。
- 慢性撕裂。
- 单一瓣状撕裂。
- 单一的不可修复桶柄状撕裂。
- 复杂撕裂。

在非创伤性撕裂中，非手术治疗是常规的治疗方式。引起骨撞击的瓣状撕裂和部分放射状撕裂，如果尝试进行 6~12 周的非手术治疗后未缓解

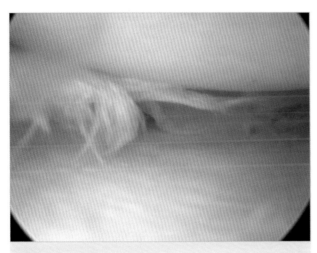

图 35.4 退行性半月板撕裂

症状，再进行手术治疗往往能获得不错疗效。

退行性撕裂患者往往能从更长时间非手术治疗中获益。临床上，部分放射性撕裂患者和骨－半月板撞击的瓣状撕裂患者首发症状往往为急性非创伤性（或轻微创伤）表现。首先，磁共振成像（MRI）通常表现为体部放射状或垂直瓣状撕裂延伸至内侧半月板后角与正常软骨交界处。通常在体格检查时发现瓣状撕裂骨超负荷的患者表现为骨骼触痛，MRI 上出现骨髓超负荷水肿（表35.1）。

根部撕裂可发展为不全骨折或 SPONK，这部分患者为了防止骨性关节炎的进展而采用半月板部分切除术时，最终并不能让这部分患者从手术中获益（图 35.5）。

35.5 禁忌证

膝关节骨性关节炎患者应避免半月板切除术。

对于患有半月板挤压、完全放射状撕裂或根部撕裂的患者，应避免进行半月板切除术。

这些应该被视为相对禁忌证。

35.6 特别注意事项

下肢力线评估各间室的超负荷风险。半月板挤压和软骨下骨水肿通常提示预后较差。软骨下

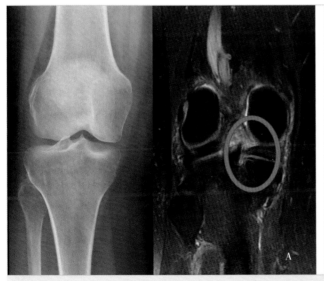
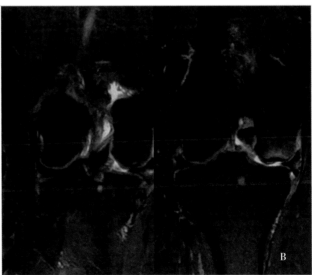

图 35.5 MRI 显示根部撕裂后不完全骨折或 SPONK

骨折（不全性骨折或SPONK）可能发生在半月板部分切除术后，尤其是50岁以上的患者。在进行半月板部分切除手术前，一定进行软骨下骨评估。

35.7 特殊说明、体位和麻醉

术前计划是为了确定是行半月板部分切除术还是半月板修复术。

患者体位会根据手术方式不同而改变。

内侧半月板切除术通常在膝关节接近伸直位（最高屈曲40°），外侧半月板切除术膝关节可采用4字体位。使用"腿架"或支架使膝关节可以向外侧活动，以获得内侧半月板部分切除术中膝关节的外翻开口（图35.6）。

半月板修复患者的体位在本章不予描述。

为了获得良好的半月板部分切除术效果，外科医生应最大限度地保留半月板，并避免关节镜检查过程中对透明软骨的损伤。因此，充足的器械，如篮钳（直钳、左弯、右弯、升钳）和关节镜剪刀是非常有用的（图35.7）。部分半月板切除术采用腰麻或局部麻醉+关节内+全身麻醉（喉罩）。同时患者术后能尽快苏醒。选择性使用止血带。如果不使用止血带，关节内注射肾上腺素或使用生理盐水输液泵可改善手术视野。

外科医生应考虑局部麻醉药物的软骨毒性作用。实验研究更支持我们使用罗哌卡因。

35.8 手术技巧、经验和教训

好的操作工具对手术治疗至关重要，如探针、不同角度的篮钳、抓持器和小型关节镜剪刀。此外，选择一个直径适合内外侧间室而不损害关节

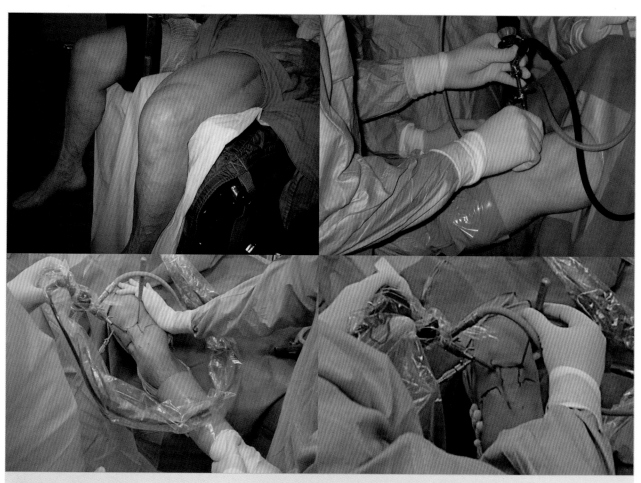

图35.6 患者手术体位

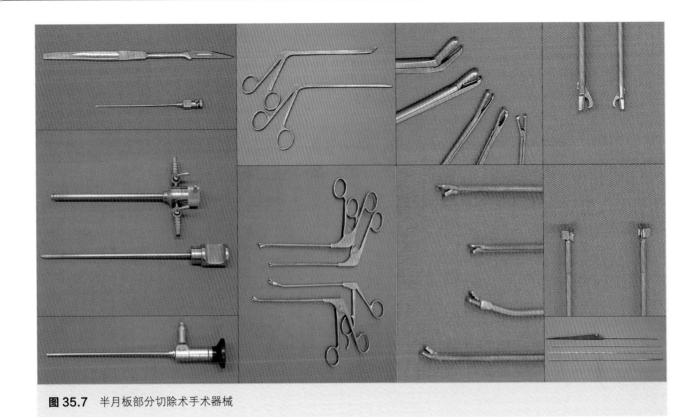

图 35.7　半月板部分切除术手术器械

软骨的刨刀。

　　处理桶柄状撕裂时，在进行半月板部分切除术前应减少半月板碎片数量。首先，使用关节镜剪刀切除 90% 半月板撕裂后部。然后换另外一个手术切口直接进入并切除撕裂前部。最后，用抓钳拉出这些半月板撕裂的部分。如果切口之间剩余的组织桥接太宽，我们无法将碎片拉出，那么我们就做第三个切口，用关节镜剪刀切开桥接。

　　对老年患者进行半月板切除术时，应遵守 Scott Dye 博士提出的 "膝关节功能复合体" 原则，可以让患者恢复正常的膝关节功能。

35.9　可能遇到的困难

　　在某些情况下，特别是在膝关节内侧间室，想要在一个膝关节间隙狭窄的间室内接近半月板后部撕裂比较困难。在这些情况下，考虑使用 "Pie-Crust" 技术小幅度松解内侧副韧带。手术中应避免医源性软骨损伤。

　　改变切口来进入内侧半月板前角撕裂非常有帮助。

35.10　关键手术步骤

　　• 决定是否需要进行手术之前，要考虑患者的年龄、活动水平、膝关节力线、膝关节稳定性和期望值等因素。

　　• 在关节镜手术开始时，始终对整个膝关节进行可视化检查。分析关节的整体方面，特别是关注软骨的状态。存在大的软骨缺损或骨性关节炎可改变手术入路。

　　• 评估半月板，考虑其是否正常或明显退变。

　　• 半月板部分切除术目的是尽可能切除最小量的半月板组织，使残余半月板有足够或接近正常的形状。对退行性半月板，只切除可能引起症状的半月板组织。避免广泛的半月板切除。

35.11　补救措施

　　在年轻患者中，半月板过度切除可能会导致严重的症状和进行性软骨损伤。当发生这些情况时，就需行力线重塑（截骨术）、半月板移植，或两种手术都需要实施。

在老年患者中，可能发生软骨下骨不全性骨折。软骨下骨折的治疗包括从关节减压到部分关节置换术。

35.12 陷阱

- 半月板病变的大小可能被低估，因为 MRI 有切面距离。MRI 扫描可能会遗漏小的放射状撕裂和斜行撕裂。
- 对于年轻患者，半月板部分切除术需常规准备半月板修复术。
- 在 MRI 和手术之间的轻微创伤可足以导致病变进展。

第三十六章 半月板修复术

Carlos Eduardo Franciozi, Sheila J. McNeill Ingham, Rene Jorge Abdalla

刘玉强 / 译

36.1 概述

本章将介绍"Inside-Out"技术在半月板损伤患者中的应用。下一章讨论根部撕裂。

36.2 关键原则

保留半月板。与半月板部分切除术相比，半月板修复可改善长期预后，包括临床预后评分，并减少膝关节退行性改变的影像学表现。

36.3 预期

本章旨在回顾当前半月板修复的适应证和禁忌证，同时探讨可用的先进手术技巧和生物治疗的加强作用。此外，除了作者的建议和经验外，还将描述和解释金标准"Inside-Out"半月板修复手术技术。

36.4 适应证

• 创伤性不稳定半月板撕裂。修复无血管区并进行生物增强。
• 垂直纵向撕裂 > 10mm。
• 年轻患者的横行撕裂。
• > 90% 的半月板放射状撕裂。

36.5 禁忌证

• 中老年患者的退行性撕裂。
• 韧带缺乏并未得到修复的不稳定患者。

36.6 特别注意事项

• 儿童半月板损伤应考虑进行修复。
• 运动员外侧半月板损伤要尽量修复，因为这类患者若行外侧半月板切除术可导致软骨溶解，进而导致运动水平下降或不能恢复。

36.7 特殊说明、体位和麻醉

患者采用仰卧位，止血带位于大腿根部。大腿外侧柱有利于膝关节内侧间室在外翻应力作用下产生更大的开口，"4 字"试验有利于外侧间室在内翻应力作用下产生更大的开口。选择传统的膝关节皮肤表面前外侧和前内侧切口。腰穿针可以优化前内侧切口，使切口更容易进入膝关节内外侧间室。

用关节镜刨刀和（或）半月板锉对撕裂半月板边缘进行清理。此外，半月板锉还用于病变上方的半月板周围囊滑膜，达到出血和血管浸润刺激的作用。后角和半月板体部的撕裂采用"Inside-Out"（高年资医生偏爱）、"All-Inside"或混合技术来解决，前角撕裂采用"Outside-In"技术来解决。

36.7.1 内侧半月板"Inside-Out"技术

膝关节屈曲时做一个后内侧切口。透照有助于确定其位置，也可以看见隐静脉的走行。在内侧副韧带的后侧做一个 3.5cm 的切口。因为缝针从关节囊缝出后经常向下弯曲，所以切口的上 1/3 位于关节线上方，下 2/3 位于关节线远端。缝匠肌筋膜位于皮下组织深处，并使用 Metzenbaum 剪刀从近端向远端解剖。在这个筋膜前面间隔处操作。向后牵拉腘绳肌腱保护位于肌腱后内侧的隐神经。腓肠肌内侧和关节囊之间的间隔用 Metzenbaum 剪刀和手指从近端向远端直接切开。作者使用小型或中型的窥器来牵拉和保护神经血管结构，一旦针离开关节囊，缝针就需要转向（图 36.1）。

使用单腔或双腔套管，从第一个前外侧切口或第二个前外侧切口进入。第二个前外侧切口较第一个前外侧切口更靠上、靠内点。使用 10in 可弯曲针，针上联合 2.0 Ethibond 缝线或高强度编织

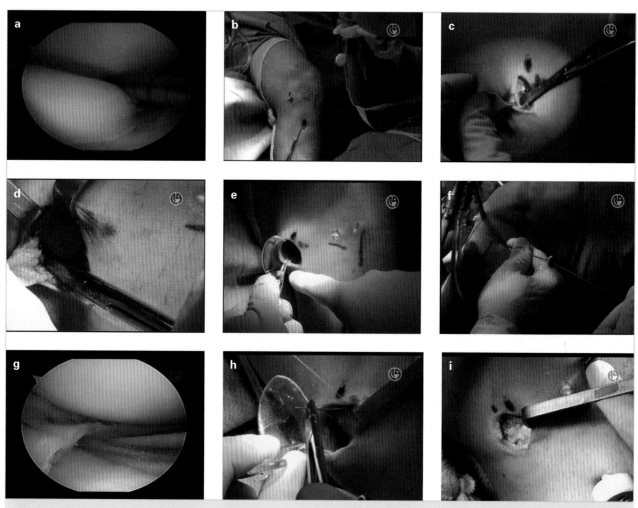

图36.1 内侧半月板"Inside-Out"技术。a. 桶柄状撕裂并需进行前交叉韧带重建的患者。b. 标记。c. 在内侧副韧带后面做皮肤切口，上1/3位于关节线以上，下2/3位于关节线以下。d. 使用Metzenbaum剪刀识别并从近端向远端解剖缝匠肌筋膜，在内侧腓肠肌和关节囊之间的间隔处使用Metzenbaum剪刀和手指从近端向远端直接分离。e. 窥器置于内侧腓肠肌前方。f. 将缝针从前外侧切口穿过关节镜导管。g. 前内侧进针，前外侧观察进行缝合，总共使用10条缝线。h. 助手使用驱线器从后内侧切口将缝线拉回。i. 在内侧关节囊收紧缝线

缝线，例如2.0 Ultra-Braid用于半月板修复。

套管放置在所需缝合位置，第一根针穿过半月板，同时助手用驱针器在后内侧切口处将其拉回。插入第二根针时优先选择垂直缝合。也可以采用斜行和水平缝合，尽管在生物力学上它们较垂直缝合较差。间隔3~5mm从后向前插入多条缝线。在桶柄状撕裂或涉及体部和前后一个角的水平撕裂时，要使用8~14条缝线缝合。对于半月板囊撕裂，第一根针穿过半月板，第二根针穿过靠近撕裂的关节囊来缝合撕裂。缝线可以插入半月板的股骨侧或胫骨侧。通常，首先插入股骨侧缝线，因为这样做更容易。然而，股骨侧缝线有时会产生褶皱，半月板组织向上折叠。这种褶皱可

以通过放置胫骨侧缝线来纠正。剪断缝针后，将缝线打结，也可以用夹子标记，并在全部通过后成组打结。在膝关节轻度屈曲时缝线打结不会导致缝线过度紧张，以此来避免膝关节屈曲挛缩。

36.7.2 外侧半月板"Inside-Out"技术

膝关节屈曲90°切口。透照有助于确定其位置。在外侧副韧带后面并平行于外侧副韧带处做一个3.5cm切口。解剖髂胫束和股二头肌腱之间的间隙，同时必须保留股二头肌前方以避开腓神经。因为缝针从关节囊缝出后经常向下弯曲，所以切口的上1/3位于关节线上方，下2/3位于关

节线远端。外侧腓肠肌和关节囊之间的间隔用 Metzenbaum 剪刀和手指钝性分离。作者通常使用小型或中型窥器来牵拉和保护神经血管结构，一旦针头从关节囊处退出，针头便要偏向（图 36.2）。

使用单腔或双腔套管，从前内侧切口或第二个前外侧切口进入。使用 10in 可弯曲针，针上联合 2.0 Ethibond 缝线或高强度编织缝线，例如 2.0 Ultra-Braid 用于半月板修复。

套管放置在所需缝合位置，将第一根针穿过半月板，同时助手用驱针器在后外侧切口处将其拉回。插入第二根针时优先选择垂直缝合。也可以采用斜行和水平缝合，尽管在生物力学上它们较垂直缝合差。间隔 3~5mm 从后向前插入多条缝线。在桶柄状撕裂或涉及体部和前后一个角的水平撕裂时，要使用 8~14 条缝线缝合。半月板囊撕裂时，第一根针穿过半月板，第二根针穿过靠近撕裂的关节囊来缝合撕裂。最好不要损伤腘肌腱，如果手术必须穿过腘肌腱，也可以接受这种情况。缝线可以插入半月板的股骨侧或胫骨侧。通常，首先插入股骨侧缝线，因为这样做更容易。然而，股骨侧缝线有时会产生褶皱，半月板组织向上折叠。这种褶皱可以通过放置胫骨侧缝线来纠正。剪断缝针后，将缝线打结，也可以用夹子标记，并在全部通过后成组打结。通常在膝关节轻度屈曲时打结缝线而不会过度紧张，以避免膝关节内侧屈曲挛缩。

36.7.3　生物补片

如果韧带重建不与半月板修复同时进行，则需行骨髓通道手术。在髁间窝的外侧做 4~5 个微骨折锥口，将骨髓成分释放到关节中。也可以使用纤维蛋白凝块。从患者身上采集 30mL 静脉血。用手术刀片切开一个 3mL 注射器用作套管，将血液吸入其中并放置 15min 以形成凝块。在缝合之前，通过抓取器或从其中一个关节镜切口进入的拉通缝线将凝块打入半月板病变中。缝合撕裂半月板将有助于纤维蛋白凝块保持在适当的位置。

36.8　手术技巧、经验和教训

- 对于紧张的外侧间室：采用 4 字体位，将

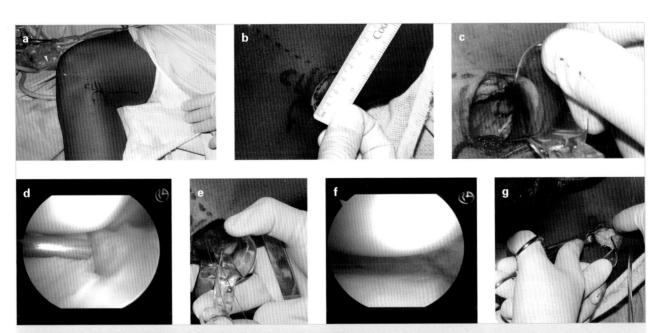

图 36.2　外侧半月板 "Inside-Out" 技术。a. 标记。b. 在外侧副韧带后面做皮肤切口，上 1/3 位于关节线以上，下 2/3 位于关节线以下。c. 解剖髂胫束和股二头肌腱之间的间隔后，将窥器置于腓肠肌外侧。d. 外侧半月板桶柄状撕裂前部进行缝合，同时该患者还需进行前交叉韧带重建，后侧已用缝线缝合。e. 助手从后外侧切口使用驱线器将缝线拉回。f. 外侧半月板 "Insiede-Out" 技术修复桶柄状撕裂的最终关节镜视图，总共使用了 8 条缝线。g. 使用驱针器取回装有缝线的针头；缝合结系在外侧关节囊上

无菌布单放在脚下以增加脚后跟高度，并实行内翻应力，从而增强外侧间室的开口。

· 对于紧张的内侧间室：经皮采用"Pie-Crust"内侧副韧带松解。在外翻应力作用下，将 14 号斜面针插入靠近内侧半月板的内侧副韧带浅层的后 1/3 处。一旦针刺穿韧带，阻力就会有所不同。然后使用针头的斜面在韧带上来回松解，并同时施加外翻应力，直到内侧间室有足够的空间可进行手术操作。这种操作有助于半月板修复，创造更多空间并减少手术器械对软骨的医源性损伤。如果使用"Pie-Crust"，通常用 16 号针刺 4 次就足够了。

· 额外切口可进入半月板后部撕裂或优化手术操作角度。此外，经髌骨中央切口可能非常有用。

· 桶柄状撕裂：因为半月板撕裂前移，撕裂后缘更容易接近和清理。

· 如果纵向撕裂难以复位或向后脱位，可用"Inside-Out"套管在中段脱位处复位，一般在后角与体部的过渡区。第一条缝线通过后，可用于维持半月板复位，并保持半月板紧张度。

· 放射状和水平状撕裂缝合后半月板能愈合。

· 对于放射状撕裂，首先水平缝合用于闭合边缘，然后用对角斜行交叉缝线来缝合撕裂。

· 对于水平撕裂，首先垂直缝合每个半月板分叶，然后垂直包裹缝合病变的边缘。

36.9 可能遇到的困难

· 外侧间室过紧。
· 胫骨棘过大。
· 纤维肌痛患者。
· 慢性并发症 – 退化性病变。
· 慢性复杂性病变，年轻和中年骨关节炎患者中，慢性复杂性病变演变为退行性病变者将无法缝合。有时很难通过确定组织质量阈值来选择半月板修复而不是切除。

36.10 关键手术步骤

· 切口位置、平面和间隔的解剖分离，牵开器正确放置。
· 足够数量的缝线以加固病变区域。
· 经验丰富的手术团队。

36.11 补救措施

所有儿童半月板损伤和高运动需求运动员的所有外侧半月板损伤都应考虑修复，以避免软骨退化和性能损失，不再考虑撕裂位置和撕裂类型。如果没有计划同时进行关节内韧带重建，则可以使用生物补片。

36.12 陷阱

· 由于内侧间室过紧或外侧间室开口不足导致的医源性软骨损伤。

· 采用"Inside-Out"治疗外侧半月板撕裂期间，如果牵开器（如 Henning 牵开器、弯勺或窥器）没有留意并保护股二头肌前方和腓肠外侧的间隙，则会造成医源性腓神经或动脉损伤。

· 采用"Inside-Out"治疗内侧半月板撕裂期间，如果切口过于靠近后方，或牵开器未位于缝匠肌筋膜前方并把缝匠肌筋膜拉起，可能导致医源性隐神经损伤。在缝合通路之前切开有助于避免这种并发症和神经卡压。

· 如果屈曲时内侧缝线过紧，可能会出现屈曲挛缩。

第三十七章 半月板修复——根部撕裂

Patrick A. Smith

李 明 / 译

37.1 概述

内、外侧半月板后根部撕裂在临床上是完全不同的两种情况。典型的外侧半月板后根部撕裂常见于年轻的、ACL损伤的患者。而内侧半月板后根部撕裂常见于老年人，尤其是老年女性，与内侧关节间室退变性改变有关。尽管内侧半月板后根部损伤可见于创伤，但更多是隐匿发病。

我们采用的内外侧半月板后根部修复的方式是经关节镜微创修复，根据根部撕裂的解剖附着点，通过创建骨道将后根部进行固定（图37.1）。制作骨道是为了增强血液刺激，从而进一步促进附着点的愈合。骨道的直径为6mm，只有很少的

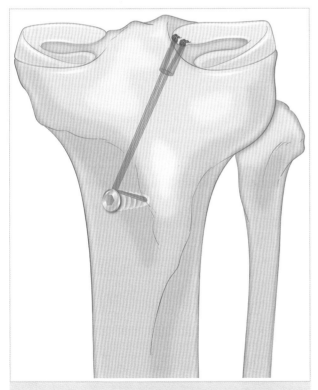

图37.1 外侧半月板根部修复示意图。在半月板后根部放置两条缝线，通过胫骨上的骨道后，用可吸收锚钉固定

半月板组织会被拉入骨道。新技术极大地促进了半月板根部的修复，详细内容见以下手术步骤。

37.2 关键原则

半月板根部附着点的丢失，导致在负重状态下半月板无法维持其环形结构。环形结构的丧失导致关节软骨的压力增加关节软骨压力的增加，进一步导致骨关节炎发展风险增加。

37.3 预期

后根部稳定性的恢复在临床上转化为半月板生物力学的恢复，减少受累腔室发生关节炎的风险。

37.4 适应证

内侧半月板后根部撕裂通过MRI能很容易地识别出来。在冠状位T2图像上，看不到正常的根部附着。通常会出现一定程度的半月板外凸，如果外凸严重，会观察到内侧副韧带浅层弯曲。在矢状位上，可能会出现"鬼影征"（图37.2），与完整的前角相比，后根部撕裂的患者会出现后根部影像的缺失。

外侧半月板后根部撕裂很难通过MRI识别出来，尤其是板股韧带完整时。但是，在某些情况下通过MRI冠状位图像能清晰地识别出后根部撕裂。外侧半月板后根部撕裂常见于ACL损伤，因此在ACL手术时需仔细探查外侧半月板后根部。

37.5 禁忌证

后根部撕裂修复禁忌证主要与内侧半月板有关。具体而言，术前评估发现半月板外凸＞5mm为禁忌证。术前评估站立位力线至关重要。内翻＞5°，强烈建议行胫骨外翻截骨术。术中如果发现

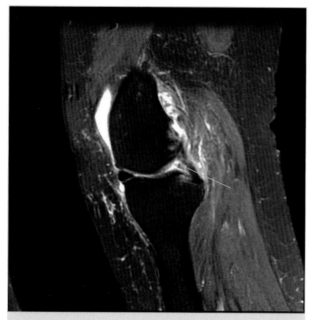

图 37.2 右膝矢状位 T2 像上可见"鬼影征",表明由于根部撕裂导致内侧半月板后根部缺失

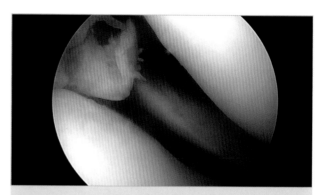

图 37.3 左膝,前外侧入路视角。外侧半月板根部变异撕裂

内侧间室的股骨或胫骨软骨退行性变超过 3 级,不应进行根部修复。双关节软骨疾病超过 2/3 级也是禁忌。

37.6 特别注意事项

对于急性 ACL 撕裂相关的外侧半月板撕裂,我们常会遇到后根部撕裂的"变体",斜行撕裂。这种撕裂仅有一小部分半月板根部仍附着在胫骨上,但其他剩余部分完全游离(图 37.3)。在这种情况下,通常很难做好边边缝合。我通常在靠近半月板剩余部分做个骨窝,对外侧半月板后角的游离部分进行修复。

同样,在内侧半月板后根部撕裂时,在距离内侧半月板后根部止点约 5mm 处发生放射裂时也能观察到根部撕裂的"变体"。在这种情况下,可以在胫骨后内侧钻一个骨道来进行半月板复位,而不需要固定到其原始止点。

37.7 特殊说明、体位和麻醉

该技术患者为仰卧位,便于操作患膝。首选全麻。推荐使用足部握持器,在术中保持膝关节处于所需屈曲角度。对于内侧半月板根部修复,

在股骨远端施加一个外翻的力量以增加内侧的暴露是至关重要的。

37.8 手术技巧、经验和教训

一个非常有帮助的提示是使用 PassPort 套管(Arthrex,Inc.Naples.FL)来进行缝线过线和管理,避免对通道处软组织的影响。在缝合撕裂的半月板时,需要将缝线尽量靠近半月板根部以恢复正常解剖。如果后根部缝线放置得过远会改变正常的半月板解剖,导致半月板过度拉伸,从而增加根部其他位置撕裂的可能。

37.9 可能遇到的困难

在修复外侧半月板后根部撕裂时,从内侧入路过线是没有困难的。偶尔,在经过外侧胫骨髁间嵴时可能会阻碍进入半月板。这种情况下,可将观察入路改为前内侧入路,然后从外侧置入缝合钳(Scorpion)。如果需要的话,可以经过套管增加入路来缝合半月板。膝关节常常是"紧"的,因此内侧半月板后根部修复的关键点是"暴露"。这种情况下,可以用 18 号脊穿针在半月板上方"Pie-Crust"内侧副韧带,同时施加外翻应力打开内侧关节间隙。

37.10 外侧半月板后根部撕裂:关键手术步骤

图 37.4 示为 ACL 撕裂合并外侧半月板后根部撕裂。首先置入刮匙清理正常根部胫骨附着点

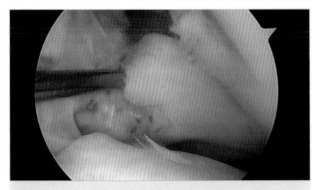

图 37.4　左膝，前外侧视角。外侧半月板根部撕裂

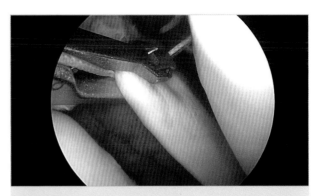

图 37.5　左膝，前外侧入路视角。膝关节 Scorpion 将 0-FiberLink 缝线穿过外侧半月板后根部。缝线被上颚捕获后引出关节

（外侧半月板为后外侧，内侧半月板为后内侧）。这既有助于刺激促进愈合，也可以引导下钻孔为其创造一个良好的"着陆区"。外侧半月板后根部缝线可以从标准前外侧入路或内侧髌旁入路放置，因为外侧半月板后根部撕裂会造成后根部病理性抬高，缝线的放置类似于从前内侧入路置入缝线。但是，外侧胫骨髁间嵴阻碍缝合时，可以改为从前外侧入路进行缝合。缝合内外侧半月板后根撕裂第一步是放置入路导管，避免无意中在通道间形成软组织桥。在本例中，入路导管放置在内侧髌旁入路。使用膝关节 Scorpion 装置进行缝合。在 Scorpion 下颚装入 0-FiberLink（Arthrex，Inc.，Naples，FL）线。推动扳机"抓取"缝线，从而完成操作。这种缝合方法容易在半月板根部创建一个"钩"状或"褥式"缝合。

通过内侧入路通道套管使用 Scorpion 缝合第一针；张开 Scorpion，将下颚放置在半月板根部靠近原始根部附着点的位置。击发 Scorpion 触发器，针芯带着缝线穿透半月板根部，上颚捕获缝线后携带缝线拉出通道导管至关节外（图 37.5）。在关节外再次击发 Scorpion 并释放 0-FiberLink 缝线，游离端穿过缝线环，从而创建一个"收紧"结构，通过拉动游离端能够使其滑动到半月板后角。在第一针的外侧 3mm 处，第二条 0-FiberLink 缝线以同样方式完成过线缝合（图 37.6）。

接下来，需要建立胫骨骨道，以使外侧半月板后根部安全附着到胫骨上。这需要做胫前切口，在定位器引导下，从胫骨向上钻到关节。在本例中，由于根部修复与 ACL 重建是同时进行的，因此在胫骨近端内侧做了一个胫骨结节内侧切口，该切口也可用于 ACL 胫骨骨道的建立。分

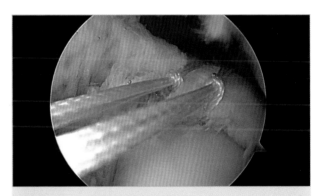

图 37.6　左膝，前外侧入路视角。2 条 0-FiberLink 缝线缝合在外侧半月板后根部

离骨膜暴露骨皮质，使用 6mm FlipCutter、6mm 铰刀和 3.5mm 针从关节内反钻。从前内侧入路置入 ACL 胫骨定位器，在之前用刮匙准备的区域，将导向器尖端置于外侧半月板后根部正常解剖附着点。关节镜从外侧入路观察，握持 ACL 胫骨定位器，将导向套管抵近胫骨近端（图 37.7）。3.5mm 反钻针钻入关节，在 ACL 胫骨定位器定位点出钻（图 37.8）。如果胫骨比较硬，可以使用 3.5mm 钻头预钻，使 3.5mm FlipCutter 针更容易通过。ACL 胫骨定位器从通道套管中移除，FlipCutter 留置在原处。标记该点，然后在胫骨近端敲入导向套管，确保进入钻孔。挤压 FlipCutter 近端按钮使其展开为 6.0mm 铰刀（图 37.9）。用 FlipCutter 钻取一个深 10~12mm 的骨道。继续向前钻，FlipCutter 被带回关节。在钻孔过程中，关节镜可以被移到内侧入路，外侧入路置入刨削刀来清理制作骨道时形

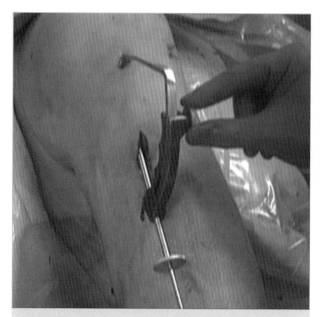

图 37.7 左膝，ACL 定位器尖端位于外侧半月板后根部解剖胫骨附着点。FlipCutter 钻入该点。在 FlipCutter 移除后，导向套管插入胫骨 7mm，以保持该位置，作为穿梭器，方便缝线进入关节

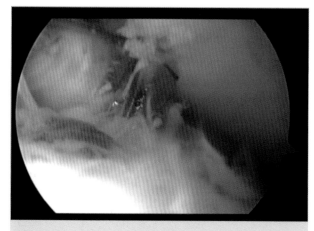

图 37.8 左膝，前外侧入路视角。FlipCutter 以直针形态钻入关节内到外侧半月板后根部附着点。之后被用来反钻形成胫骨骨道

缝线折叠环引入到刚刚穿出的塑料鞘末端。然后将这个鞘经过胫骨引导套管进入关节。从外侧入路观察，使用抓线器从内侧入路套管取回在半月板后角下方的 #2 FiberStick 缝线环。使用这个缝线环将缝合半月板根部的两条 0-FiberWire 缝线拉入胫骨骨道内，以完成外侧半月板根部的骨附着。从胫骨近端拉出两条缝线，增强根部骨的再附着（图 37.10）。

使用 BioComposite 4.75mm SwiveLock 锚钉（Arthrex, Inc., Naples, FL）将固定外侧半月板根部的两条缝线固定在皮质骨上。使用 4.5mm 阶梯式铰刀钻一个 20mm 深的骨道，用来放置 19.1mm 长的外排锚钉。由于此处骨皮质很硬，引出胫骨骨皮质通常会用 4.5mm 头开口。关节镜下确认半月板根部

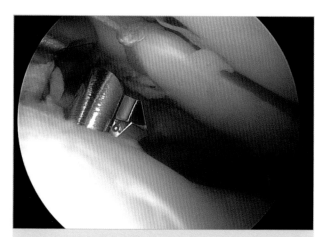

图 37.9 左膝，前外侧入路视角。使用 6mm FlipCutter 反钻形成胫骨骨道以修复根部

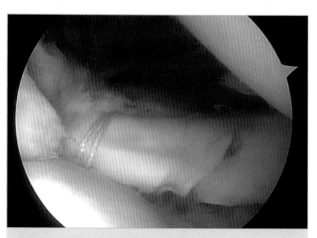

图 37.10 左膝，前外侧入路视角。将 2 条 0-FiberWire 缝线拉入胫骨骨道修复外侧半月板根部撕裂

成的骨碎屑。然后，按压按钮将 FlipCutter 转化成直针状，从胫骨近端导向套管移除。

用红色塑料鞘管内的 #2 FiberStick 缝线（Arthrex, Inc, Naples, FL）作为引线将外侧半月板后根部的 2 条 0-FiberWire 缝线引出，并在关节侧回收 #2 FiberStick 缝线。这是通过将 #2 FiberStick 缝线对折，并将翻折尾端引入鞘管来制备的。对折的

引入骨道，屈膝 45°，将两根缝线自由端穿过外排锚钉口，收紧线，砸入外排锚钉，松开线并旋转外排锚钉手柄移除它，之后剪断尾线。

37.11 内侧半月板后根部撕裂的关键手术步骤

对于内侧半月板，如果膝关节"紧绷"，暴露根部并缝合是很困难的。相比于移除骨或左反向切口，作者更喜欢使用 18 号脊穿针对内侧副韧带进行"Pie-Crusting"，以增加暴露。我们通过内侧入路置入 Scorpion，从胫骨内侧偏中央位置钻孔，使 Scorpion 位于股骨内侧髁的后方和内侧，避免对关节软骨的医源性损伤。缝合半月板、骨道钻取和固定缝线到胫骨与上述外侧半月板根部的处理方式相同。

37.12 补救措施

如果使用骨道技术时，缝线拉出，内侧半月板后根部失去固定，最好的补救程序是建立后内侧入路，进入根部的后方，从穿髁间窝入路观察，从后内侧入路使用 Lasso 缝合。然后，从后内侧入路，通过一个 PushLock 装置在半月板骨性附着点的更后方打孔来完成固定。如果在外侧关节间室，骨道技术失败时则更难补救。可以想象，通常外侧半月板根部撕裂合并前交叉韧带损伤，缝线可以放置在根部更中心的位置，穿过前交叉韧带胫骨骨道，用外排锚钉固定在胫骨上。

37.13 陷阱

当置入导向器将 FlipCutter 钻入关节时，确保在内外侧半月板的附着点，不要太靠前。否则，由于从胫骨内侧钻孔的角度比较小，可能会退到胫骨平台关节表面。在关节镜引导下，使用刮匙在骨性解剖附着点处做个"标记点"，作为导向器的定位点，是非常有帮助的。此外，钻孔时胫骨的进口靠近中线，可以帮助在外侧半月板根部正确定位，避免外侧中央室软骨面损伤，确保 FlipCutter 进入髁间，避免撞击股骨外侧髁。由于外侧半月板根部损伤常合并前交叉韧带撕裂，可以将钻取胫骨骨道的内侧切口作为共同切口。内侧半月板根部修复，胫骨的钻入位置也应该靠近中线，避免损伤内侧胫骨平台和股骨内侧髁。

第三十八章　同种异体半月板移植（内侧和外侧）

Jacob Worsham, Walter R. Lowe

李　明/译

38.1　概述

· 半月板移植可用于有半月板缺失的年轻患者。

· 目的是恢复关节稳定性和负重功能，并提供软骨保护作用，全面减轻患者症状。

· 在半月板移植前或移植时必须评估和处理力线。

· 沟通和患者期望值是关键。我们通常会建议接受半月板移植的患者进行 12 个月的康复训练以获得最佳效果。

38.2　关键原则

· 半月板移植的待术者必须有或达到膝关节稳定，下肢力线正常，并且没有（或有可治疗的）关节软骨病变。

· 如果合并 ACL 翻修手术，必须严格评估之前的 ACL 骨道对半月板移植骨插入点的潜在感染。CT 评估最为有效（图 38.1）。

· 适当的术后康复是成功的关键。

38.3　适应证

· 内侧半月板移植的适应证：①内侧半月板缺损，内侧室有症状，内侧室软骨微小退行性变；② ACL 翻修手术，缺损的内侧半月板影响稳定性。

· 外侧半月板移植的适应证：①外侧半月板缺损，外侧室有症状（通常与先前的盘状半月板有关）；② ACL 翻修手术，之前镜下切除造成外侧半月板缺失。

· 关于半月板缺损手术的治疗存在争议。在进行该步骤之前，必须考虑多个变量。

· 有争议的患者包括：

◦ 骨骺未闭，盘状变异。

◦ 高 BMI。

◦ 精英运动员，希望能全面重返比赛。

◦ 年轻，无症状者。

◦ 伴有局灶性软骨病变的患者。

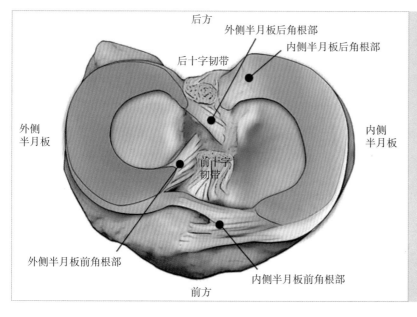

图 38.1　轴位视角显示半月板根部附着点解剖及毗邻重要结构

◦ 生理性退变或慢性退变性老年患者。

38.4 禁忌证

- 任何间室的晚期骨性关节炎。
- 炎症性关节炎。
- 高龄患者。
- 肌肉萎缩。
- 高 BMI。
- 未矫正的膝内外翻、韧带稳定性或软骨病变。
- 活动范围受限或关节纤维化。

38.5 特别注意事项

移植物准备是要点。需要从经认可的组织库来获取移植物。

通过 X 线片和 MRI 测量来确定适当的移植物大小——这些成像技术可能低估适当的移植物大小（图 38.2：MTF 测量图；图 38.3：MTF 测量指南）。

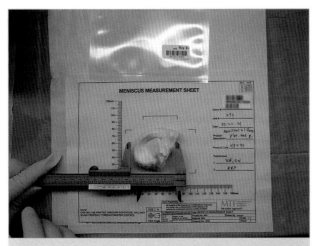

图 38.2 半月板移植的肌肉骨骼移植基础（Musculoskeletal Transplant Foundation，MTF）测量图

38.5.1 内侧半月板移植物准备

- 手术开始前检测同种异体移植物的大小（图 38.4）。
- 2.4mm 导针钻入前后根部附着点，钻入角度与计划的钻取骨道的角度一致。
- 逆行钻孔取芯铰刀逆向反钻至软骨下骨。
- 使用微型摆锯将半月板根部按照逆行钻孔取芯铰刀的角度切 4 刀，最后形成一个 1cm × 1cm × 1cm 的立方体。
- 使用钳子将骨塞管化成骨栓。前角 9mm × 10mm，后角 8mm × 8mm。在骨栓上标记需要达到的理想深度（图 38.5）。
- 使用 2.4mm 钻在骨栓上钻取一条供由前到后缝合的路径。
- 确保移植物前后采用了不同的标记，可以用不同颜色或图案缝线来帮助区分。
- 使用改良 Kessler 或水平褥式缝合将缝线穿过后侧骨栓，来固定半月板组织。
- 从后到前通过连续垂直褥式缝合。从后根部 5mm 处骨栓开始，使用 2-0 蓝色纤维线，向内每 5~10mm 缝合，最后留置一条 2-0 绿色 Ethibond 缝线，再用 2-0 普利林线垂直褥式缝合到半月板体部（图 38.6）。
  ◦ 在缝线管理中它们的颜色很重要。在 Lasso 过线穿过半月板关节囊组织时，使用与移植物相同的颜色。
  ◦ 最后的缝线必须位于半月板体部，避免在屈膝位钻取前骨窝时移植物在关节内翻转。

38.5.2 外侧半月板移植物准备（图 38.7）

- 同种异体外侧半月板移植物的制备是复杂的。
- 在开始手术前，检查并评估同种异体移植物的大小。

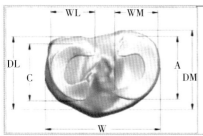

| W：整个胫骨平台的内/外侧缘（在最宽软骨面测量）
A：内侧半月板前方和后方距离最长的点之间的距离
C：外侧半月板前方和后方距离最长的点之间的距离
DM：内侧面软骨从前到后的最大距离
DL：外侧面软骨从前到后的最大距离
WM：内侧半月板由内到外的距离
WL：外侧半月板从内到外的距离 |

图 38.3 关于同种异体半月板移植物适当尺寸的肌肉骨骼移植基础测量指南

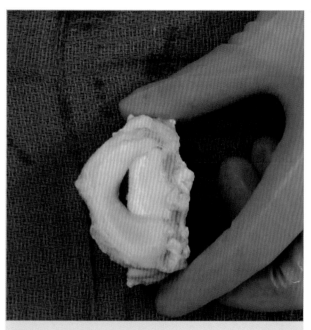

图 38.4 带骨块的半月板移植物

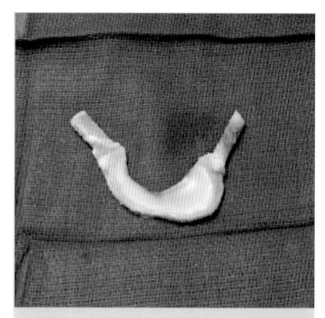

图 38.5 采用取芯扩孔法和骨块柱状化后准备好的半月板移植物

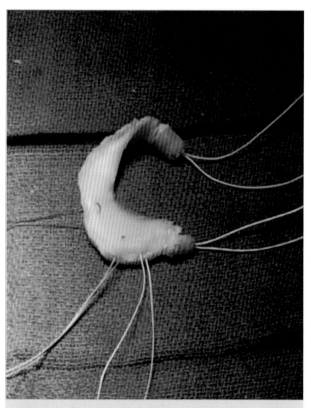

图 38.6 最终准备好的移植物，显示缝线位于正确位置

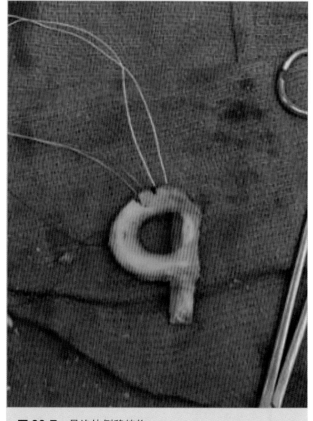

图 38.7 最终外侧移植物

• 修剪掉多余的骨和软组织。

• Arthrex Dovetail 异体移植物工作站可以将移植物长度切割到匹配胫骨前后的长度。

• 垂直和平行锯切骨块到所需长度。确保将骨质切到距离软骨面 1cm 处并与根部对齐。

• 中线切成垂直切口，骨栓外侧面切成成角切口。

• 将同种异体移植物倒置，使半月板脱离骨块。

• 将燕尾形内侧缘与支撑柱的垂直面对齐。末端固定到工作站的嫁接固定柱中。

• 做 3 个模块化切口，从下切口开始，平行切口，内侧垂直切口，有角度的横向切口形成燕尾。

• 骨边缘去除松散的碎片并评估是否合适。

◦ 不要研磨或改变倾斜的横向切口，这可能会影响装配。

38.6 特殊说明、体位和麻醉

• 内、外侧半月板移植是一种高技术手术，步骤很多，因此不应由未受过专门训练的新手外科医生进行。

• 患者体位为仰卧位，有支架（非膝关节支架）。

• 外科医生选择麻醉方式。

38.7 手术技巧、经验和教训

• 内侧半月板移植时注意保护 ACL 的内侧插入点。

• 使用不同颜色的缝线。

• 确保有一条缝线位于半月板体部，避免移植物在关节内翻转。

• 标记同种异体移植物以确保准确放置。

◦ 骨塞上缘（适当深度）。

◦ 前后方向。

• 合并 ACL 翻修，遵照以下顺序：

◦ 放置后角。

◦ 通过 / 修复 ACL。

◦ 放置前角。

◦ 缝合半月板至关节囊（Inside-Out）。

38.8 可能遇到的困难

• 移植物放入。

• 缝线管理。

38.9 关键手术步骤

38.9.1 同种异体内侧半月板移植（视频 38.1）

• 内侧间室准备——清理残余半月板组织至边缘出血，为缝合做准备。

• 联合应用射频和磨钻来处理内侧半月板后根解剖足印区，清理阻碍后根骨块置入的结构（如胫骨嵴，股骨内侧髁）。这被称为 "PCL 上切迹成形术"，主要是降低移植物通过的难度。

• 将前内侧入路向内侧间室延伸 3cm：

◦ Ethibond 可以用于收紧前方半月板关节囊结构。

◦ 去除髌下脂肪垫以便于观察。

• 膝关节后内侧入路暴露后内侧关节囊。

◦ 3cm 后内侧切口。

• 保护隐神经髌下分支。

• 识别半膜肌和腓肠肌内侧头。

• 使用腘窝牵开器钝性分离创造间隔，在后内侧间室缝合时保护神经血管结构。

• 内侧半月板后根部位于胫骨隆起后方、后内侧软骨缘区域。

• 使用 70° 点对点定位器，在适当位置打入一枚 2.4mm 引导针，在这一步重点是找出半月板后根部解剖区。

◦ 依次打入 4.5mm，然后是 8mm 逆行铰刀，在后内侧角建立一个合适的骨道。关节镜下刨刀清理定位骨道。在这个步骤中也可以应用翻转切割器。

◦ 在使用铰刀时需要使用抓线器抓住导针，避免针发生多度偏移并损伤神经血管。

◦ 用刨刀和射频准备骨道，便于移植物通过。这对于正确放置骨块至关重要。

• 使用 Lasso 缝线，将 3 条缝线通过残余半月板的边缘和半月板板囊结构。这 3 条缝线的位置需要与移植物中留置缝线的位置相对应。在开始后、工作前，确保移植物使用了同样颜色的缝线。

◦ 从后角开始，使用 2-0 蓝色纤维线（最外侧），向内 5~10mm 过最后一条 2-0 绿色 Ethibond 缝线，之后通过 2-0 Tiger Wire 将半月板体部边缘过线。

◦ 将 Tiger Wire 换成对应的普利林线。

• 使用纤维棒，将缝线导入关节，并允许之后骨块通过。

• 将移植物导入关节并开始从后根部骨块过线。

• 在关节镜引导下操作，过线。

◦ 2-0 蓝色纤维线（靠近骨块）与患者关节囊进行缝合。

◦ 2-0 绿色 Ethibond 缝线（中间）与患者关节囊进行缝合。

◦ 2-0 普利林线（半月板体部）到 Tiger Wire——这种缝合方式能防止半月板在关节内翻转，阻碍视野。

• 可以用止血钳来协助定位骨块。一旦骨块固定，用止血钳将两条缝线固定在胫骨内侧，以保证骨块处于正确位置。

• 一旦完成，系住绿线和蓝线，仅允许体部游离。

• 保持膝关节屈曲 90°，找到半月板前根解剖位置，并在半月板前根中心钻入 2.4mm 导钻。

• 使用 9mm 反向铰刀，为 9mm×10mm 的前骨栓做准备。

• 穿过骨道中心至胫骨内侧，通过纤维棒缝合，将骨栓固定在前骨道内。

• 通过移植物，小心缝线管理和调整骨栓张力。

• 一旦骨栓放置在前骨道内，拉紧缝线，将骨栓压入骨道，用止血钳固定胫骨前部。

• 在恰当大小的皮质纽上固定前后骨栓缝线。这必须在 Inside-Out 缝合修复前进行，放置预张移植物。

• 将膝关节从 90° 移动到适当的外翻方向，并系上普利林缝线。

• 确认同种异体半月板移植物的位置，然后开始区域特异性缝线缝合，直到半月板较为匹配的置于关节内。这需要关节镜的可视化，包括之前从后内侧捕获缝线。

• 在半月板上、下表面放置区域特异性 2-0 缝线以平衡修复，确保半月板边缘与内侧关节囊接触。

38.9.2 外侧半月板同种异体移植物（视频 38.2）

• 入路选择对于外侧半月板移植很重要，建议

前外侧入路建立在外侧半月板前角附着点连线上。

• 取 4 字体位、清理残余半月板（残余很少量）。

• 屈膝 90°，开始建立前外侧入路。

◦ 紧贴 LCL 后方 3cm 做切口。

◦ 识别腓肠肌短头和髂胫束之间的间隔。

◦ 从短头上分离后外侧关节囊附着点。

◦ 分离后外侧关节囊和腓肠肌外侧头，形成间隙。

◦ 在进行同种异体半月板移植物 Inside-Out 缝合时，放置腘窝牵开器来进行缝合和缝线管理。

• 做一个合并前外侧入路的髌旁外侧入路。

• 使用磨钻将外侧髁间嵴磨平，并对前后角进行清理，作为胫骨定位的参考。

◦ 这将为燕尾形骨块的导针放置/钻孔提供定位参考。重点是放置在外侧半月板根部解剖止点。

• 使用测量棒评估胫骨平台前后尺寸（图 38.8）。

• 使用钻导套，放置两根平行的 2.4mm 导针钻透之前做的两处标志。

• 确保导针没有钻透后皮层。在关节镜监视下确认并确保导针处于合适的解剖位置。

• 确定两根导针处于适当位置后，在远端导针上钻取一条 7mm 骨道，在近端导针上钻取一条 6mm 骨道，确保不要钻透后方皮质。

• 钻孔完成后，移除导针，选择合适的扩张器。

• 将锯齿插入铰刀创建的槽中，锯齿顶部与关节面齐平。

• 用手钻和木槌的方法扩张，直到槽呈梯形，一直清晰到胫骨后皮层。应重点清理梯形槽内的碎片，否则可能阻碍同种异体移植物置入。

• 在关节镜下评估骨槽，并使用磨钻清除边缘，这是非常必要的，能确保匹配移植物，这是移

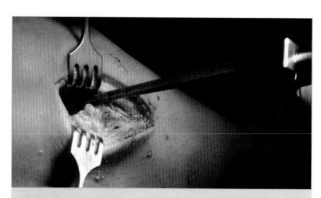

图 38.8 分级引导，测量外侧胫骨平台前后距离

植成功的关键步骤。

• 回到 4 字体位，外侧间室的准备工作类似于前面提到的内侧半月板移植。

。 从后角开始，使用 2-0 的蓝色纤维丝（最内侧），最后一根距离外侧 5~10mm，之后用 2-0 的绿色 Ethibond 缝线过线，然后用 2-0 的 Tiger Wire 缝合半月板体部边缘。

。 Tiger Wire 将在同种异体移植物上交换所对应的普利林缝线。

。 彩色缝线对于缝合和移植物管理很重要，也可以采用膝关节后外侧入路进行过线缝合。

。 相同颜色的彩线通过缝合梭进行缝合，将 Lasso 缝线与移植物上的缝线进行交换。

• 将移植物的骨块部分放入准备好的槽中，将缝线穿过移植物，依次从后到前开始：

。 移植物的后角必须顺利通过股骨髁间，骨塞才能完全就位。

。 必须小心推进骨块；任何阻力都可能导致同种异体移植物骨折。

• 一旦移植物完全就位，就使用区域特异性缝线将外侧半月板同种异体移植物固定在宿主的半月板残余上。

38.10 补救措施

• 移植物准备时，特别是内侧移植，半月板根部的骨附着可能受损，在胫骨骨道没有充分的骨质进行固定。在钻孔任何骨道之前，要确保移植物准备成功。如果发生严重的骨损伤，可以通过半月板根部修复来补救。

• 在内侧移植时无法钻孔后骨道是由于视野不足。通过打磨胫骨内侧隆起并进行 PCL 下切口成形术来补救。

• 胫骨后部骨道向内侧延伸到关节面存在风险。原因包括钻导角度不足（设置 70°）或胫骨近端起点太靠近内侧。这种骨道位置会导致失败，需要钻一个新的更垂直的骨道。

• 同种异体半月板移植物通过也可能是一个问题。适当的切槽成形术和胫骨嵴切除将允许骨栓向后通过切槽到其附着部位进行对接。为了避免向后通过骨栓的困难，可使用一个 9mm 的 OATS 装置，以确保有通过后骨栓的空间。

• 通过后骨栓的缝线可以穿过骨塞，后骨栓通过后斜拉缝线，从而防止骨栓固定在骨道中。为了防止这种情况，在骨栓进入骨道内之前不要拉这些缝线。可用止血器将塞子穿过凹槽，然后再拉上缝线。如果发生这种情况，可以尝试用止血钳将其塞入骨道，将小的骨栓压入骨道。

• 即使没有内侧室关节炎，内侧室也可能非常紧。在通过移植物之前应该认识到这一点。这可以通过 18 号脊穿针有限释放和控制外翻应力来解决。

• 同种异体半月板移植物的挤压是一个重要的术后问题，并会导致移植失败。将囊附着在半月板上而不是将半月板附着囊上可以避免这种并发症。这就要求在内侧半月板的内外缝合修复之前，将内侧半月板移植的前后骨栓放置在各自的骨道中，并安全地固定在骨道中。

• 外侧半月板移植最大的技术问题是骨槽太靠近胫骨平台外侧。当这种情况发生时，它会造成外侧半月板体的大小不匹配和带有缝合固定的移植物的挤压。如果出现这种问题，可以通过用磨钻扩大骨槽，在骨槽外侧用小的挤压螺钉固定骨槽，来进行移植修复。

• 术后再撕裂或移植失败可以通过翻修移植物来解决，只要骨附着处已经愈合。

38.11 陷阱

• 适当的患者选择是成功的关键，忽视力线矫正或关节间室软骨变性将导致失败。

• 关节纤维化。

• 神经血管损伤 – 内侧的隐神经髌下分支和外侧腓神经均有危险。采用由内而外的缝合应使用腘窝牵开器。

• 翻修移植是解决移植失败的方法。

• 深静脉血栓形成 / 肺栓塞（DVT/PE）。

• 移植物大小不合适 – 移植物大小不足非常罕见。在修复过程中，移植物如果不适合，通常会导致手术失败。在内侧将后骨塞拉入骨道深处会使移植物看起来太小。内侧半月板移植后骨道在胫骨平台内侧上太靠近内侧，会使移植物看起来太大。如上所述，骨槽太靠近外侧会使移植物看起来太大。

第三十九章 前外侧韧带重建

Patrick A. Smith

李 明 / 译

39.1 概述

　　最近命名的前外侧韧带（ALL）就是先前提到的 2/3 关节囊韧带。在 ACL 损伤的病例中常常会出现 ALL 的撕裂，就像髂胫束（ITB）的深层纤维一样。这两个结构都是维持轴移稳定的重要结构。在一些孤立的 ACL 重建的病例中，正常的膝关节运动学不能恢复，导致残余松弛，而 ALL 重建可能有助于纠正这种松弛。ALL 重建的最终目标是减少前交叉韧带移植物上的旋转应力，并尽量减少移植物再撕裂的风险。我们手术时采用移植物小切口。最终目标是通过关节外重建 ALL 和 ITB 骨 – 关节囊纤维，作者称之为前外侧重建（ALR），在本章中进行描述。

39.2 关键原则

　　ALL 和 ITB 深层都存在一定程度撕裂并伴有 ACL 撕裂。因此，只有少部分的患者才需要进行关节外重建。ALL 移植物股骨止点位于 ALL 的正常解剖止点位置，即股骨外侧髁近端后方。此外，这个位置还是重建 ITB 重要的深层纤维的方向。可复制的手术标志是腓肠肌外侧结节（图 39.1）。

39.3 预期

　　关节外重建的目标是在重建前交叉韧带的同时优化膝关节旋转稳定性。反过来，也可以保护前交叉韧带移植物，以减少移植物再撕裂的风险。前外侧韧带重建更适用于年轻、活跃的患者。

39.4 适应证

　　ALR 的适应证包括 3+ 轴移，MRI 显示明显的 ALL 或 ITB 骨关节囊层损伤，或 X 线显示股骨外侧髁大的嵌塞性骨折合并高度轴移或存在直接

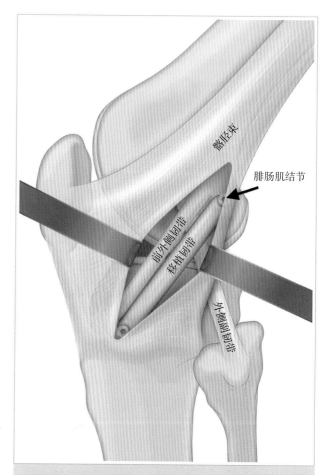

图 39.1 前外侧重建（ALR）移植物的位置说明。重建前外侧韧带（ALL）和 ITB 深层纤维。移植物近端附着于腓肠肌外侧结节，远端位于腓骨头与 Gerdy 结节连线中点位置

提示 ALL 撕裂的 Segond 骨折（图 39.2）。此外，ACL 移植物再撕裂"高风险"的患者也可以考虑行 ALR（相对适应证）。例如，膝关节过伸 > 10° 的患者以及运动员，如年轻女性足球运动员或进行高度轴移运动的年轻男性。此外，翻修前交叉韧带重建的患者往往更不稳定，因此需要增加关节外 ALL 的重建。

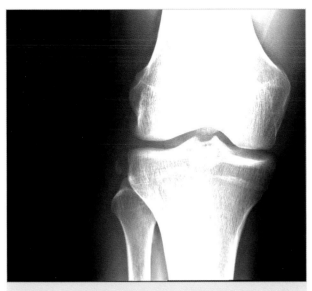

图 39.2 外侧胫骨平台的 Segond 撕脱骨折

39.5 禁忌证

对于轴移动不超过 2+ 且没有上述 ALR 指征的患者不应进行 ALR，避免导致过度约束关节的内旋。此外，如果患者接受了大范围的外侧半月板切除术，ALR 可能会增加外侧腔室过载和导致膝关节退行性变的可能性。

39.6 特别注意事项

Segond 骨折的患者代表 ALL 胫骨附着撕脱。在这些情况下，作者通常倾向于对骨折碎片本身进行切开复位内固定（ORIF）来恢复 ALL 的完整性。如果骨折片很小，无法使用螺钉来固定，可以考虑使用 3.0mm Biocomposite SutureTak（Arthrex Inc., Naples, FL）锚钉带两根 #2 FiberWire 缝线（Arthrex Inc., Naples, FL）来解剖复位骨折片。

39.7 特殊说明、体位和麻醉

该手术通常在 ACL 重建完成后进行。因此，患者将在全身麻醉下保持仰卧位。将一个带有脚支撑的装置连接在手术台上，并与大腿支撑装置结合，帮助膝关节在手术过程中保持适当的屈曲角度。

39.8 手术技巧、经验和教训

分离显露 ITB 后，在股骨侧靠近腓肠肌外侧结节附近有明显的软组织，为 ITB 深层，小心地分离出来，包括骨囊纤维，注意保护。为了便于通过这个小切口找到腓肠肌外侧结节这一关键标志，触诊外侧肌间隔远端明显的区域。这个点就在腓肠肌外侧附着点突出点的远端。将导针插入这里，4.5mm 钻头扩孔，用射频处理骨窝后可以使 SwiveLock 锚钉（Arthrex Inc., Naples，FL）插入移植物时更容易。目标是非等距移植，伸膝关节时延长，屈膝时放松。如果在伸直时缩短，可以将股骨侧定位点向后移。胫骨侧定位点"容差"更好，所以通常只改变股骨止点定位就可以获得所需的非等距模式。股骨 SwiveLock 锚上有 #2 FiberWire 缝线，在完成移植物放置后，重新缝合关键的骨囊纤维。

39.9 可能遇到的困难

一般来说，ALR 是一个很简单的过程。其中一个技术挑战与胫骨固定有关。首先，骨道是在屈曲时钻孔，但固定是在伸直时进行的，这使得暴露更具挑战性。此外，使用 SwiveLock 锚钉进行固定，必须调整移植物上的固定点，以确保移植物最终以最佳的张力插入骨道。这需要通过胫骨小切口引入移植物的一些技巧。

39.10 关键手术步骤

软组织异体移植物或自体移植物均可用于 ALR，移植物直径为 4~5mm 是合适的。作者更喜欢同种异体移植组织，所以除了前交叉韧带移植外，不需要获取自体移植组织。将 2 号纤维线缝合（Arthrex Inc., Naples, FL）锁定在移植物的一端 > 20mm。如果使用同种异体移植物，在 75N 下预压 15min，以消除组织中的蠕变。同样，ALR 总是在 ACL 重建后进行的。

第一步是股骨侧暴露。触诊外上髁并做标记，在其近端后侧大约 1.5cm 处做一个 2cm 的皮肤切口。向下分离到 ITB，然后它被分裂成纤维束。深层 ITB 纤维被小心地取下，包括骨囊纤维，以便以后再附着。接下来，可触及外侧肌间隔；远端是可触及的腓肠肌外侧结节标志。在此点上平行于关节线处钻入一根 2.4mm 的导针（图 39.3）。

接下来，在胫骨上，标记外侧关节线与 Gerdy 结节的中心和腓骨头的中心一起被标记出来。在这些点的中间，在关节线以下 1.5cm 处做一个 1.5cm 的纵向切口。通常有一个可触及的凹陷，骨膜覆盖，切开时，很好地暴露胫骨附着。平行于关节线钻入一根 2.4mm 的导针。

下一步是等距的测定，我的目标是做一个非等距的移植物，在伸展时收紧 2~3mm，在屈曲时放松。#2 FiberWire 缝线环绕股骨针，从 ITB 深层穿过并环绕胫骨针，在两条缝线上放置止血器（图 39.4）。然后膝关节做从屈曲 100° 到完全伸展，以测量缝线的移位。一般来说，如果没有达到这种延长模式，股骨钉需要向后移动并重复等距测试。

在确定了股骨和胫骨上适当的固定位置后，注意力转向移植物固定。股骨针用 5.0mm 的钻钻至 20mm 深。在这里，我们用一个 4.75mm 的生物复合材料 SwiveLock 锚钉来缝合固定移植物末端。在锚钉固定到位之前，确保移植物的缝合端完全插入骨道。此锚点上的 #2 FiberWire 缝线留在原地，以便以后使用，将重要的骨囊纤维重新缝合回股骨（图 39.5）。在胫骨侧，导针插入 7.0mm 钻钻至 20mm 深。移植物从股骨切口引入插入 ITB 深层至胫骨侧，并保持移植物绷紧，膝循环活动几次以消除移植物松弛。然后，膝关节正常伸直（或过伸），胫骨内旋，使用 7.0mm 生物复合 SwiveLock 锚钉进行胫骨固定（图 39.6）。使用

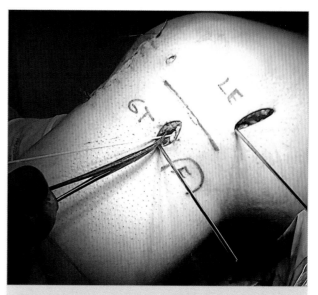

图 39.4　左膝，#2 FiberWire 缝线绕过股骨导针穿过 ITB 下方，在胫骨针处用止血钳固定。需要的延长模式是膝关节完全伸直时，止血钳向近端移动 2~3mm

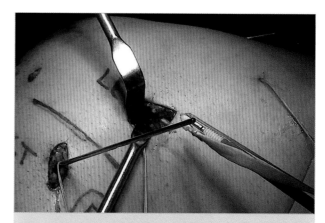

图 39.5　左膝，股骨移植物固定采用 4.5mm 生物复合 SwiveLock 锚钉。关键是确保固定移植物的缝线保持在锚钉的顶端，以确保当螺钉拧紧时，移植物的缝合部分完全在孔内

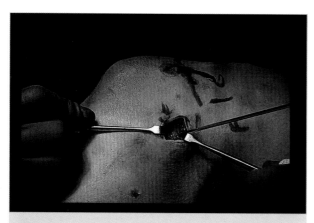

图 39.3　左膝，股骨导针在腓肠肌外侧结节的解剖标志钻入

这种固定技术，移植物的自由端固定在胫骨骨道内，使移植物本身轻微松弛；移植物被分叉装置捕获，因此它可以插入这个 20mm 的骨道中，消除了 SwiveLock 锚钉固定到皮质时的任何松弛。然后切断多余的移植物（图 39.7），使用 SwiveLock 锚钉中保留的 2 号纤维线重新连接 ITB 深层的囊骨纤维（图 39.8），关闭 ITB 中的切口。

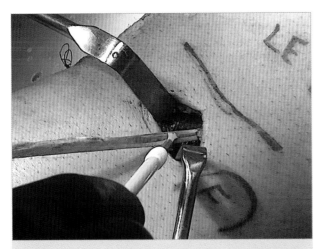

图 39.6　左膝，在胫骨侧固定移植物。膝关节完全伸展（或过伸）。7mm 生物复合 SwiveLock 锚钉用于固定移植物。关键是在插入锚钉之前允许移植物有一些松弛，以确保螺钉可以完全插入孔中

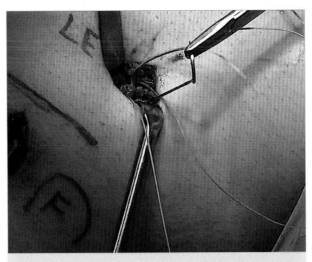

图 39.8　使用股骨 SwiveLock 锚钉中的 #2 FiberWire 缝线进行褥式缝合，将囊骨膜纤维重新连接到股骨上

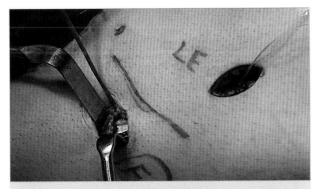

图 39.7　最后固定后胫骨前外侧移植物

39.11　补救措施

在股骨侧，如果使用悬吊固定 ACL 移植物并创建一个更中央的"壁向下"ACL 股骨骨道，可能会出现一种潜在的危险情况。ACL 固定有可能靠近股骨 ALL 移植物放置点，ALL 股骨骨道钻孔时可能会通过切割缝线伤到 ACL 悬吊固定装置，补救的措施是立即回到关节，在股骨移植物骨道

放置一枚挤压螺钉，以避免移植物失去稳定的风险。在胫骨侧，如果使用 SwiveLock 锚钉装置固定导致固定失败，补救措施是减少移植物长度，并用缝线缝合移植物末端。

39.12　陷阱

首先，任何关节外重建的一个主要潜在陷阱是与股骨钻孔和固定相关的股骨外侧副韧带附着点医源性损伤的风险。在钻孔股骨骨道时，必须保持在外上髁的近侧和后侧，以避免出现这种并发症。上述 ALR 手术的一个优点是，腓骨肌外侧结节的标志提供了一个远离外侧副韧带的固有"安全区"。关节外重建的第二个缺陷与最终移植物固定的膝关节角度有关。作者认为将 ALR 移植物固定在膝关节全伸展或过伸时是至关重要的，否则固定在膝关节屈曲时可能会限制膝关节屈曲时存在的正常关节内旋，从而导致关节过度约束。此外，通过将移植物放置在非等距上，使其延长延伸，作者相信由此产生的移植物收紧，在轴移运动产生时有助于控制胫骨伸直时的内旋。

第三部分
成人重建

III

第四十章　开放胫骨高位楔形截骨术——内翻膝

Philipp Lobenhoffer

王金良 / 译

40.1 概述

内侧开放楔形双平面截骨术（OWHTO）是很成熟且安全的矫正胫骨内翻的术式，使用角度钢板固定获得稳定并可以早期负重，不必植骨或者用骨替代物。

40.2 关键原则

冠状面内翻对线不良导致膝关节内侧间室负荷过重，慢性负荷过重可能导致软骨损坏。截骨可能矫正冠状面对线不良，且证明能够使负荷正常化。内翻畸形的原因往往是胫骨近端不成比例生长，内侧生长相对迟缓。结果是，胫骨干骺端内侧比正常短，内侧开放楔形截骨在理论上最适合解决这种畸形。前交叉韧带（ACL）和后交叉韧带（PCL）功能不全不是禁忌证。矫正对线的同时也能够计划矫正胫骨后倾，最终改善关节的稳定性。

40.3 预期

总体上来说，HTO 后的活动水平明显高于成形手术，报道高位截骨的 5 年生存率为 87%~99%，10 年为 66%~84%。近来一项 Meta 分析包括了 46 篇同行评议的文章表明，胫骨截骨术后 8~12 年的生存率为 82%。

最新的 Cochrane 综述显示，有确凿证据表明，截骨术在 10 年内改善了 70% 患者的临床结果。

40.4 适应证

膝关节周围截骨适合活跃的个体，在冠状面表现为 > 3° 的畸形，单间室 Kellgren Lawrence 分级 II 级和 III 级，> 65 岁也并不是截骨的排除指征。我们的多中心研究表明，只要我们遵循其他的指征，高位截骨在 IV 度骨性关节炎（骨磨骨）时也获得成功。肥胖、吸毒和吸烟也不是膝关节周围截骨的排除指征。如果内侧间室进行了软骨重建或者半月板移植，胫骨干骺端截骨还要考虑放在外翻位置。

40.5 禁忌证

如果患者胫骨近端形态常规，即正常的胫骨近端内侧角（mPTA），不能进行 OWHTO，因为可能导致胫骨近端异常和关节线倾斜。股骨干的畸形和胫骨远端的畸形通常不适合 OWHTO，因为矫形的中点不在畸形位置。OWHTO 的指征是冠状面畸形，合并矢状面畸形和旋转畸形也可以，只是度数有限。软组织袖套健康和完整是必需的，任何的皮肤缺损、感染或者软组织的改变都是排除标准。

40.6 特别注意事项

负重位摄像，应该包括下肢全长。全长像对于分析和计划很重要，必须双足站立进行，下肢处于正确旋转位置。主要的参数是 Mikulicz 线，股骨远端外侧角（mLDFA），胫骨近端内侧角（mPTA）和关节线夹角（JLCA）。术前片 Mikulicz 线必须通过内侧间室，表明 HTO 的指征，正常的胫骨近端内侧角的范围是 85°~90°。HTO 的候选者通常 mPTA 处于正常角的低值或者小于低值（< 86°），股骨远端角应该是正常的（85°~90°）。异常的 JLCA（> 2°）反映站立时关节外侧张开。异常的 JLCA 在计划矫正时必须考虑在内。术后的康复很关键，患者可以根据疼痛耐受进行活动，并遵从医生的指导。固定或者保护都不是必需的。负重根据疼痛耐受而定。研究表明，这种截骨和固定允许早期负重，并不造成矫正丢失。我们通常期望患者在 4 周后不扶拐行走一段距离。引流是有益的，物理治疗通常不需要，术后 4 周进行影像学检查。如果铰链完整，患者没有症状，我们不做更多的限制。间隙的愈合需要 8~12 个月，但是在钢板的保护下，患者可以从事任何活动。我们告知患者拆除钢板仅在局部发生问题的时候进行。

40.7 特殊说明、体位和麻醉

患者躺在一个直的可透 X 线的手术台上，方便透视髋、膝和踝。脚挡和边柱对稳定下肢在伸直和 90° 位有帮助。铺单包括整个下肢和髂嵴，止血带对此类手术并非必须。如果患者有交锁症状或者任何有需要解决的关节内紊乱，截骨时可以进行关节镜手术。

40.8 手术技巧、经验和教训

40.8.1 外侧合页

外侧合页的位置很重要，合页最理想的位置是胫腓关节的近端顶部、腓骨的尖部。

40.8.2 过度矫正

过度矫正常见的原因是术前未受累及侧关节线张开，下肢重新对线后，关节线恢复正常值，当患者站立的时候显示过度矫正。如果医生在计划时未考虑这个方面（病理性关节线夹角），势必导致整体外翻。用数学和数字计划的方法都可以解决这个问题，最简单的方法是使用计划软件，在关节线水平制作一个由外侧作为基底的闭合楔形截骨。如果外侧关节线宽度正常，继续进行计划，内侧开放截骨在矫正过的关节间隙基础上进行。手术中，外侧关节线的闭合可以通过轴向加压或者外翻应力来模拟，复制术后负重的状态，使用力线杆透视检查术后的力线。

40.8.3 非预期的胫骨后倾增加

基于几何形态的原因，截骨之后，后方要比前方多打开 1/3 才能维持后倾角不变。我们推荐在截骨打开后，后内角使用撑开器重新检查内侧副韧带的松解。如果下肢自由悬吊能完全伸直，会自动打开一个前窄后宽的间隙。固定装置就固定在这个位置。

40.9 可能遇到的困难

高位截骨会遭遇一些困难，解决困难才能保证手术方案完美执行。我们罗列了最典型的难点，这些难点可能会带来坏的结果。

- 铰链完美定位。
- 合页骨折。
- 冠状位矫正过度或者不足。
- 预料之外的胫骨后倾改变。

40.10 关键手术步骤

40.10.1 外科显露

理解截骨的固定是基于微创接骨钢板技术是很重要的，植入物放置在完整的软组织下方，远端螺钉通过截一个小口经皮置入，不推荐将植入物的全长进行显露。我们使用内侧 4~5cm 长切口，起于关节线下 1cm，止于鹅足之上。切口位于内侧平台的中央，必要时可以延长。

40.10.2 松解

显露内侧支持带、鹅足、内侧副韧带。触诊髌韧带和胫骨之间的间隙，在髌韧带后方和远端胫骨结节内侧之间画一条线。这条线是双平面截骨的第二条截骨线，打开鹅足和 MCL 之间的滑囊，将鹅足拉开，充分显露 MCL 的远端部分。MCL 的这个部分由胫骨做锐性分离，这样就显露了胫骨干的后内方，MCL 远端部分的松解不超过缝匠肌腱膜的近侧部分。胫骨后侧和腘肌之间的间隙钝性分开，将拉钩插入这个间隙，在接下来的步骤中保护腘肌和神经血管结构。MCL 的远端也应该使用拉钩或者 Hohmann 拉钩拉开，避免锯伤 MCL。

40.10.3 置入导针

将腿置于伸直位置，C 臂机在膝上做调节，确保整个胫骨外侧关节线在前后方向精确定位，这时医生在胫骨钻入两根钢针，由内向外，确定平面的第一条截骨线。我们推荐将钢针的尖端放置在胫腓关节近端的上方，很重要的提醒是，我们使用带钻头的 2.5mm 钢针，这样才能确保钢针的精确放置。这两根针会在接下来的步骤引导锯骨（图 40.1）。截骨的长度确定。在皮质外紧贴导针放置第三根相同长度的钢针，这个长度差用直尺测量，这是截骨水平的胫骨总宽度，我们通常从这个值中减去 10mm，如果骨质很硬，减去 5mm，并在锯片上做标记。

40.10.4 截骨

推荐使用特殊的锯片。我们使用两个特殊设计的双平面截骨锯片或者一个带钢轴的用于前部截骨锯片。截骨在伸直或者屈曲位进行，锯片由胫骨的前内方在两根导针下进入，医生首先在胫骨皮质开一个窗，由这个窗引导锯片指向后侧皮质，逐渐锯皮质。用锯顶住皮质，当锯透时（阻力消失）可以清楚感受到。因此，医生可以通过来回震荡模式推进锯片，以此锯开中间和后方部分，最后一步是锯前方部分。在髌韧带下方上升截骨线的标记处，我们推荐在这个过程中浇水，锯的频率要尽可能慢，锯片至少要 90mm 长、25mm 宽。不推荐使用过于强劲的锯，在进行关节成形手术时用的锯就不推荐。接下来是在胫骨结节后的上升截骨，我们推荐使用小的锯片，避免

丢失太多骨量（图 40.2）。

40.10.5 打开截骨

将第一个骨凿插入在两根钢针下面，我们偏爱带有刻度的骨凿，骨凿沿着后方截骨线尽可能达到锯的深度。第二把骨凿插入在第一把和导针之间，可能需要用锤轻轻锤入，比第一把骨凿的深度少 15mm，另外两把骨凿插在前两把之间，骨凿前方的截骨间隙要在这个步骤进行监测，间隙应该逐渐打开，上升截骨不能移位或者打开，当打开 6mm 间隙时，在前方间隙内插入金属楔形块，可以用锤轻敲固定。逐个去掉骨凿，并去掉导针。打开撑开器，直至感受到阻力，去掉前方楔形块。我们计划了按照毫米打开的间隙，我们使用卡尺测量实际的间隙。测量应在撑开器的前方进行，因为这里是反映外翻矫正的地方。基于几何原因，如果不改变后倾，前方的间隙应该小1/3，由于锯片的厚度导致的骨丢失，应该在计算的数值中减去 1mm。将腿放在伸直位，用镊子在撑开器的两个脚之间触诊 MCL，如果仍然很紧张（像弓弦一样），应该使用 11 号刀片戳孔松解，直到不再紧张（图 40.3）。

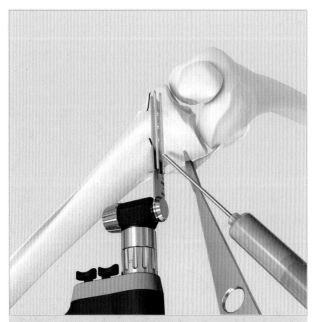

图 40.1 第一条截骨线在两根钢针引导下进行，截骨范围限于胫骨后侧 2/3，止于距离外侧皮质 5~10mm

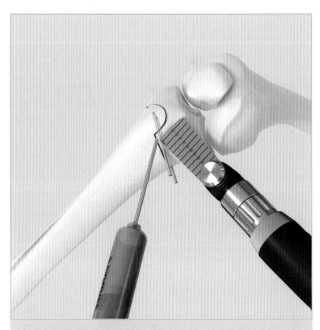

图 40.2 第二条截骨线在胫骨结节之后与第一条截骨线成 100° 夹角，与对侧完全截透

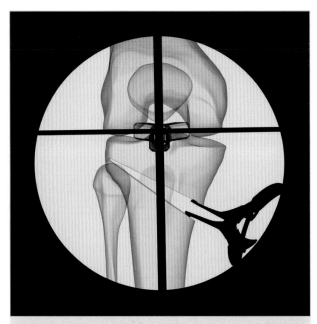

图 40.3　截骨打开，将力线杆放在髋关节中心和踝关节中心进行透视，对矫正进行微调

40.10.6　微调矫正

　　最后一步是微调矫正。在胫骨前方压腿完全伸直，脚跟放在脚挡保持膝关节悬空，一个长金属杆放在腿上，透视下确定髋关节中心，将杆放在这里，助手将杆固定在髋上。杆的远端透视下放在踝关节中心，助手模拟下肢的轴向负重，透视移向膝关节，金属杆应该投射在膝关节线和Mikulicz线的交点上。另外一个对线杆，有一个架子可以插入第二根钢针来模拟关节线。这个钢针帮助检验 mPTA 的矫正，因为这个显示了 90°的mPTA，实际的内侧关节线也可以参照。如果在矫正前，关节线夹角是异常的，助手应该使用外翻应力，使外侧打开的关节线正常化。只有正常之后，Mikulicz 线才能够接受，否则，可以通过撑开器的开合调节矫正的多少（图 40.4）。

40.10.7　截骨固定

　　获得最佳矫正之后，可以进行截骨固定。Tomofix 内植物安装钻孔套筒，推入皮下层，远端触摸位于骨干中心。近端尽可能靠后放置，透视下进行调整，确保每枚螺钉安全置入，复位

　　套筒拧入近端钻孔导向，使用 2mm 导针钻入平台，导针反映近端螺钉的方向，应该与关节线平行，位于软骨层下 10mm，近端 3 枚螺钉插入锁定（图 40.5）。截骨间隙的远端，识别联合孔，使用4.5mm 的皮质骨螺钉指向远端和前方钉进行滑动加压，使用手动上钉器拧紧螺钉，螺钉的作用是预弯钢板，加压外侧截骨合页，明显改善结构的生物力学，透视下控制该步骤，避免标准螺钉过紧，在骨干部位第三个孔位置戳孔，钻套与钢板连接，插入单皮质骨锁定螺钉，普通螺钉拆除，在

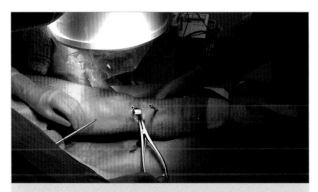

图 40.4　显示截骨术中将撑开器放置在后侧皮质，钢板已经经皮置入，远端在骨干上戳口固定钢板

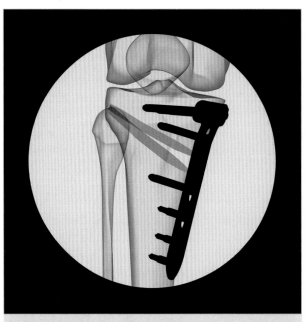

图 40.5　开放楔形截骨的最终显示，钢板固定，在骨干区域使用单皮质骨锁定螺钉

联合孔内插入双皮质骨锁定螺钉。在近端第二排螺钉孔拧入锁定螺钉。由于螺钉的方向，这个螺钉比前3枚近端螺钉短。完成固定并透视留取。引流由近端放入沿着钢板向远端。MCL的复位覆盖截骨间隙，前方间隙用骨膜覆盖或者胶原封闭。仔细缝合皮下组织和皮肤组织，使用加压绷带包扎。

40.11 补救措施

40.11.1 合页骨折

为了避免外侧截骨合页骨折，水平截骨必须距离外侧皮质5~10mm，尤其是胫骨后外侧皮质。可以使用透视控制截骨的深度，骨折可以沿着截骨线发生（Ⅰ型），或者截骨线向上（Ⅲ型），或者骨折线向下（Ⅱ型）。Ⅰ型骨折可以使用钢板的拉力螺钉，不影响稳定性和康复。Ⅲ型骨折是关节内骨折，首先复位，稳定，将撑开器合上通常骨折会复位。使用1~2枚螺钉固定碎片，由外向内，在关节面下方。然后再把截骨打开，按照计划放置Tomofix钢板。Ⅱ型骨折明显影响截骨外侧和合页的稳定性，患者的康复时间相应延长。在极端的病例中，使用小的固定骨块的钢板，放在外侧重建外侧皮质，稳定合页。

40.11.2 动脉出血

在使用锯或者骨凿处理后外侧皮质的时候，可能会出血。因为腘肌在双平面截骨水平保护腘动脉，根据我们的经验，原因多是供应胫骨的动脉变异，胫腓干的高分支使胫前动脉紧贴胫骨后侧骨膜。这种变异发生率大约为1%，可以在常规的术前MRI检查时发现。我们推荐大腿手动加压或者无菌止血带控制出血，然后完成截骨。尽可能打开，至少20mm，这样胫骨后侧可以通过截骨间隙直视。小心松开大腿的加压，辨认出血，我们可以通过电凝或者止血剂直接止血，然后合上间隙至计划的宽度，按照常规完成步骤。

40.11.3 假关节

延迟愈合在负重时会引起疼痛。在这些病例中，通常疼痛在外侧。延迟愈合多是外侧合页的Ⅱ型骨折。如果8周后仍然不能无痛负重，我们推荐微创植骨。松质骨由髂嵴获取，不改变原接骨装置填入间隙内。我们在之后的4~6周观察骨折愈合。

40.12 陷阱

40.12.1 外侧合页

外侧合页的定位是很重要的。最佳的位置是胫腓关节的近端上方，指向腓骨近端的尖部。

40.12.2 过度矫正

过度矫正的一个常见原因是术前非受累侧关节线张开，关节线在对线之后闭合至正常状态，在站立时，导致过度矫正。如果医生在计划时没有考虑这个方面（病理的关节线夹角），整体外翻成为必然。通过数学的方法可以解决这个问题，数字化规划也可以。最简单的方法是使用规划软件在关节线水平造一个闭合楔形截骨，将外侧作为基底，当外侧关节宽度正常时，继续进行计划，开放楔形在关节间隙矫正后进行计算，手术当中，外侧关节线的闭合可以通过轴向加压和外翻进行模拟。术后负重可以复制，使用力线杆和透视检查矫正后的机械轴线。

40.12.3 非预期的胫骨后倾增加

基于几何原因，后侧截骨需要比前方多打开1/3才能维持后倾不改变。我们推荐在胫骨后内角使用撑开器，在截骨打开后重新检查远端MCL的松解。当腿可以悬空，可以完全伸直时，后方间隙自然张开一些，固定装置在这个位置固定。

第四十一章　内翻膝外侧闭合胫骨高位楔形截骨术（LCW HTO）

Jörg Harrer, Felix Hüttner, Wolf Strecker

王金良 / 译

41.1 概述

本章介绍了在膝关节周围矫正内翻的方法，是通过胫骨近端外侧闭合楔形截骨产生外翻。这个方法也用于向内指向的膝关节，目标不仅是矫正内翻，也矫正近端胫骨的向外扭转。在这种临床情况下，我们通过冠状面外翻，轴向内旋胫骨近端来重新对线，同时改善髌股关节轨迹。

41.2 关键原则

外翻截骨的主要目标是将机械负重由有症状和过载的内侧间室移向外侧间室。由此产生的生物力学变化预期减少疼痛，减缓内侧间室的退变。特别地，外侧闭合楔形目标是增加截骨接触面积，促进骨早期愈合，并不产生髌骨低位。

41.3 预期

胫骨外翻截骨可以通过在内侧干骺端开放，或者外侧闭合来完成。内侧开放技术在角度钢板发明之后变得流行。外侧闭合楔形截骨技术要求术前精确计划，不像内侧开放截骨一样术中可以不断调整。外侧闭合楔形截骨内在稳定、接触面大，不要求使用角度钢板。

41.4 适应证

高位外翻截骨应该考虑年轻活跃的个体，是由胫骨干骺端畸形产生的膝内翻。胫骨内翻来源于异常的胫骨近端内侧角＜87°，当患者内侧疼痛时，临床和影像学证据显示内侧间室退变，至少能够屈曲100°，最大伸膝欠缺10°。受累的腿比对侧腿长，已经有髌股低位。外侧闭合楔形截骨可以矫正对线，并延长腿长度，影像外一个指征是1990年Cooke描述的临床情形，即所谓的向内指向膝。这个畸形的特点是胫骨异常向外扭转，胫骨过度内翻，膝关节内翻。发育性的向外扭转位于胫骨最近端部分，产生了胫骨结节 – 滑车沟间距（TT–TG），这个畸形与髌股关节异常相关，在外侧闭合截骨时，可以将胫骨远端内旋，截骨的位置在胫骨结节的近端，胫骨的内旋将胫骨结节移向内侧，TT–TG得到复位，髌股轨迹得到改善。

外侧闭合楔形截骨的可能优势：

外翻截骨：

- 不增加肢体长度。
- 能够三维矫形：冠状位，矢状位和轴位。
- 很小或者不影响髌骨高度。
- 不改变胫骨后倾。
- 不增加软组织张力，与内侧开放技术相比，降低伤口并发症的可能性。
- 如果额状面矫形＜10°，不需要截腓骨。
- 很容易显露腓总神经，尤其是有神经松解计划。

41.5 禁忌证

外侧闭合楔形外翻截骨在下列情形是禁忌。

- 外侧胫股关节严重退变的迹象（Outerbridge Ⅳ）。
- ＞10°的屈曲畸形可能不能通过关节镜髁间窝成形，胫骨凸起部位骨赘去除，和（或）同时矫正后倾（过伸截骨）而得到矫正。
- 严重的韧带松弛，合并关节半脱位。
- 影响骨愈合的临床并发症存在（例如类风湿性关节炎，使用免疫抑制剂）。
- 非起源于胫骨干骺端的内翻畸形（正常的胫骨近端机械角，异常的股骨远端外侧机械角），严重的三间室膝关节骨性关节炎。

与内侧闭合楔形截骨相比，外侧闭合楔形截骨可能有以下弊端：

- ＞10°的畸形，需要行腓骨截骨。
- 腓总神经损伤的风险。
- 增加手术时间。
- 增加骨丢失（去掉楔形骨块）。
- 近端可能发生移位的风险（干部相对于干

骺端向内移位）。

41.6 特别注意事项

需要详细的病史和体格检查，在物理检查中，我们应该记录髋、膝和踝的活动范围。以足 / 大腿角度衡量股骨和胫骨的扭转，步态中足的角度，患者平卧和俯卧时髋关节活动范围。记录髌股轨迹，通过不稳定和（或）恐惧实验确定。进行膝关节系统的检查，记录膝关节主要韧带的完整状态，需要下述的影像学研究。

- 膝影像：正位，侧位，髌骨轴位和 Rosenberg 位。
- 下肢对线研究（全长负重站立位）。
- 磁共振成像（MRI）：怀疑伴随的软组织损伤（软骨、韧带和半月板）。

术前计划应该按照 Paley 和 Strecker 所描述的原则（CORA：成角旋转中心），这个计划计算了外侧闭合楔形截骨，矫正胫骨近端机械角，根据内侧间室软骨丢失的程度，将胫骨股骨机械角移至 0° ~2° 外翻，很重要的考量是，如果矫正了股骨胫骨角而将胫骨近端机械角增加至超过 93°，则需要考虑进行双水平截骨（股骨远端和胫骨近端）。胫骨近端机械角 > 93° 可能对未来可能的全膝关节转化术的膝关节韧带平衡产生不利影响。

41.7 特殊说明、体位和麻醉

患者应该平躺在可透视的手术台上，全身麻醉和区域阻滞都是可以的。我们在大腿近端留一个止血带，但是很少使用，我们考虑的是万一有意外的出血，在麻醉诱导时使用一个剂量的抗生素。两条腿在台上不能平齐，这样便于术中多角度透视。

41.8 手术技巧、经验和教训

- 冠状面 8° ~10° 的矫正不需要腓骨截骨，如果截骨 > 10°，在腓骨干的中部斜行截骨有利于胫骨闭合截骨。
- 在截骨水平的骨膜下分离是需要的，钝头的弯骨膜起子分离胫骨后缘的腘肌，钝的 Hohmann 拉钩放在腘肌之前，在胫骨后侧皮质上。这个拉钩会保护截骨线周围的神经血管束。
- 如果是单纯的冠状面矫形，由外向内斜行

插入两根克氏针，在内侧干骺端皮质汇聚，摆锯沿着克氏针的方向，保留合页的连接很重要，这会增加组织的最终稳定。

- 如果计划矫正扭转畸形，最近端的克氏针垂直胫骨插入，第二根克氏针由外向内插入，在胫骨内侧与近端克氏针相交。这种情况下，合页不保留，将外侧基底的楔形骨块移除后，垂直的一刀允许扭转，随后进行冠状位的对线。
- 非锁定钢板对闭合楔形截骨提供足够的稳定，我们推荐使用 4.5mm 五孔滑动加压钢板（DCP），钢板塑形适应胫骨近端，截骨位置在第二个孔和第三个孔之间。
- 最远端的螺钉需要由近端外侧向远端内侧插入，螺钉的方向很重要，因为它会将钢板压向骨，加压截骨，保证对线的矫正。

41.9 可能遇到的困难

- 腓骨会阻碍截骨间隙的复位，如果需要腓骨截骨，进行腓骨斜行截骨，腓骨的移动有利于胫骨截骨的闭合。
- 胫骨近端结构会有变异，如果不是骨膜下操作，可能会引起明显出血。
- 如果楔形块没有完全移除，医生在闭合截骨时用力过大，可能会造成内侧骨折，闭合骨块的移除可能比较困难，因为软组织在后侧皮质的附着。
- 血肿形成和骨筋膜室综合征的发展，需要尽快识别、紧急治疗，尤其是外侧闭合同时矫正胫骨近端扭转。

41.10 关键手术步骤

- 手术步骤始于诊断或治疗性的膝关节镜。关节镜的目的是记录软骨 / 半月板损伤的范围，确定外侧间室的完整性，在关节镜手术中，可行软骨切除和撕裂半月板修整。在一些病例中，我们同时进行了前交叉韧带重建，尤其是内翻膝合并前向不稳定的个体。
- 做一个 8cm 长的前外切口，皮下组织和筋膜沿皮肤切开方向切开，打开胫前肌筋膜，留下 5mm 与胫骨前嵴平行的瓣，骨膜下剥离胫前肌，电刀止血，一旦前外方打开，钝性剥离位于后侧皮质的腘肌，保持骨膜下剥离和位于腘肌之

前很重要。前外和后外的胫骨四方体得到显露，Hohmann 拉钩置于髌腱下方，第二个拉钩置于腘肌腱前方（图 41.1a、b）。

• 插入两根克氏针以确定截骨的楔形。截骨的水平将与钢板的第二个孔和第三个孔之间的间隔一致。钢丝以倾斜的方式从远端侧向汇聚到胫骨近端的内侧皮质插入。外侧皮质导线之间的距离应与术前计划相匹配。该距离表示闭合楔形的横向底部，并且必须与所需的矫正角度相关联。

• 在 Hohmann 牵开器的保护下，用摆锯进行截骨。应特别注意保护前方的髌腱和后方的神经血管结构（图 41.1c、d）。

• 截骨在胫骨结节之上进行，如果胫骨结节很靠近近端，干骺端相对短，我们进行双平面截骨，就像是内侧楔形开放截骨当中描述的一样。在胫骨结节之后与之平行的一刀，使得我们可以在起始刀的后方进行轴向的截骨，随后内旋下肢时，胫骨结节和胫骨干是一体的。

• 移除楔形块，逐渐闭合截骨。

• 将一个预弯的 4.5mm DCP 钢板放在胫骨近端，第一枚螺钉是 6.5mm 的全螺纹松质骨螺钉，平行于关节，位于钢板最近端的孔，第二枚螺钉是 4.5mm 的皮质骨螺钉，位于钢板最远端孔，由滑动钉孔近端拧入。这枚螺钉会在外侧加压截骨，挤压钢板向远端紧贴胫骨。螺钉分别通过钢板第二个孔和第三个孔，通过第二个孔的螺钉直接由外向内加压内侧皮质，通过第三个孔的螺钉由远端向近端内侧成角，通过截骨部位补充加压，改善骨和植入物的稳定性，最后的螺钉在钢板的第

四个孔中，目的是中置（图 41.2）。

• 如果完整的腓骨阻止胫骨截骨的完全闭合，则需要腓骨截骨。典型的案例是截骨需要矫正的角度＞10°的内翻畸形，我们更偏向腓骨中段截骨，通过在腓骨远端 1/3 近侧的纵向小切口显露，钝性显露截骨部位，Hohmann 拉钩放在腓骨周围，保护周围软组织，使用精巧的摆锯进行斜行截骨。截骨时浇水很重要，拉钩保护截骨周围是必需的，防止发生医源性软组织损伤。

• 除了在冠状位矫正内翻畸形，同时可以矫正 18°的扭转畸形，但这些病例需要使用 Paley 所描述的技术，预防性筋膜切开和腓总神经松解。为了矫正轴向旋转，最近端的截骨线应该垂直胫骨机械轴，平行于关节。使用 5mm 的斯氏针插入近端和远端的截骨线，插入要倾斜形成矫正所需要的截骨量。例如，如果需要远端 10°的内旋，近端斯氏针应垂直于胫骨插入，同时远端斯氏针相对于近端斯氏针在轴面保持 10°的外旋插入。截骨完成后，两根克氏针对齐，将会产生 10°的向内旋转。斯氏针仅用作导向，不能作为撬拨工具，如果需要，可以再使用一个外固定把持控制并维持导针对齐，然后进行由远端外侧向近端内侧的上升斜行截骨，第二条截骨线应该与第一条成一定角度，决定移除的骨量（图 41.3）。

41.11 补救措施

• 使用 Hohmann 拉钩放置在腘肌之前保护神经血管束很重要。在大腿近端留置一个止血带，

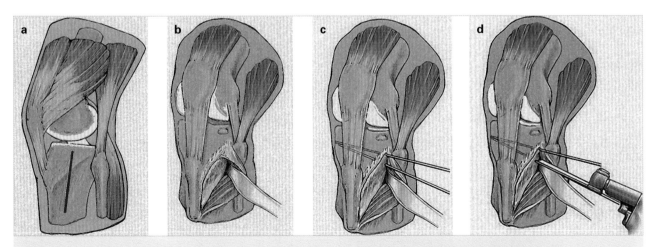

图 41.1 外科技术的主要步骤。a. 进入胫骨近端的前外入路。b. 钝性 Hohmann 拉钩置于胫骨近端后侧皮质。c. 两根克氏针决定将移除的楔形块的角度，由外向内插入，在近端内侧皮质相交。d. 使用摆锯移除胫骨近端楔形块，使用克氏针引导移除

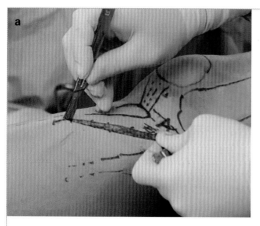
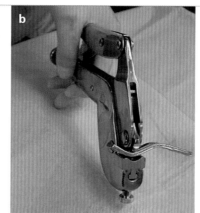
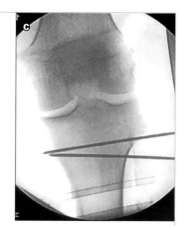
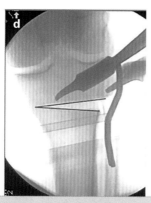
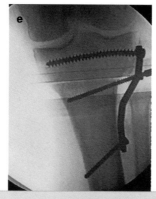
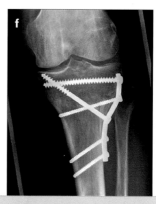

图 41.2 胫骨外侧闭合楔形截骨的外科步骤。a. 前外入路至胫骨近端。b. 预弯五孔 4.5mm 滑动加压（DCP）钢板。c. 两枚克氏针置入胫骨近端决定矫正的角度。d. 锯骨之后去掉楔形块，钢板折弯匹配胫骨并将矫形的程度纳入考量。e. 第一枚 6.5mm 松质骨螺钉插入胫骨近端平行于关节，第二枚螺钉是一枚皮质骨螺钉，在远端斜行拧入，加压外侧截骨部位，在近端第二个孔拧入第三枚 4.5mm 皮质骨螺钉。f. 显示最终矫正和绝对稳定的结构，允许早期负重，在近端第三个孔拧入部分螺纹松质骨螺钉，由远端插向近端，通过截骨部位，促进平台内侧柱的加压

以防出血进行血管修补，医生应该为预想不到的结果做好准备。

· 内侧合页骨折与内侧开放楔形截骨的后果迥然。外侧闭合楔形截骨有广泛的接触面积，固定时有加压，这些都降低了合页完整的重要意义。

· 如果涉及扭转矫正，应考虑到远端骨块最大 18° 的内旋矫正。矫正越大，出现骨筋膜室综合征的可能性就越大。这些病例应该进行预防性的腓总神经松解和胫骨前肌筋膜的斜行切开。

· 快速识别术后血肿，进行引流，避免神经血管受压和发生骨筋膜室综合征。

· 不愈合很少见，处理应该遵循长骨不愈合原则，重点是改善截骨部位的生物力学和生物学。

41.12 陷阱

· 术前计划不仅应该包括冠状面畸形分析，同时还应包括矢状面和轴向的计划。

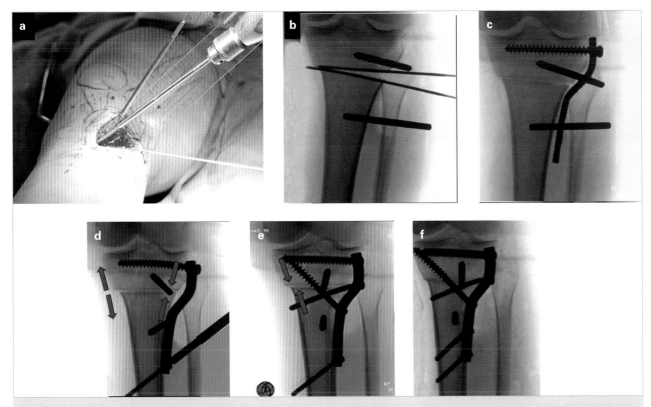

图 41.3　临床术中阐述使用外侧闭合楔形截骨矫正扭转。a. 按照步骤在胫骨近端置入 5.0mm 斯氏针，决定了扭转矫正的角度。b. 移除楔形块后的截骨部位。c. 间隙闭合后的截骨部位。d. 使用远端斜行螺钉促进截骨部位的加压，可能会导致内侧间隙张开。e. 接下来的螺钉通过截骨部位，促进内侧皮质加压。f. 最终的结果表明斯氏针在轴位相互平行，进行绝对稳定的固定，手术的最后将斯氏针移除

• 矫正手术难免出现矫正过度或者不足。重要的是要仔细术前计划，术中透视确认，使用力线杆。应该告知患者，术后的矫正可能与精确的术前计划有出入，甚至可能在术后发现而需要进行翻修再次对位下肢力线。

• 闭合楔形截骨比近端开放截骨要求更多，闭合楔形截骨需要精确的楔形块移除，甚至需要腓骨截骨。如果截骨不完全，楔形块移除不彻底，间隙可能不能完全闭合，随之发生矫正不足和延迟愈合。

• 应该建议患者术前戒烟，术后不使用非甾体类抗炎药物，目的是最大限度地加速骨愈合。

第四十二章　开放股骨远端楔形截骨——外翻膝

Mitchell I. Kennedy, Zachary S. Aman, Connor Ziegler, Robert F. LaPrade, Lars Engebretsen
孙　博 / 译

42.1 概述

外侧开放股骨远端楔形截骨（DFO）被证实是治疗膝外翻畸形的有效手段，适用于外翻畸形合并外侧间室超负荷和出现独立的外侧间室骨性关节炎（OA）的年轻患者，以及已经造成慢性内侧副韧带（MCL）损伤的外翻膝患者。

42.2 关键原则

当 DFO 与软骨修复操作相结合时，矫正的目标是获得中立位的下肢力线。通过机械轴（从股骨头中心到踝穴中心的连线）的偏移来计算需要矫正的度数。机械轴与胫骨平台的交点，位于平台最内侧缘定义为 0，位于最外侧缘定义为 100%。机械轴与平台的交点位于胫骨外侧髁间嵴最高点的外侧或者在冠状位机械轴与胫骨平台交点超过平台的 56% 可定义为外翻膝。对于外侧间室轻度退变的，下肢力线要调整到超过中立位力线，过度矫正到力线通过胫骨内侧髁间嵴最高点。对于严重的退变性疾病，我们期望的目标力线不要落在退变的间室。

截骨矫正度数的目标是重建力线通过胫骨内侧髁间嵴最高点或者胫骨平台宽度的 41%（从内侧到外侧）。分别从股骨头中心和踝穴中点向胫骨内侧髁间嵴高点拉出两条线，两条线的夹角即为需要矫正的度数。这个角度转移到股骨远端，以内收肌结节为顶点，联合测量出的角度形成的三角底边即为力线矫正需要的截骨高度（mm）（图42.1）。

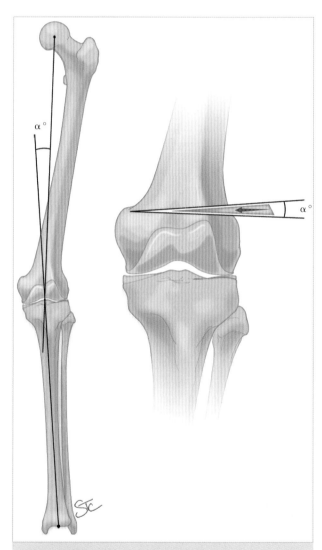

图 42.1　术前计划。股骨和胫骨轴线的角度差异，转移到计划截骨部位，显示了恢复下肢力线（中立位力线）需要矫正的度数

42.3 预期

连贯的报道显示，通过 DFO 可以获得较高的生存率、膝关节评分的改善，将外翻畸形的胫股角或者力线矫正到接近中立，尤其重要的是可以推迟需要关节置换的时间。据报道，术后 10 年随访，生存率可达 80%。经过平均 78 个月的随访，DFO 的并发症发生率大约为 10%，再手术率为 35%~40%（最多见的例子为内固定的取出或者转为关节置换手术）。DFO 术后的关节置换手术更具有挑战性，并发症更多。已有报道显示，无论是

开放或者闭合 DFO，术后再行 TKA 的临床效果都会变差。

42.4 适应证

单间室的软骨病变和力线不佳的年轻患者需要通过截骨来达到保膝的目的，首要的目标是获得中立位的力线。外翻膝常继发于创伤、外侧半月板的损伤、代谢性疾病。治疗合并外翻畸形的独立的外侧间室 OA，最初我们多采取保守治疗，但是失败后多数仍需截骨或者关节置换。明确的手术适应证：

- 合并单独的外侧间室 OA 的年轻外翻膝患者或者有症状的 MCL 功能不全患者。
- 胫股角外翻＞12°同时合并外侧关节间隙的变窄。
- 力线外翻＞10°的 65 岁以下患者。

42.5 禁忌证

- 髌股关节或者内侧间室疼痛。
- 在需要承重的间室出现 OA 或者半月板缺失。
- 主动吸烟。
- 膝关节活动度＜90°。
- 严重的内侧间室关节炎。
- 严重的三间室关节炎。
- 胫股关节半脱位。

42.6 特别注意事项

在处理合并 ACL 功能不全的矢状面过度后倾，或合并 PCL 功能不全的矢状面后倾变小时，前外侧或者外侧的开放楔形胫骨截骨可能更适合，而不适合 DFO，因为其不能改变矢状面的胫骨后倾。

42.7 特殊说明、体位和麻醉

- 患者仰卧位于手术台上，手术侧大腿根部上止血带，膝关节固定到屈曲 30°。
- 气管插管全麻是标准，硬膜外麻醉或者脊髓麻醉也可以使用。
- 为预防下肢静脉血栓形成，对侧膝关节放置在气压泵中。
- 麻醉下查体以检查评估十字韧带和内外侧

副韧带的功能，同时检查膝关节活动度及有无膝反张存在。

- 术后患者允许非负重的全膝关节活动，外固定支具固定 8 周。

42.8 手术技巧、经验和教训

- 合并前后交叉韧带和（或）内侧韧带松弛的外翻膝患者，在行 DFO 矫正外翻的同时需要进行韧带的重建或修补。
- 术前在下肢全长站立位 X 线片上进行模板测量，使用截骨修正角去演示需要的截骨量。
- 在手术过程中，下列重点会有助于医生避免不希望的后果。
- 缓慢并且细致的操作将有助于避免内侧皮质的骨折延伸。
- 确保股骨前后皮质的完全松解，允许截骨处的张开扩大。
- 保留 1cm 的内侧皮质作为铰链可避免内侧皮质的骨折。
- 在放置内固定后，使用骨移植去完整填充截骨间隙。
- 最后，为了改善术后膝关节的活动度，降低关节粘连的风险，术后即刻就应该开始康复锻炼。

42.9 可能遇到的困难

- 当没有使用钝拉钩去有效保护后方的神经血管束时可能会出现重大的并发症。
- 当截骨过快的时候，内侧合页的骨折可能发生，这样就会需要处理内侧皮质骨折，增加手术时间。
- 钢板螺钉必须小心放置，避免内植物进入关节，避免干扰髂胫束。
- 钢板必须贴附放置于外侧皮质，避免出现内植物凸起。
- 为了确定适当的矫正角度和截骨轨迹进而获得中立的力线，下肢全长负重力线 X 线片是必需的。

42.10 关键手术步骤

- 沿着远端髂胫束的轴线（图 42.2）取 4~6cm

的皮肤切口，沿着髂胫束纤维的方向切开来显露股外侧肌，随后用骨撬轻柔地在髂胫束的后方将其剥离。

· 然后，仔细地行骨膜下剥离，抬起股外侧肌直到股骨干和干骺端辨认清楚。

· 在这一点上，神经血管结构必须使用钝骨撬保护，一把放置在前方的股四头肌下方，另一把放置在后方的腘绳肌上方。另外，为了进一步保护神经血管结构，可透过射线的拉钩必须使股骨后方的皮质在射线下清楚可视。

· 当截骨时，必须使用术中透视。一旦定位针进入外侧皮质，穿过定位针放置截骨导板，并且实时调整，然后用另外一根定位针固定到目标的角度。

· 当确定骨撬充分地保护好神经血管结构时，使用往复锯沿着截骨导板进入外侧皮质 3~4mm 的深度，以确定合适的导向。

· 完成这一步后，摆锯和导针将会移走。

· 截骨完成通过一系列的从外到内递进的骨

刀（图 42.3），小骨刀首先进入前皮质，中等大小的骨刀进入中间皮质，最后小骨刀完成后方皮质的截骨，同时使用术中透视及直接触摸来确保后方神经血管的安全。要保留 1~2cm 的内侧皮质铰链来避免内侧皮质医源性的骨折。

· 角度调节器通过截骨断端插入，随后缓慢地撑开，以达到目标的内翻角度修正（图 42.4）。

· 使用两把带有组装手柄的钝角叉子缓慢进

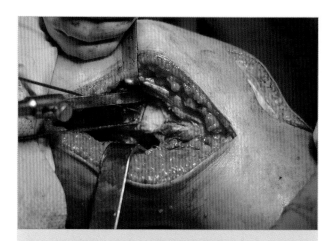

图 42.3 使用往复锯沿着截骨导板锯至 3~4mm 的深度，从外侧到内侧打入一系列的骨刀，从前方皮质到后方皮质依次置入小号、中号、小号尺寸的骨刀。术中 X 线透视辅助，确保后方的神经血管得到安全保护

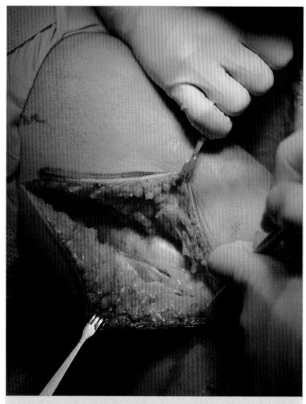

图 42.2 开始沿着远端髂胫束的方向做 4~6cm 弧形切口，然后沿着髂胫束远端纤维方向切开显露股外侧肌

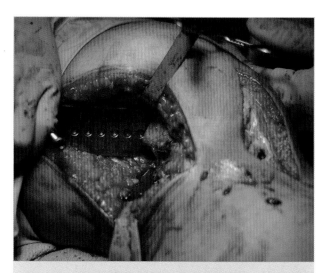

图 42.4 使用角度撑开装置来实现角度矫正，这一装置由 2 把钝角的叉子和带有手柄的撑开器组成，它缓慢进入一系列截骨后的缝隙，扩大到需要的矫正角度

入截骨缝隙来稳定修正的角度。这一步必须缓慢可控地去操作来避免内侧皮质医源性的骨折。

　　·最后在透视下确定角度修正情况以及所有的内固定完成情况。

　　·移除带手柄的撑开器，随后放置接骨钢板来固定截骨断端。

　　·钢板近端使用4.5mm近端全螺纹的非锁定螺钉，远端使用6.5mm全螺纹的松质骨螺钉固定（图42.5）。钢板不同的选择根据外科医生的喜好，然而最常用的是Tomofix（辛迪斯，西切斯特，宾夕法尼亚州）和Puddu（阿瑟雷克斯，那不勒斯，佛罗里达州）。

　　·一旦钢板确定安全，固定装置位于理想的位置，可使用脱钙骨基质同种异体骨填入截骨缝隙并压实（图42.6和图42.7）。必须确保软组织、肌肉纤维、神经血管组织被安全地保护。

42.11　补救措施

　　如果截骨操作过于粗暴，股骨内侧皮质可能会骨折，并且导致股骨远端的不稳定。这种情况下，远端股骨的内侧必须要行切开复位内固定。额外的操作将导致并发症发生率增高，以及导致可能的理想截骨角度的改变。同时为了给良好的骨折愈合提供足够的时间，在补救程序后的康复计划也必须放缓。

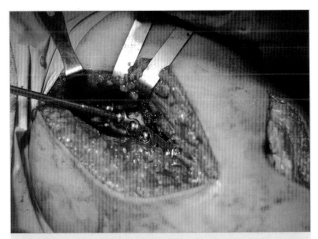

图42.5　使用钢板固定截骨端，近端使用4.5mm全螺纹双皮质骨非锁定螺钉，远端使用6.5mm全螺纹松质骨螺钉

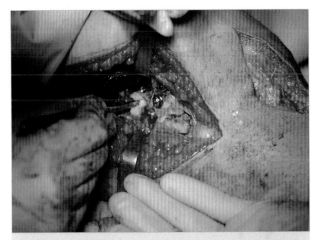

图42.6　钢板固定牢固并且证实位置良好后，在截骨断端置入脱钙骨基质的同种异体骨来填补截骨后留下的缝隙

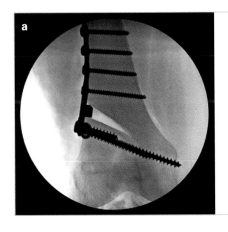

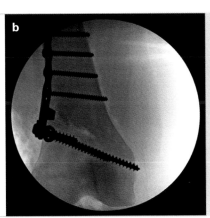

图42.7　术中透视确认钢板位置和全螺纹螺钉的长度，然后在截骨断端置入脱钙骨基质的同种异体骨

42.12 陷阱

• 不恰当的定位导针放置或没有使用影像学辅助将会导致矫正不足或者残留力线异常。

• 神经血管结构在术中必须全程保护，没有使用合适的后方骨撬将可能导致医源性的神经血管损伤。

• 暴力使用骨刀，保留极少的内侧皮质作为足够的铰链，将会导致内侧皮质的骨折或者不稳定。

• 不合适的螺钉分布将影响临床效果，尤其是当螺钉进入关节内的时候。

• 外侧钢板会导致髂胫束的激惹。

• 失败的康复方案将导致关节活动障碍，在骨折愈合之前过早地全负重将会导致矫正角度的丢失。

• 如果没有足够的时间来实现植骨的融合，全负重可能会导致复位的失败和外翻的矫正不足，更多的安全固定可能会减少这种可能性。

• 术后4~6周必须获得全范围的关节活动度，否则会导致僵硬和功能受限，同时影响膝关节正常运动学的恢复。

第四十三章　股骨闭合楔形截骨——外翻膝

Philipp Lobenhoffer

曹耀威 / 译

43.1 概述

股骨内侧远端闭合楔形内翻截骨术（MDFCWO）是一种用于矫正膝关节周围冠状面畸形的手术，可减轻膝关节外侧间室的压力。使用双平面技术和特制的钢板固定断端可实现快速愈合。

43.2 关键原则

楔形截骨只在股骨后 2/3 处进行。而二次截骨是在离水平截骨线近端 3cm 处的股骨前 1/3 处开始。截骨间隙逐渐闭合后，使用特制的钢板进行固定。

43.3 预期

行股骨远端截骨术的患者较少，据报道，侧方开放楔形截骨和内侧闭合楔形截骨术的 10 年生存率为 80%。2014—2015 年，作者所在机构进行了 107 例 MDFCWO，结果显示只有 4 例延迟愈合，需要用骨移植和对侧皮质补充小钢板进行修复。我们在一名女性肥胖患者病例中发现了钢板断裂，需要用外侧锁定钢板和骨移植进行翻修固定。总体来说，由于我们使用了保留肌肉的手术技术，该组病例显示所有患者的膝关节活动度都在正常范围内。

43.4 适应证

先天性或者创伤性的伴有临床症状的股骨远端冠状面外翻畸形 > 3° 的患者。

43.5 禁忌证

- 内侧间室骨性关节炎（Ⅲ ~ Ⅳ级）。
- 内侧半月板完全破坏。
- 急性或慢性感染。

- 膝关节活动受限明显（这种关节行关节外截骨无法改善膝关节活动范围）。
- 手术部位软组织条件不佳。
- 髌股关节退变不是禁忌证，因为冠状面重新调整将改善髌股关节轨迹。

43.6 特别注意事项

为了对畸形的关节进行详细分析和规划，术前必须进行高质量的下肢全长 X 线检查。楔形截骨使用既定的规划操作，在外翻畸形中，目标是恢复正常的下肢力线，这意味着术后 Mikulicz 线需穿过胫骨平台靠近内侧 44% 宽度的位置，外翻畸形要避免过度矫正，在技术层面可以使用计算机规划楔形截骨宽度，且此宽度参数在术中易于执行控制，在截骨间隙闭合后，可以使用连接髋关节中心和踝关节中心的力线杆在透视下重新检查纠正下肢力线。

43.7 特殊说明、体位和麻醉

手术可以在全身麻醉或腰椎麻醉下进行，患者仰卧于可透视的手术台，同时保证髋、膝、踝关节可以接受透视，对侧下肢在髋关节平面要降低 20° 左右，这样更容易暴露患侧股骨远端内侧，或者在患肢下方放置扁平的支撑垫以抬高患肢，包括髌骨在内的整条腿都需要消毒、铺巾。手术过程可以不使用止血带，透视机置于手术同侧。

43.8 手术技巧、经验和教训

该手术可选用标准股内侧肌间入路，将股内侧肌从股骨远端向上牵拉，此入路允许外科医生直视股骨内侧解剖结构。通过大量练习，医生可以减小切口长度和减少暴露股骨干骺端的时间。如果切口较小，可以使用一种特殊的摆锯（精密锯），这种锯只有尖端摆动，防止损伤皮肤。然后在股骨纵轴近端方向再做一小切口插入钢板并固定。由于摆锯距离股动脉和股静脉距离较近，股骨远端后内侧及外侧截骨有血管损伤的风险，所以截骨时必须对后侧区域做好保护，我们使用特殊的 Tomofix 牵开器，或者平坦的 Hohmann 牵开器（最好是可透视的），将其置于术中，便于截骨时一并透视。当使用精密锯时，外科医生可以将非惯用手的一根手指放在骨头后面以保护血管。这种特殊的锯子振荡极小，不会造成附带伤害。

楔形截骨时应用克氏针标记。铰链点位于外侧皮质内侧 5mm 处，尽可能低地置于股骨远端髁处。截骨应放置在股骨外侧髁的后软骨边缘上方，这可以在透视机中识别。

通过足部轴向压迫逐渐闭合截骨。所有的残骨必须从缝隙中清除，以便精确地闭合。

在最终固定前，应用透视机检查钢板的正位和侧位。钢板应与股骨纵轴平行，前后无悬出。

43.9 可能遇到的困难

股骨远端的三维解剖结构并不容易理解。外科医生应该在模型上进行训练，并在手术前通过尸体训练。

股骨截骨铰链点应在股骨外侧髁处非常低的位置，距外侧皮质 5mm。楔形截骨范围必须用 2 根或 4 根克氏针精确地标注，必须在术前规划好确定内侧皮质的截骨量，同时在截骨过程中可以辅以卡尺来精确截骨范围。

摆锯应该在克氏针所造就的"笼子"里活动。

二次截骨应从股骨远端截骨水平处前缘后 10mm 处开始。

该截骨计划是所截股骨皮质距离水平切口近端 30mm。截骨线大致平行于股骨后皮质，以 10° 角抬起锯尾。前皮质必须完全分开，才能使截骨间隙闭合。

43.10 关键手术步骤

内侧手术切口从内上髁开始，向近端延伸 3~5cm，逐层剥离后切开股内侧肌筋膜。暴露肌间隔，并平行于股骨后缘切开，将股骨后骨膜等软组织轻轻剥离，用克氏针标记楔形截骨范围，股骨后 2/3 截骨由克氏针引导，同时必须用牵开器保护，前方逐步抬升锯尾截骨，取出楔形截骨块

（图 43.1），逐步闭合截骨面，通过透视和下肢力线杆确定恢复下肢良好力线，用特定的钢板固定股骨内侧（Tomofix 股骨远端内侧板，强生），采用 MIPO 技术插入钢板，置入远端螺钉、压缩螺钉，通过点刺切口、剥离肌肉置入近端螺钉（图 43.2 和图 43.3）。

43.11 补救措施

闭合截骨间隙过程中，可能因为部分未被截除的骨皮质阻挡导致闭合受阻，我们在透视下用薄金属衬垫接触截骨线。将多余的皮质骨（通常在后外侧髁区域）在透视下截掉，外侧铰链也可以在透视下小心修整打磨。我们用摆锯逐步将残存小骨片清除，以保证截骨间隙的完全闭合，在这过程中我们逐渐闭合截骨间隙，同时插入摆锯，两个截骨平面现在作为锯的开槽导向块。锯小心地在缝隙中来回移动，从而清除所有障碍。施加在患侧脚上的压力逐渐增加，最后锯片被夹在缝隙中。当刀片被取出时，截骨间隙应该完全闭合。

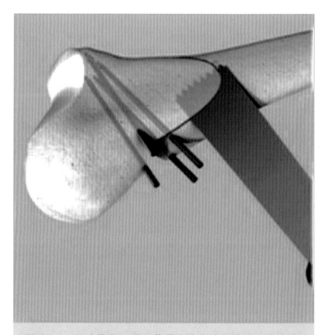

图 43.1 闭合楔形双平面截骨术治疗外翻膝畸形的原理。从股骨内侧干骺端后 2/3 处取出适当大小的楔形骨。铰链点尽量置于外侧皮质内侧 5mm 处，避免损伤股骨外侧髁软骨。第二个截骨平面是在额面。这个切口在股骨皮质近端约 3cm 处

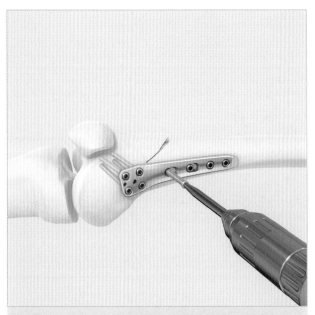

图 43.2 通过轴向压迫逐渐闭合截骨间隙。于股骨置入一块特制的锁定钢板，先置入远端锁定螺钉，在截骨间隙近端的联合孔中置入皮质骨螺钉，可以实现对截骨间隙的闭合，待置入剩余螺钉后，可用锁定螺钉替代该皮质骨螺钉，近端螺钉可以通过切口或者放置第二块钢板的切口处置入

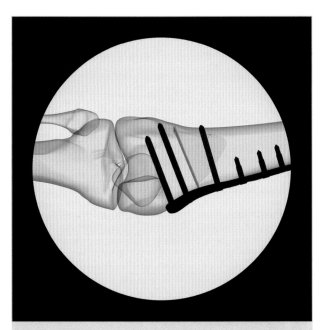

图 43.3 术中透视情况，显示钢板螺钉的正确位置和完整的对侧铰链

当铰链断裂时，会出现截骨端的不稳定，通常在透视线下可以发现断端骨折片段，由于是双

平面结构，是可以通过手动复位的。将克氏针打入股骨外侧髁并穿过股骨外侧轴可以起到固定铰链的作用，钢板远端应用锁定螺钉固定。近端置入拉力螺钉，拧紧螺钉可加压接骨面，防止断端的移位，然后置入更多锁定螺钉，最后将拉力螺钉更换为锁定螺钉。如果对固定牢固程度存疑，可在股骨外侧铰链处加一块小钢板以固定骨折块，这块钢板可以强化铰链作用，并显著增加稳定性。矢状位的断端移位较为少见，因为第二截骨面位于前皮质。外科医生必须确保在手术过程中股骨远端、近端有足够的支撑，如果截骨平面没有得到足够支撑，那么可能导致后侧间隙出现，从而导致股骨远端过伸畸形。

股骨远端截骨术由于和股动脉、股静脉的解剖关系密切，导致血管损伤的风险较大。当使用摆锯时，由于锯头的摆动，必须使用特殊的长而窄的锯片（宽 15mm，长 90~110mm）。因此摆锯尖端的设计至关重要。而在关节置换术中使用过于锋利的锯齿是危险的，不应该用来做这个手术。我们更喜欢一种特殊设计的摆锯，只有锯的尖端移动（精密锯）。如果在手术过程中发生严重出血，必须根据血管外科的标准对股动脉和静脉损伤进行预测和治疗。

股骨截骨术后可能出现延迟愈合。如果患者术后 6 周不能负重，X 线片显示不稳定的迹象（断端间隙形成，截骨周围的肥厚骨痂形成），需要进行计算机断层扫描（CT）。在这些病例中，我们推荐自体骨移植加上外侧小钢板以加速愈合。

43.12 陷阱

- 矫枉过正或矫正不足：必须有精确的术前计划，因为一旦完成楔形截骨，术中再做调整就很难实现。
- 铰链断裂：截骨后的间隙只能通过足部轴向压迫力闭合，而使用内翻应力会使铰链断裂，造成不稳定。
- 固定不稳：钢板固定后，施加内翻压力不应导致截骨外侧铰链区的张开，如果观察到存在不稳定，应加用外侧小钢板以稳固外侧铰链。
- 钢板位置不当：在最终固定钢板前，应将钢板位置在透视机下行正侧位透视，以确定最佳位置。由于单轴的锁定机制，错位放置可能影响螺钉置入，并引起疼痛。

第四十四章　单间室膝关节置换——内侧间室

Douglas D.R. Naudie

孙　博／译

44.1 概述

对于疼痛严重且局限于内侧间室的膝关节退变患者，膝关节内侧单髁置换术（UKA）是除了全膝关节置换术（TKA）或截骨术以外的另一种备受青睐的治疗手段。

44.2 关键原则

• 在谨慎选择适应证后，UKA 可以带来优异的患者满意度、良好的功能以及长期的假体生存率。

• 在关节置换登记中心，对比 TKA，UKA 的感染率更低，但其假体生存率也低，翻修率更高。

• 在解读登记数据的过程中，我们需要考虑到完成的 UKA 其实是用到许多不同种类的假体。

• 相比 TKA，UKA 的性价比更高些。

• 相比 TKA，UKA 在下肢力线不良以及假体位置异常安放方面的容错率更高。

44.3 预期

对比 TKA，内侧 UKA 术后患者恢复得更快，能更早回归到工作以及娱乐活动中。在适应证选择合适的基础上，优异的 20 年的 UKA 假体生存率证明了其优异的临床表现。60 岁及以下的患者，在 UKA 术后他们可以回归到日常的体力活动中，近乎 2/3 的患者甚至可以完成较高水平的活动。

44.4 适应证

• 在不同的外科医生当中，UKA 的明确适应证是不一致的。

• UKA 传统的适应证为：> 60 岁的老年患者，体重 < 82kg，低需求的患者。

• UKA 传统的适应证也包括术前良好的膝关节屈曲度（> 90°），屈曲挛缩 < 5°，内翻成角畸形 < 10°（可复性的），完整的交叉韧带功能。

• 然而，目前适应证已经放宽到更年轻、更重的、合并前交叉韧带（ACL）功能障碍的患者。

• 许多近期的研究报道了对于年轻的需求高的患者，UKA 可以联合一期或二期 ACL 重建，但是需要更多的研究去验证。

44.5 禁忌证

• 对于内侧 UKA 来说，三间室的膝关节病变（合并弥漫性疼痛）、炎症性关节病、> 10° 的严重屈曲挛缩畸形是其主要禁忌证。

• 膝关节的广泛疼痛，在 X 线片上无髌股关节病变的髌股关节疼痛对于内侧 UKA 也要视为禁忌证。

• 固定的、不可复性的内翻畸形对于内侧 UKA 来说是相对禁忌证，术前应力位的 X 线片可帮助确定冠状面畸形的可复性。

• ACL 缺失对于活动平台和外侧 UKA 来说是禁忌证。

• 外科医生应该谨慎推荐内侧 UKA 用来治疗既往行外侧半月板切除或存在严重外侧间室痛风结晶沉积的患者。

• 年轻和肥胖不是内侧 UKA 的绝对禁忌，但是 UKA 应慎重用于活动量大的年轻和肥胖患者。

• 术中，对于明确可见的髌骨软骨下骨，尤其在外侧髌骨面，或在外侧间室，外科医生应考虑将 UKA 转换为 TKA。

44.6 特别注意事项

疾病进展（有时可能继发于过度的力线矫正）和假体松动是 UKA 早期翻修的两大常见原因。这些原因强调了合适的患者选择以及精细的手术操作的必要性。滑动平台和固定平台 UKA 总体的并发症、再手术率以及假体生存率是相当的。

44.7 特殊说明、体位和麻醉

UKA 中患者通常取仰卧位，根据外科医生个人习惯决定使用大腿挡板或者商用脚踏板和（或）外侧垫枕，使用大腿近端止血带。对侧腿通常要保护好，尤其是脚后跟。在患肢使用无菌制剂之前，我们会剃掉切口周围的毛发。护士使用碘伏或氯己定溶剂去擦洗大腿，同样的外科团队也会去擦洗。根据外科医生的喜好，整条腿用碘伏或氯己定溶剂去做准备。使用带有橡胶的洞巾覆盖整条腿，近端铺到止血带水平。足和踝使用弹力绷带缠绕或绒布卷来保护中单，避免在术中操作过程中活动足部时中单滑脱。作为备选，也可使用消毒过的外科手套去套脚。在膝关节前方的术单上开窗，触摸膝关节的解剖标志后使用消毒笔标记。如果需要行 TKA，切口可以向远端延伸，同时垂直于切口画横线方便关闭切口时对合良好（图 44.1）。如果使用止血带，通常充气到 300mmHg，或者至少超过收缩压 100mmHg。在高血压或肥胖的患者中，压力可以达到 350mmHg。止血带充气前 20min 使用预防性抗生素和氨甲环酸。

44.8 手术技巧、经验和教训

我们总结发现了一套系统的显露方法允许我们快速安全地去显露那些复杂的患者以及畸形。

我们喜欢将腿放置在 4 字体位，然后使用甲状腺拉钩去拉开内侧软组织袖套。这有助于我们显露关节的内侧通过骨膜下剥离内侧副韧带。使用电刀连续分离内侧副韧带，根据术前畸形的分型及程度来决定松解的范围。不要过度松解内侧副韧带至关重要。对于一些僵硬的和肌肉发达的膝关节，有限的近端股内侧肌松解可以使用，使髌骨滑出切口（图 44.2）。松解胫骨近端后，我们发现这样有助于我们去检查截下的骨面，评估关节退变的程度和分布。同时确保截骨是合适的并且与患者的生理胫骨后倾相匹配（图 44.3）。使用传统的器械，髓外参考可以有助于检查力线。

44.9 可能遇到的困难

小切口髌旁内侧入路最常见的并发症是切口愈合问题。如果不能获得足够的软组织覆盖，切口将会裂开或渗出。因此，小心地处理软组织和细心地关闭伤口深层及浅层很重要。在屈膝位过于外推髌骨将会导致髌骨软骨损伤或髌腱从胫骨结节上撕脱。这将是极其糟糕的问题，应该尽力去避免。胫骨切除不够或者过多也会发生。最好开始时，胫骨截骨要先保守些，如果需要可以轻松加截。胫骨旋转不良也时常会发生，显露不足或者残留的髁间窝骨赘可导致垂直的往复锯过度内旋或外旋。最后，必须使用假体试模去测试，避免股骨及胫骨假体的旋出或边缘覆盖不佳。

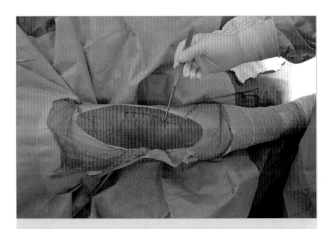

图 44.1　这个病例，标记小的髌旁切口来准备行内侧 UKA。照片所示，术中如果认为 TKA 更合适的话，标记的皮肤切口可以向远端延长

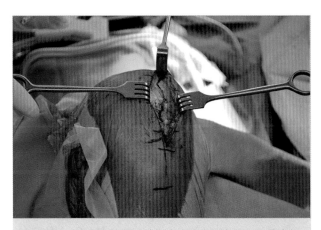

图 44.2　肌肉发达的男性患者，使用消毒的记号笔去标记内侧髌旁切口向近端股内侧肌的延长

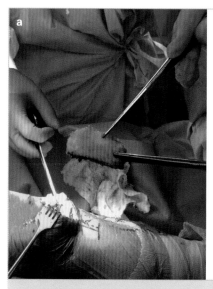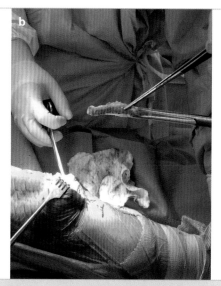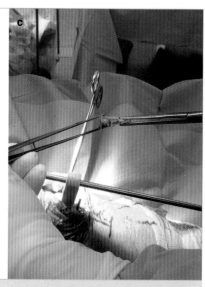

图 44.3 截断的胫骨近端骨块可以用来评估疾病的模型，胫骨后倾和截骨块的内外翻。对于这例患者，截断骨块的后倾与患者的解剖相匹配，对比内侧（这是在内侧 UKA 中期望得到的）中间相对较厚（被镊子夹住）

44.10 关键手术步骤

44.10.1 显露

内侧 UKA 通常会使用短的髌旁内侧切口。切口起自髌骨的内上侧止于胫骨结节。切开皮肤及皮下组织直至深筋膜，使用组织剪轻柔地分离皮肤来形成移动窗。从髌骨内侧缘 5mm 处切开内侧关节囊，股四头肌可以保留或者使用小的股内侧肌入路去扩大显露（图 44.2）。这个小切口可以在不翻髌骨的情况下良好地显露股骨内侧髁以及胫骨近端内侧。最初的显露以后重要的是要去检查髌股关节、ACL 以及外侧间室，进而去决定行 UKA 或者转化为 TKA。另外，清除髁间窝的骨赘也很重要，因为它会阻挡胫骨的垂直截骨导致过度的胫骨内旋或外旋。清除内侧髌骨骨赘和股骨远端内侧髁的骨赘，可以有助于外推髌骨，有助于矢状位和冠状位的平衡。在完成胫骨近端截骨和（或）股骨远端截骨后，在伸直位良好直视下去除内侧半月板。

44.10.2 胫骨准备

截骨的顺序基于不同的 UKA 系统的使用，但是大多数先行胫骨近端截骨。对于大多数外科医生而言，在使用髓外参考指导胫骨截骨这一块是相似的。髓外参考与胫骨嵴和（或）第二跖骨基底对齐。确保合适的内外翻位置，胫骨后倾、截骨的深度至关重要。过多的胫骨截骨将会导致胫骨骨质的薄弱，会导致骨折，也会导致未来的翻修手术非常困难。胫骨的垂直截骨要沿着股骨内侧髁的外缘、ACL 附着点的内缘。要限制胫骨垂直截骨远端的深度，过深将会导致内侧平台骨折的风险增高，但是深度通常会被胫骨截骨模块限制。将胫骨近端截骨块完整取出很重要，可以用来检查确保与患者的生理胫骨后倾相一致（图 44.3）。同时这一完整截骨块可以协助对比假体的尺寸。使用截骨块与对侧的假体试模相对比可以测量出合适的假体尺寸。

44.10.3 股骨准备

股骨截骨的顺序也基于不同的 UKA 系统的使用，使用髓内定位（并且不依赖胫骨截骨）或基于胫骨近端截骨的髓外定位。髓内定位需要使用连接着股骨后侧及远端截骨模块的髓内股骨导向杆。髓内定位杆的插入位置很重要，从髁间窝的前方 1cm 及内侧 0.5cm 进入指向股骨头。髓内定位的优势在于它可以协助外推髌骨以及股骨假体的屈伸、旋转定位。髓外定位系统往往基于切除胫骨近端后再切除股骨远端，来形成一个矩形的伸直间隙。在膝关节伸直时插入股骨远端截骨模块，方向与最初的胫骨截骨相同。使用钉固定截骨模块然后在膝关节伸直状态下完成股骨远端截骨（图 44.4）。完成远端截骨以后，确定合适的截骨块尺寸及旋转后在膝关节屈曲位完成股骨后方的截骨（图 44.5）。

44.10.4　平衡，测试，假体置入

UKA 的屈伸张力平衡，也基于不同的 UKA 假体系统的使用。这些系统可以使用髓内定位切除股骨后髁，同时基于膝关节平衡来计算出远端截骨量，通常需要间隙测量模板和研磨技术。这些系统可以使用髓外定位切除股骨远端，使用间隙模块和切割模板去保证均等的屈伸间隙。

所有的 UKA 技术均需要使用假体试模去确保获得了合适的软组织平衡（这对于滑动平台假体尤其重要）、良好的对线、股骨及胫骨假体之间合适的对位关系（图 44.6）。认真关注避免胫骨假体内侧的悬出或股骨假体前方的过度填充（这将导致髌股关节的撞击）。使用聚乙烯试垫测试很有必要，可以帮助选择合适的垫片厚度，以此获得完美的软组织平衡和力线。

一旦测试完成，外科医生对于选择的假体比较满意后就可以准备置入最后的假体。个别的 UKA 假体需要进行螺帽、钉或龙骨的准备。在胫骨准备的时候，重要的是要避免穿透胫骨前方或者后方的皮质。在操作骨水泥过程中，最好将周边的骨水泥清理干净，以避免在股骨或者胫骨后方残存任何水泥。

44.10.5　术后管理

短的内侧切口行内侧 UKA 后的康复相对简单。多数程序可以在门诊完成，有限地需要术后的麻醉药物。在后关节囊以及关节周围局部浸润长效麻醉药物。患者可以期待在术后 6 周回归到

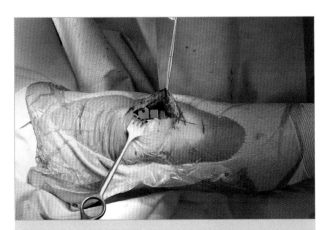

图 44.4　在髓外定位技术中，远端股骨截骨模块被连接在胫骨截骨面上，并且使用钉固定来允许伸直位进行股骨远端截骨

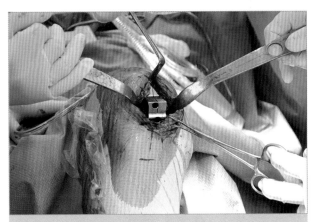

图 44.5　在髓外定位技术中，在膝关节屈曲位测量股骨型号及旋转后完成股骨截骨

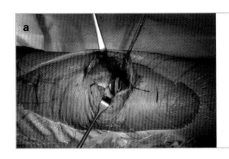

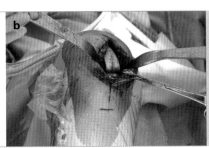

图 44.6　固定平台假体试模测试证实了在屈曲和伸直位，均获得了合适的型号以及在假体之间良好对应关系

他们的日常活动中去。

44.11 补救措施

外科医生应该做好转化为 TKA 的准备，术中的发现表明 UKA 是不合适的，或者术中出现骨折、韧带损伤、不能准确地去平衡膝关节。如果需要转换为 TKA，足够的显露是必需的。幸运的是，使用系统性的处理策略，即使最复杂的问题也可以在不需要延长切口的情况下得到良好的显露。如果术中发生假体周围骨折，那么可能需要用到带延长杆的假体。

44.12 陷阱

• 股骨假体与髌骨的撞击会发生并将导致髌股关节炎的进展，进而可能需要翻修手术。

• 当使用滑动平台假体行内侧 UKA 时，滑动垫片与胫骨外侧壁的撞击必须要避免，否则会导致滑动平台的脱位。

• 胫骨垂直截骨时避免切骨过深导致胫骨内侧平台骨折。

第四十五章 单间室关节成形术——外侧间室

Eli Kamara, Stefano A. Bini

王金良 / 译

45.1 概述

该手术解决膝关节症状性外侧间室关节炎。

45.2 关键原则

外侧间室成形术是一个表面置换术，置换软骨丢失造成的疼痛关节面，不能矫正畸形、韧带损伤和不平衡，以及严重骨缺损、明显的膝关节屈曲挛缩。

45.3 预期

与全膝关节置换术（TKA）相比，单髁置换术（UKA）患者感受更接近生理膝关节。膝关节几乎没有疼痛感觉，同时冠状位对线得到矫正，接近正常的活动范围。与 TKA 相比，UKA 并发症更少，恢复更快。

45.4 适应证

对患者的评估需要综合临床和影像学两个标准。体格检查，疼痛应只位于外侧间室。交叉韧带和侧副韧带应该完整，没有不稳定而功能减退的表现。活动范围需要接近完全伸直，最小 100°的屈曲。外翻角度应 < 10°，可矫正至中立，或者至少至自然无关节炎的对线状态（如果能通过对侧下肢评估）。重建生理的外翻可以通过应力片确定。在 X 线上，关节炎应该位于外侧间室，内侧和髌股间室理想的状态是没有骨赘和软骨下骨硬化。内侧膝关节间室应该正常，髌股间室轻微狭窄。无症状的轻度髌股关节炎可以接受，但应该告知患者这可能会是早期失败的一个可能原因。磁共振成像（MRI）可以帮助检查半月板和前交叉韧带。作者的实践经验是如果前交叉韧带损伤或者内侧半月板撕裂应该避免外侧间室置换。前者会由于不稳定造成失败，后者有中度进展为骨关节炎的高风险而需要行 TKA。既往外侧平台骨折愈合后的创伤性关节炎也是候选。

45.5 禁忌证

年龄 < 40 岁的单间室置换可能有高失败率，但是对一些患者，在进行全膝置换之前，经历单间室置换将年龄延长至 50 岁或者 60 岁也是可行的想法。肥胖（体重指数 > 40）近来没有作为具体的禁忌证。炎症性关节炎患者、焦磷酸钙病、屈曲不足 90°、症状性内侧半月板撕裂、韧带功能不全不能进行该手术。充足的骨量是固定的必要条件，患者有严重骨丢失或者严重骨坏死不能进行外侧 UKA。

45.6 特别注意事项

正常膝关节的运动，股骨外侧发生后滚，而内侧的接触点相对固定。外侧副韧带和后交叉韧带维持外侧间室在完全伸直时紧张、屈曲时松弛，助力股骨后滚。基于生理后滚，医生必须注意重建这种关系，紧张的伸直间隙、松弛的屈曲间隙，确保胫骨组件完全覆盖平台后方。为了获得这种关系，必须谨慎重建患者的生理后倾。除此之外，由于屈曲时外侧间室的前后移动，以及屈伸间隙的不对等，外侧间室不适用活动单髁，有很高的旋出和脱位风险。非限制的活动衬垫是禁忌证。

45.7 特殊说明、体位和麻醉

在手术室内，实施脊柱或者全身麻醉，术区内收肌阻滞，患者平卧在标准的手术床上，大腿近端使用止血带。足的位置可以根据医生的喜好使用包括缠在床上的沙袋、固定柱、侧方肾脏顶柱、托腿架等。一些医生喜欢用关节镜样式的托腿架，可以让关节更大程度张开。

45.8 手术技巧、经验和教训

• 正常膝关节的外侧间室在屈曲时固有松弛，利于膝关节后滚。在伸直时，足触地之后扣锁机制使外侧间室紧张，实现最大限度稳定。因此，平衡外侧间室与平衡内侧间室不同，内侧间室是屈伸相等。伸直时应该有 0~1mm 的胫股间隙（避免内侧间室过度负重），屈曲时有 2~3mm 的间隙。

• 单髁置换的骨水泥技术需要谨慎对待。作者喜欢仔细用手将骨水泥压入干燥的骨床中，同时植入物也涂抹骨水泥。

45.9 可能遇到的困难

作者喜欢内侧髌旁切开关节，显露外侧间室需要标准的关节切开，与全膝基本一样。严重髌骨低位的患者需要更广泛的显露。严重的外翻膝和髌股轨迹向外，外侧入路可能是有益的，但这些患者往往有严重的髌股关节炎而不适合外侧间室置换。

45.10 关键手术步骤

45.10.1 手术入路

• 膝关节屈曲 110°固定。

• 由髌骨上极开始做正中切口，向远端延伸至胫骨结节内侧。近端需要足够长，充分显露股骨前方和股骨髁近端，切口比全膝置换的切口稍微短一点。

• 髌旁内侧切开关节，沿髌骨上极近端 1~3cm 切开股四头肌腱。关节切开要小心，避免损伤内侧和髌股间室。关节切开时要避免损伤内侧半月板前角。

• 前交叉韧带、内侧间室、髌股关节在操作之前都要进行检查。

• 切除外侧半月板的前半部分，显露外侧平台的边缘（图 45.1）。

• 在胫骨用电刀标记外侧间室的负重中心，膝关节完全伸直，随之标记股骨的相对应中心（图 45.2）。这个标记用于设定股骨的旋转，确保在全活动范围内负重通过胫骨托的中心。

• 膝关节屈曲 90°~100°，髌骨固定于外侧；

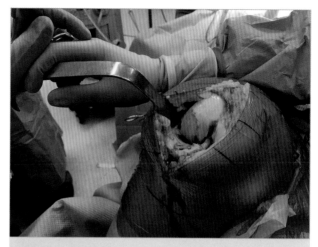

图 45.1 使用前正中切口，髌旁内侧入路切开关节完成外侧间室显露

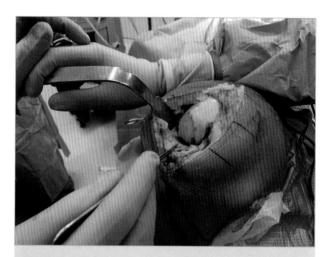

图 45.2 在胫骨的前缘标记外侧间室的负重中心

如果髌骨此时不能向外脱位，向近端延长关节切开 1~2cm 至股四头肌腱。在进行之前，应该能直视髌上滑膜，髌骨充分向外脱位，使用 90°的角度拉钩显露外侧间室。

45.10.2 股骨准备

• 现在我们应该遵循选用的单髁置换器械的手术技术指南。我们喜欢先截股骨远端，然后伸直胫骨，根据胫骨纵轴中心标记股骨，股骨的旋转根据标记进行设定。这确保股骨的锁定机制，在伸直时胫骨外旋，股骨组件不至于使胫骨托外侧边缘受压，而这是早期松动和磨损的主要原因。其次，股骨组件应该尽可能向内放置，这样股骨组件的中心在屈曲90°时接触胫骨托的中心，用这样的方法设定股骨旋转和内外位置确保两个部件在全活动范围内保持中心部位接触，常常是比看起来更向内的位置。胫骨托应该相对于胫骨解剖轴在冠状位中立或者轻微外翻，匹配患者的解剖后倾，型号应该根据前后完全覆盖胫骨，不在胫骨的外侧皮质边缘选出。

• 作者喜欢使用髓内杆导向股骨远端截骨，先用钻引导髓内杆插入，冲洗髓腔，吸引以降低脂肪栓塞的风险。由于股骨远端截骨默认软骨完全磨损，任何剩余的软骨都要用刀、锯或者磨钻移除，截骨导向使用4°外翻，钉子固定于股骨内（图45.3）。小心截骨，避免损伤髌骨或者滑车。卡尺测量截骨厚度，等于假体的厚度减去锯片的厚度，由于软骨丢失通常不需要进行调整，因为外翻关节炎软骨磨损通常在后侧，而非远端。如果切骨不充分，此时应该推进截骨模块切除更多骨量，否则在随后的步骤中，再加截股骨很困难，截骨不足将导致持续的屈曲畸形。

• 此时作者喜欢完成股骨准备，测量股骨型号，使用截骨导向设定旋转，将导向放在股骨远端截骨面上，中心与此前标记的旋转定位标记重

叠（图45.4a、b）。过屈膝关节帮助正确摆放导向器位置，合适的股骨型号应该在导向器前方有1~2mm骨，避免股骨组件和髌骨的撞击。切斜边和股骨后髁，注意防止损伤腘肌腱。测量后髁的截骨量，确保截骨厚度等于假体后髁的厚度。理解该系统截骨夹具中后髁截骨厚度很重要，因为外侧间室对后斜的过度截骨非常敏感。通常，后髁软骨已经磨损至软骨下骨，没有剩余软骨，如

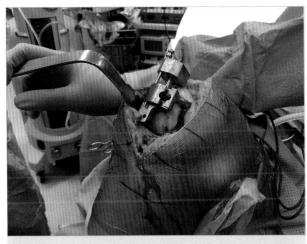

图45.3　显示髓内股骨导向器用钉子固定在正确的位置

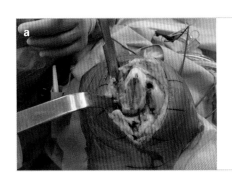
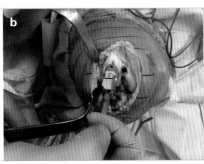

图45.4　股骨完成远端切骨后，伸直膝关节，用胫骨标记的中心寻找股骨的旋转（a）。将用于前后斜边的截骨模块钉在正确的旋转位置（b）

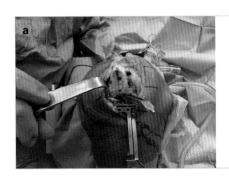
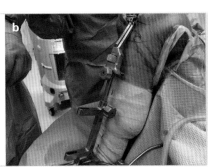

图45.5　显示胫骨髓外导向，用比针设定正确的切骨深度（a）。髓外导向设置患者胫骨的解剖轴线和胫骨的后倾（b）

果后斜截骨过厚，应该在钻孔之前，考虑将截骨模块向下移 1~2mm。如果这样做，也不需要植骨。

45.10.3 胫骨准备

• 胫骨在过屈位进行显露，放置一个 90°弯的 Homan 拉钩，向外侧牵拉保护外侧结构。

• 使用髓外导向进行胫骨切骨。在固定平台，胫骨切骨厚度应该遵照操作手册，通常是 4~6mm，中立位对线，重建患者生理后倾（图 45.5a、b）。先使用往复锯进行垂直截骨。导向的旋转应该匹配胫骨嵴或者由胫骨顶端指向第二跖骨（这一步通常使用下垂的力线杆），确保胫骨托正确放置和膝关节伸直时锁定机制实现。其次，截骨不能太靠内侧，可能损伤前交叉韧带，如果垂直截骨和冠状面截骨的角度碍于显露，可以通过髌腱的纵向小切口来实现（图 45.6）。

• 完成胫骨水平切骨，使用弯的 Homan 拉钩放置在切骨的水平和股骨后侧保护髌韧带和腘肌腱。保护腘肌腱对于外侧间隙的完整性至关重要。截骨模块固定在正确位置以复制患者的生理后倾，同时根据外侧的缺损进行调整。模块的固定高度应该正确放置，保证切骨加上丢失软骨和锯片厚度等于胫骨托厚度加上最薄的垫片厚度，通常为 9mm。小心胫骨锯骨不要至胫骨嵴的下方。切骨使用骨刀松动，咬骨钳去除，理想是一整块，卡尺测量厚度，从侧面观察胫骨矢状面切骨，显示精确的胫骨后倾。

45.10.4 软组织平衡和测试

• 这个环节，去掉剩余的半月板组织和周围的骨赘。使用间隔垫进行间隙的检测，要确保膝

关节完全伸直，且留有 1mm 的松弛，测试出最厚的垫片，使用相同的间隔垫，屈曲间隙与伸直间隙应该不等同，有 2~3mm 的松弛。

• 作者喜欢此时在关节周围注射鸡尾酒，给肾上腺素起效时间，减少术后出血。

• 平台测号装置测量胫骨前后和左右尺寸，偶尔，1~2mm 的薄层骨需要由胫骨嵴去除，以便选择合适型号的胫骨托适用左右径。

• 准备柱子孔和龙骨，以便置入胫骨托。

• 所有的试模插入。试模归位后检查屈曲和伸直间隙，前面已经述及，不像内侧单髁，外侧单髁需要在屈曲位比伸直位多留有 2~3mm 的松弛，这样便于完整的股骨后滚，重建自然膝关节的松弛度。在伸直位，应该有 1mm 的外侧松弛，避免关节内侧应力集中。

• 此时仍然可以在胫骨侧调整后倾。如果膝关节不能完全伸直，使用髓外截骨装置重新定位，可以减少 1°~2° 的后倾（从胫骨前方而非后方去除 1~2mm 的骨）。同样，如果膝关节屈曲位太松，可以减少后倾，使用更厚的垫片。如果膝关节过伸，胫骨和股骨分别涂抹骨水泥，股骨假体允许距离切骨面 1~2mm 的厚度，这可以在置入时在假体和骨之间放置 2mm 厚的工具来实现。

45.10.5 假体置入

• 为了置入骨水泥，骨面要用常规生理盐水冲洗，干燥。将纱布折叠放在膝关节后侧，阻挡任何多余的骨水泥，阻止骨水泥突入膝关节后方。骨水泥用手在胫骨松质骨表面加压，同时在托的背侧涂抹骨水泥。将胫骨托插入、压紧。加压时将纱布移开，去除多余的骨水泥。然后用手压入股骨侧骨水泥，用相同的方式加压股骨，将垫片插入后，全范围活动膝关节，以利于加压骨水泥。

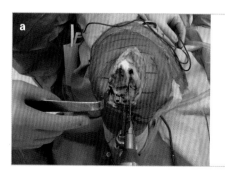
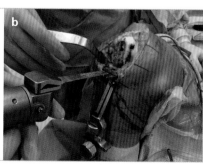

图 45.6 往复锯进行垂直（a）和水平（b）胫骨截骨

去除多余的骨水泥，在伸直位等待骨水泥凝固。

· 在释放止血带之后检查出血，使用 #2 倒刺线缝合，皮下组织使用 2-0 倒刺线，皮肤使用 3-0 可吸收倒刺线和皮肤胶水。虽然前面作者停用了免缝胶带，也未曾发生严重的并发症。使用两薄层纱布和密封敷料（Tegaderm，3M，St. Paul，MN）覆盖伤口，这些要在完全屈曲下进行，避免皮肤起水疱。

45.10.6 术后护理

· 敷料 5 天内不移除，除非污染。患者在敷料去除后即可以洗澡。

· 在患者允许可忍受的范围内负重，同天出院，学会第一个物理治疗。作者很少遇到活动范围不够或者康复缓慢、喜欢让膝关节休息、按照自己的节奏康复的患者。

· 必要的时候需要重新恢复下肢肌肉系统，

在正常恢复情况下，手术后 4~6 周开始标准的增强练习。

45.11 补救措施

作者术前通常要告知患者做全膝置换的准备。如果术中发现术前未能诊断的内侧间室骨性关节炎、> 0.5cm^2 的局灶性软骨损伤、严重的外侧面关节病，而无法进行单间室置换，则需要进行全膝关节置换。也可能出现外侧平台切骨过多而平衡困难，这时全膝关节置换是很好的选择。

45.12 陷阱

外侧间室的成功依赖于严格的患者筛选，仔细平衡关节允许后滚。目前的患者筛选指南和现代的植入物表明，外侧间室 10 年生存率为 90%，高于内侧间室。

第四十六章　单间室置换——髌股间室

Patrick Horst, Elizabeth A. Arendt

王金良 / 译

46.1 概述

髌股关节成形术（PFA）对严重的髌前痛和单独的髌股关节炎是一个外科选择，可以长期缓解疼痛，改善功能。

46.2 关键原则

术前临床症状、检查所见、放射学表现是筛选患者重要的考量。植入物的位置和适宜的外科技术对于功能改善、疼痛缓解以及假体长期生存很重要。合适的手术指征和外科技术可以减少并发症和不良结果。

46.3 预期

新的假体设计配以严格的指征和禁忌证，显示了优良的功能和植入物的长期生存。大多数研究显示，10~15 年的翻修率不到 10%~20%。最常见的短期并发症是滑膜炎、肿胀、疼痛、髌股关节半脱位，这些大多是由于未能重建髌骨轨迹。长期的并发症是进展性胫股关节炎而需要翻修。植入物松动和聚乙烯磨损是不常见的并发症，文献的报道很少。假体周围感染是少见的并发症。

46.4 适应证

髌股关节成形术适合于腿打弯时（上下山、上下楼、起坐活动）髌前疼痛、严重影响生活质量、保守治疗无效的患者。严重的临床症状与髌股关节炎影像学吻合。典型的进展性单纯髌股关节炎表现为外侧髌股间隙的狭窄，导致（相对的）向外倾斜和（或）髌骨向外移位。图 46.1 表明髌股关节炎的 Iwano 分期。

高分期的髌股关节炎（Iwano Ⅲ期 / Ⅳ期）相比低分期的患者（Iwano Ⅰ期 / Ⅱ期）有更好的临床和患者报告结果。单纯磁共振成像（MRI）上的软骨丢失，而放射检查不相关，不是髌股关节成形的适应证。

46.5 禁忌证

重要的髌股关节炎禁忌证包括疼痛局限于胫股关节或者放射学胫股关节内侧或者外侧退变，关节间隙没有完全消失的髌骨软骨软化，或者 Iwano Ⅰ期 / Ⅱ期的疾病，伸直欠 10° 的固定性丢失，或者屈曲不足 110°，股骨远端或者全膝关节的骨质疏松。相对的禁忌证包括系统的炎症性关节炎，不可矫正的 > 5° 的外翻或者 > 3° 的内翻，体重指数 > 30。

46.6 特别注意事项

理想的髌股关节成形术患者假体置入预期终生使用。同时，髌股关节翻修成为全膝关节比全膝关节的翻修要容易，内侧间室或者外侧间室部分置

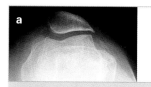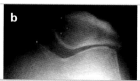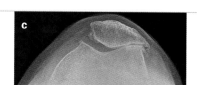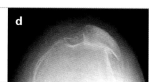

图 46.1 髌股关节炎的 Iwano 分期。Ⅰ期（a）：轻度骨性关节炎，至少有 3mm 关节间隙。Ⅱ期（b）：中度骨性关节炎，关节间隙 < 3mm，没有骨磨骨。Ⅲ期（c）：重度骨性关节炎，骨接触不足关节的 1/4。Ⅳ期（d）：重度骨性关节炎，关节面全部接触，常常伴随外侧的大骨赘，外侧髌骨面严重骨缺损

换转化为全膝也是相同的。年轻群体（40~55 岁）预期随后转化为全膝关节置换也是可以接受的。

• 部分外侧关节面切除术，同时松解或者延长外侧支持带：与外侧紧张相关的外侧髌股关节磨损，由外向内使用 McConnell 胶带有积极的临床效应。

• 胫骨结节前内移：髌骨外侧和下极单极的髌股关节炎，增大的股四头肌矢量（Q 角增大或者 TT-TG 值增大）。

• 软骨重建包括骨软骨移植，基于细胞的治疗（例如自体软骨细胞移植）：理想适宜于局灶性髌骨单极或者股骨滑车沟损伤。

• 全膝关节置换是单纯髌股关节炎的一个可行的选择，对于胫股关节磨损的患者应该讨论将髌股关节成形转化为全膝关节置换。近期的一个随机对照研究显示，在患者报告功能结果、活动范围和康复时间方面，单纯髌股关节炎的髌股关节成形术优于全膝关节置换术。

46.7 特殊说明、体位和麻醉

手术是在平卧体位完成的，和全膝关节置换相似。常规使用非无菌的止血带可减少术中和骨水泥置入过程中的出血。可以使用体位辅助工具，比如对侧髋使用垫子、De Mayo 或者 Alvarado 下肢固定架，或者消毒的垫子，在膝关节下面帮助维持顺利完成手术。导尿管通常没必要常规使用。短效的脊柱麻醉和区域阻滞技术较全身麻醉或者气管插管更受青睐，有利于早期活动。如果区域阻滞作为术后疼痛的辅助治疗，术中关节周围的注射或者收肌阻滞较股神经阻滞更受欢迎，因为股神经阻滞会引起股四头肌力量减弱，有跌倒风险，使早期活动延迟。如果考虑短期住院手术或者门诊手术，早期活动和多模式镇痛对改善康复时间是迫切的。

46.8 手术技巧、经验和教训

• 单纯诊断的骨性关节炎有更好的效果。有

放射学证据的关节炎患者的预后优于单纯 MRI 诊断的关节炎。

• 单纯髌股关节炎与滑车严重发育不良相关，髌股关节的压力位于外侧。

• 内侧髌股关节炎（图 46.2a）与原来的髌骨重排手术相关（过度内移），或者膝关节内翻。重要的是，如果内侧髌股关节炎出现，常常预期发生胫股关节炎，可能需要进行全膝关节置换手术。

• 患者有滑车沟中央缺损，常常在矢状位 MRI 上识别或者关节镜得知，可以考虑使用内嵌的技术进行髌股关节表面置换。

• 上嵌型假体适用严重滑车发育不良，因为前方股骨切骨减少了滑车发育不良的成分。但是，有很大可能发生髌股填塞，末期髌股关节炎往往外侧滑车骨丢失或者髌股外侧骨丢失，至少，可能使外侧髌骨面高度或者外侧滑车高度增加，这可能导致增加髌股关节的高度而引起填塞。外侧软组织松解延长以及减少髌骨厚度是避免上述问题的措施。

• 嵌入型设计假体，不进行前方股骨髁切骨，对严重发育不良滑车的适配是一项挑战性的技术。

• 全髌股关节炎（图 46.2b）与以往骨折或者严重膝关节创伤相关。没有明确病因可能是全膝关节炎的先兆。

• 外翻膝合并外侧髁发育不良，要取得正确的股骨假体位置和能够接受的假体和软骨的距离是有挑战性的。

• 髌骨高位和髌骨低位。

◦ 股骨假体金属前翼和髌骨假体接触：

- 髌骨高位，注意从伸直到屈曲时卡绊。

- 解决办法：髌骨假体位置靠髌骨下极安放，选择前翼较长的假体，胫骨结节远端移位。

- 髌骨低位时，担心屈曲时塑料和软骨接触，可能引起疼痛和股骨假体远端软骨的再磨损。

- 解决办法：髌骨假体安放靠近上极，选择远端宽鼻假体，胫骨结节近端移位。

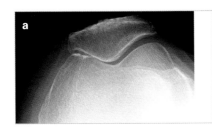
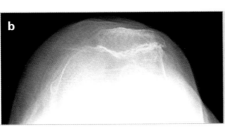

图 46.2 轴位片显示内侧髌股关节炎（a）和全髌股关节炎（b）

46.9 可能遇到的困难

　　早期失败常常是假体和技术相关的问题，比如假体位置不良会引起轨迹不良，髌骨不稳定或者髌骨阻绊。髌骨阻绊在屈曲起始阶段可能是因为髌骨高位，髌骨和滑车不能接触，或者是因为股骨假体前翼太短（图 46.3）。医源性的"J 形征"，髌骨由外侧的位置向滑车沟跳跃，多是由于股骨假体内翻放置所致（图 46.4）。髌骨在深屈时阻绊，常是由于股骨假体远端和软骨表面一致性不佳，尤其是股骨假体设计近端覆盖宽，而远端很窄。膝关节术后僵硬和纤维化的报道接近 5%~10%，术后早期阶段（＜3 个月）可以手法松解。下蹲力量恢复困难：由于此前薄弱，同时再加上手术创伤。这可以通过局部物理治疗，股中间肌劈开入路和康复相关的屈曲练习来最小化康复困难。在髌骨对线正常，持续出现肿胀 / 滑膜炎时，暗示出现髌股关节填塞，或者轨迹中心化不良。髌股置换远期失败的原因是胫股关节炎进展。根据病例报告的综述，10~15 年转化为全膝的概率为 10%~20%。

　　在股骨外髁发育不良时，假体位置平齐股骨远端，近端滑车靠内，有髌骨轨迹不良的风险。

46.10 关键手术步骤

46.10.1 选择假体

- 上嵌型假体理想的患者是严重的滑车发育不良，因为股骨前方切骨，即使不是全部去除发育不良的成分，也应去除大部分。
- 高位髌骨应该测量匹配股骨前翼的长度，因为个体设计长度差别很大。
- 对于磨损严重的髌骨，选择薄一些的髌骨假体比较理想，因为增加 9~10mm 的髌骨高度会增加填塞。

46.10.2 手术入路

- 标准的髌旁内侧入路或者股中间肌切开入路用于手术显露。
- 在入路中保留半月板和半月板前联合很重要。
- 术中仔细检查髌股关节内侧和外侧磨损很重

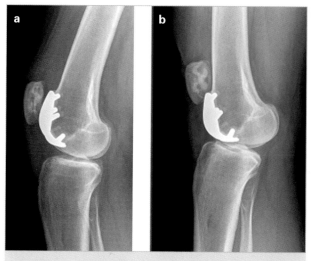

图 46.3 a.矢状位显示髌股关节成形术可以接受的接触。b.同一个膝关节过伸侧位，临床表明由于过伸位置屈曲出现临床症状

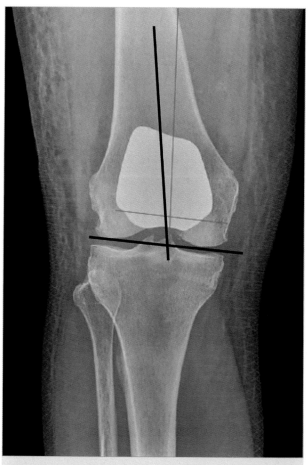

图 46.4 膝关节正位片显示股骨外翻（黑线）和股骨内翻（灰线）

要，如果发现迹象，必要时转化为全膝关节置换。

46.10.3 股骨假体置入

• 每一个手术系统都有相应的工具帮助假体定位和切骨。工具的使用知识和对系统特点的理解对于成功完成每个步骤很重要。

• 大多数系统（上嵌型系统）使用股骨前方滑车切割导向，这与全膝关节置换股骨远端前方切骨相似。

• 股骨假体内外覆盖合适很重要，任何的内侧或外侧悬出都应该避免，必要时使用小号。

• 股骨内外侧的软骨与滑车组件的内外侧过度平滑，避免髌骨滑动撞击软骨或者假体。但是，由于保留合适的股骨假体外翻，这很难实现。股骨组件内侧的放置优于外侧面的突出。屈曲放置假体也是一种策略，以获得远端平齐表面，但如果髌骨高位和（或）短股骨前翼，可能会导致髌骨伸屈时卡绊。

• 每一个假体设计和公司都有特殊的工具确保正确的外旋和冠状位对线，在这些平面股骨假体的位置对髌骨轨迹和假体长期生存很重要。但是设定股骨假体旋转吻合股骨解剖比参照胫骨对线更重要。

46.10.4 髌骨切骨和置入

髌骨切骨前，先使用卡尺测量髌骨厚度。大量骨丢失后造成髌骨很薄，起初在外侧。这种情况下可以将外侧关节面切除，去掉外侧 10~12mm 厚度，常常是最薄的部分。髌骨剩余的厚度应该＞10mm，否则容易引起骨折。

• 髌骨切骨应该很小心，由于外侧软骨的丢失，切骨的平面很难确定，对于发育不良的髌骨，内侧面陡直，同样不好确定切骨平面（图 46.5）。

• 髌骨假体应该偏内放置，这与全膝关节置换相似。

• 对于轻度高位髌骨患者，使用小的假体向远端放置有利于髌骨轨迹，可减少卡绊发生。

46.10.5 试模评估

• 植入物的位置应该用试模仔细评估。

• 部分缝合关节囊或者钳夹，检查被动活动范围，有助于评估髌骨轨迹和假体位置。评估由伸直至屈曲，深屈至伸直很重要。

• 试模安装后，髌骨轨迹在全活动范围内应该平滑。依据患者术前的活动范围，由完全伸直至屈曲，髌骨应该有全流体轨迹。

• 如果试模位置有问题或者髌骨轨迹有问题，假体有必要重新评估并重新定位。

• 外侧松解 / 延长有助于解决髌骨倾斜或者轨迹问题。如果测试髌骨脱位，不要期望外侧松解能够纠正。这种情况下，应该进一步评估假体位置。

46.10.6 骨水泥固化和关闭切口

• 假体位置满意后，去掉试模，脉冲冲洗膝

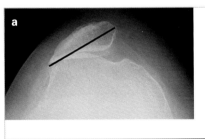
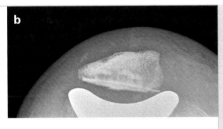
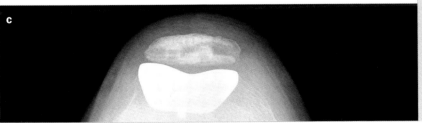

图 46.5 a.外侧髌骨面磨损。b.经常犯的错误是将外侧关节面当作髌骨关节面。这种情况下，内侧留骨过多，髌骨置入不良。c.合适的髌骨切除，内侧和外侧剩余骨相同

关节，干燥骨面。

• 骨水泥固化期间，使用止血带确保骨水泥整合入松质骨中。

• 植入物应该小心打入，避免骨折，确保正确的位置。

• 移除多余的骨水泥，残留的骨水泥会成为第三体，导致软骨损伤和胫股关节炎进展。

• 固化之后，松开止血带，止血。引流不是常规需要。

• 根据医生的喜好，缝合筋膜和皮下组织。

46.11 补救措施

胫股关节磨损和髌骨轨迹不良是髌股关节成形失败的主要原因。对于保守治疗无效的胫股关节疼痛，应该将髌股关节成形术转化为全膝关节置换术。转化为全膝关节置换术可以持久缓解关节疼痛，使假体长期生存。在髌骨轨迹不良或者机械症状的患者中，重要的是探明这些问题的病因。如果原因归结于假体位置，当骨量充足时，可考虑翻修髌股关节或软组织重新对线 / 松解。但是，转化为全膝关节置换术是可靠确切的治疗。总体来说，全膝关节置换术的效果不比髌股关节成形术的效果差。

46.12 陷阱

不好的结果和高翻修率出现在适应证和禁忌证选择不当时。选择特定的工具是确保假体精确置入、髌骨轨迹和假体长期生存所必需的。

第四十七章　后交叉韧带保留型全膝关节置换术

James Keeney

孙京涛 / 译

47.1 概述

后交叉韧带保留型全膝关节置换术（CR-TKA）的适应证是后交叉韧带（PCL）完好的终末期骨性关节炎。

47.2 关键原则

进行后交叉韧带保留型（CR）全膝关节置换时，需要遵循几个关键的原则。第一条原则是：区别哪种类型的患者适合 CR 假体，哪类患者适合其他限制性的假体。成功的 CR-TKA 需要屈伸间隙接近对称。如果术前 X 线片显示胫骨后倾过大或胫骨前方移位，则需要进行 PCL 松解和增加假体的限制性（高弧垫或者后稳定型关节）。

第二条原则是：采用前参考还是后参考置入假体，前参考会导致屈伸间隙不平衡，引起股骨型号选择偏小。第三条原则是：术中严格执行手术计划，细致地进行每个骨面的截骨，假体的旋转对线，选择合适厚度的胫骨垫片，进而达到 TKA 的平衡。股骨和胫骨截骨量不足会导致假体移位和软组织不平衡。

47.3 预期

采用后参考进行交叉韧带保留型 TKA，给大部分患者提供了成功的全膝关节重建。术后能显著地缓解疼痛（70%~90%），适当地改善功能。患者个体化的生理参数（术前活动度、术后活动度、体重、下肢肌力），都能影响膝关节周围软组织的承重，活动量大时会引起疼痛。因为膝关节置换中应用机械化的假体部件，手术刺激关节内瘢痕组织形成，即使手术做得很完美，依然有部分患者反映有机械化的症状（例如，咔嗒声、摩擦音），或者感觉紧。

47.4 适应证

CR-TKA 适合于大部分的膝关节骨关节炎，即使存在严重畸形、交叉韧带不平衡和结构性骨缺损。

47.5 禁忌证

CR-TKA 有几条相对禁忌证，包括术前交叉韧带不平衡，胫骨后倾过大，胫骨近端截骨量过大，术前侧副韧带功能不全。这些禁忌证可以通过术前 X 线片进行评估。

术前膝关节侧位 X 线片可以预测全膝关节置换术中 PCL 是否需要松解，标准的截骨是否会导致 PCL 松解过度，进而导致屈曲不稳。如果术前交叉韧带不平衡，术中可能需要松解 PCL，这就可能应用后稳定型假体（图 47.1）。如果侧位片上胫骨后倾很明显，纠正胫骨后倾，就能优化股骨和胫骨的负重。增加胫骨平台后倾，同时保留 PCL 会增加 PCL 张力，需要进行 PCL 松解，可能应用到适于 PCL 松解后的假体（图 47.2）。对于冠状面没有明显畸形的患者来说，胫骨截骨量过多，会导致 PCL 张力下降（图 47.3）。

在自体 PCL 较小的患者或伴随软组织松弛的患者中，膝关节不稳发生的概率会增加，这种情况在女性患者中更加常见。最终，在有严重侧副韧带不稳或结构性骨缺损的病例中，需要应用更高限制性的假体（图 47.4）。

47.6 特别注意事项

部分假体有较高的形合度或高契合度的胫骨垫片接触面，允许部分 PCL 松弛的患者应用 CR 假体。如果没有这类假体而想进行 CR-TKA，最好备一套 PS 假体，以防术中有意或无意的松解造

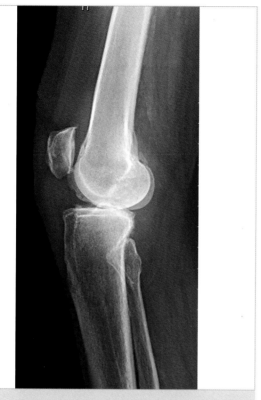

图 47.1 胫骨前移提示前、后交叉韧带（ACL-PCL）不平衡

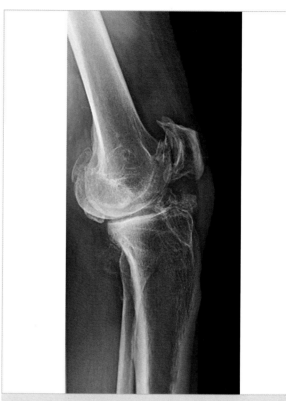

图 47.2 胫骨平台后倾增加伴前、后交叉韧带（ACL-PCL）不平衡

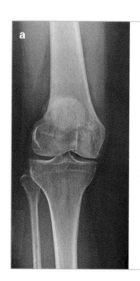

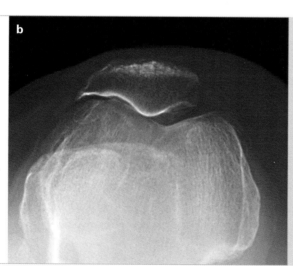

图 47.3 a、b. 髌股关节炎患者中，股骨和胫骨中立位对线进行全膝关节置换术

成 PCL 的缺失。

TKA 术中是否常规进行髌股关节置换仍然存在争议。作者建议：年龄 < 50 岁，体重指数 > 40，髌骨厚度 ≤ 21mm 的患者可以保留自体髌骨。对于年龄 ≥ 65 岁，或合并严重髌骨软骨磨损的患者，或影像学上有髌股关节炎的患者，建议进行髌股关节置换。

本章节所阐述的是基于常规手术器械进行的 TKA 手术。患者个体化截骨工具系统并不需要参考前皮质或者后髁来决定股骨假体的大小。应用

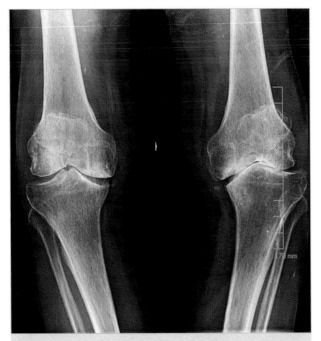

图47.4 下肢严重畸形和结构性骨缺损需要垫块

患者个体化截骨工具系统依然需要精细的截骨技巧，具体的注意事项不在本章的讨论范围内。

47.7 特殊说明、体位和麻醉

　　TKA的体位和手术技巧可标准化。采用局部麻醉或全身麻醉进行手术。围手术期镇痛，可采用关节囊周围注射、关节内注射或收肌管阻滞。

47.8 手术技巧、经验和教训

　　• TKA需要正确的截骨以避免不稳和僵硬。因此，术者在全膝关节置换术中需要细致进行截骨。
　　• 应用小号工具和锯片会导致硬化骨面下截骨量过少。如果股骨内髁远端和股骨内髁后方截骨量不对称，会导致膝关节伸直受限（屈曲位需要应用较厚的胫骨垫片时），或者导致屈曲不稳（应用较薄的垫片以获得完全伸直）。
　　• CR-TKA成功的第一步是选择合适的器械和合适的截骨参考。大部分常规的器械都可进行前参考或后参考。两种参考均可进行TKA，参考患者股骨的前后径，从股骨前皮支到股骨后髁，以匹配假体的尺寸。如果采用的是前参考，测量的型号位于两个假体型号之间，若应用较小号的

假体，会导致屈曲间隙松弛，出现屈曲不稳（采用较薄的垫片以平衡膝关节的伸直），或出现不能完全伸直（采用较厚的垫片以获得屈曲位平衡）。如果前参考测量的位于两个型号之间，选择了较大号的股骨假体，会导致伸直不稳（采用较薄的垫片），或者出现膝关节屈曲困难（采用较厚的垫片，以避免伸直不稳）。
　　• 胫骨平台后倾不足，会导致PCL紧张，屈曲间隙紧张，需要松解PCL。在伸直的过程中，过紧的屈曲间隙会导致胫骨平台前方抬起，胫骨后方屈曲间隙紧张，胫骨假体前方抬起，假体松动。增加胫骨后倾会出现屈曲不稳，在伸直的过程中会导致胫骨垫片后方压力增加，胫骨假体前方抬起，假体松动。
　　• 对于股骨假体型号在两个型号之间的患者（占10%~15%），进行股骨截骨而不采用任何调整措施，会导致屈伸间隙不平衡和不稳（前参考），髌股间室的不对称（后参考）合并股骨前皮质切口，或髌股关节过度填塞。作者的经验是，对于PS或CR假体，均采用后参考进行截骨。在股骨截骨的过程中，使伸屈间隙达到了平衡。对于部分在两个型号之间的病例，作者的经验是选择小号，股骨远端加截2mm，将四合一截骨板前移2mm。这就获得了屈伸间隙平衡，避免了髌股间室不对称。

47.9 可能遇到的困难

47.9.1 髓内力线导向

　　胫骨截骨可以采用髓内或者髓外力线导向。作者喜欢在初次TKA胫骨侧采用髓外导向，这就避开了胫骨骨干或干骺端的畸形，降低了操作中骨髓栓塞的风险。初次TKA股骨侧，常采用髓内定位，在某些情况下，既往有股骨截骨史或愈合后的股骨远端骨折就限制了股骨髓内导向。在这些情况下，作者偏向于应用个体化截骨工具或手术导航系统进行股骨远端截骨。轴位上，股骨假体外旋放置，常采用传统的手术器械，以及参考常用的定位标记，如后髁轴、Whiteside线、通髁线。

47.9.2 视野

　　小切口会影响初次TKA手术视野和假体型号

的选择。胫骨后外侧平台的暴露很重要。充分暴露外侧胫骨平台，显露腘肌腱，切出半月板。松解前交叉韧带使胫骨平台前移，但是，部分患者的软组织顺应性差，即使松解也达不到胫骨平台前移的目的。部分病例中，作者偶尔会从髁间窝处部分松解 PCL 的止点，但需要保留 PCL 股骨侧的止点。

47.9.3 髌骨轨迹不良

髌骨轨迹不良常是由手术技术出现问题所引起的。当截骨和假体位置合适时，大部分的病例并不会出现髌骨轨迹不良。矫正术前外翻畸形会导致外侧支持带软组织张力增加。外翻膝行 TKA 时，即使轨迹合适，作者也会常规进行外侧软组织松解。当安装试模时发现髌骨轨迹不良时，最好详细地评估是由术中的哪项操作所造成的。

胫骨旋转

依据作者的经验，女性患者的胫骨型号常较股骨小一号，男性患者的胫骨型号通常和股骨侧同号或者大一号。作者进行胫骨假体旋转定位时，参考的是胫骨平台前内到后外的连线，后内侧平台通常覆盖不全。从前面看，胫骨假体底座的中心位于踝关节背屈面上，位于胫骨结节内侧边上或者稍微外旋。

股骨旋转

通常在膝关节屈曲位评估股骨假体是否有旋转对线不良。股骨假体外旋会导致膝关节内侧松弛（外翻）。股骨假体内旋会显著增加内侧间室张力或导致外侧松弛（内翻），伸直位选择合适型号的垫片，屈曲位紧张的内侧间室会导致胫骨前内移位。

髌骨假体

如果进行髌骨置换，假体需要靠内放置，假体的内侧边和髌骨的内侧边一致。内侧放置髌骨假体会恢复髌股关节的关系。

髌骨外侧关节面切除术

切除髌骨外侧面暴露的部分骨质，松解外侧软组织能够降低髌骨外侧倾斜的风险。

手术入路

TKA 采用髌旁内侧入路，切开股四头肌和松解内侧关节囊会导致股外侧肌拉力相对增加和假性髌骨轨迹不良。如果采用布巾钳夹紧内侧软组织可以恢复正常的髌骨轨迹，这种情况下的髌骨轨迹不良就能通过伤口闭合而得到恢复。

止血带

在决定髌骨轨迹不良是否存在时，如果应用止血带，需要松开止血带。

47.9.4 屈伸不平衡

获得平衡膝关节的前提，需要在 TKA 结束前评估膝关节是"屈曲紧"还是"伸直紧"。这些评估很重要。膝关节在伸直位和屈曲位同时出现紧张或松弛是由于胫骨侧的影响，过紧需要额外的胫骨截骨，过松则需要厚垫片。

屈伸不平衡有两种常见的类型：①膝关节屈曲间隙较伸直间隙紧（屈曲紧 - 伸直松）；②膝关节屈曲间隙较伸直间隙松（伸直紧 - 屈曲松）。另外，胫骨重建的误差（胫骨后倾）、股骨的因素（远端内侧 / 后内截骨不对称）都会出现屈伸间隙不对称。

47.9.5 胫骨后倾

减小胫骨后倾，屈曲间隙变窄（屈曲紧），伸直间隙相对增加（伸直松）。增加胫骨后倾，屈曲间隙变大（屈曲松），伸直间隙相对减少（伸直紧）。

47.9.6 股骨截骨不对称

后参考

采用后参考行 TKA，如果股骨远端和胫骨近端截骨正确的话，屈伸间隙应该对称。如果膝关节屈曲紧，先评估胫骨平台后倾是否合适，其次评估是否因股骨远端截骨量过大所致。如果膝关节并不是非常紧，截骨量也是合适的，依然有轻微的屈曲间隙紧张，可以考虑从髁间窝的顶部部分松解后交叉韧带。从胫骨前方施加向后的应力，当胫骨对合关系合适时，松解到位。如果膝关节伸直紧张，截骨量也合适，应该考虑患者术前是否有屈曲挛缩畸形，股骨远端加截 1~2mm 以获得良好的屈伸间隙。

前参考

采用前参考进行 TKA，股骨型号位于两个型号之间，并且没有额外调整时，很可能会出现屈伸间隙不平衡。前参考选择小一号假体时，会导致屈曲松弛（伸直紧张）。对于在两个型号之间的膝关节，选择小号的膝关节假体时，需要加截股骨远端，使股骨远端内侧的截骨量和后内侧的截骨量保持一致，以适应小号的假体。

47.9.7 内外翻松弛

冠状面不平衡可以出现在术前或术中，若术中股骨远端或胫骨近端截骨不对称，膝关节内侧截骨过多（外翻松弛），外侧截骨过多（内翻松弛）。

术前没有力线不良或韧带松弛的病例

术前没有明显内外翻不平衡，如果截骨正确，术后也是平衡的。如果术后出现不稳，就需要检查胫骨截骨和内、外侧副韧带的功能。

胫骨截骨

胫骨近端内翻截骨会导致外侧间隙紧张，内侧间隙相对松弛（外翻不稳）。胫骨近端外翻截骨会导致内侧间隙紧张（内翻不稳）。在进行外侧软组织松解以平衡外翻松弛以前，再次评估胫骨截骨，确认是否存在胫骨侧内翻很重要。

软组织顺应性

在 TKA 中软组织松解过度较少见。有意或无意松解内侧副韧带（MCL）浅层会导致内侧松弛。有意或无意地松解内侧副韧带深层和后内侧关节囊会导致屈曲位内侧松弛。有意或无意松解髂胫束和外侧副韧带会导致伸直位外侧松弛。有意或无意松解腘肌腱和后外关节囊会导致屈曲位外侧松弛。保留 PCL 会缓解侧副韧带相关的不稳。单纯修复损伤的韧带结构和术后应用支具只能治疗轻度不稳。不要轻易应用厚胫骨垫片，因为这改变了侧副韧带平衡的等距关系。

术前力线不良或者韧带功能不全的病例

术前冠状位显著畸形和韧带功能不全，术中平衡时需要考量侧副韧带的完整性。对于严重外翻畸形的患者来说更常见（内侧副韧带薄弱），对于严重内翻畸形、内侧副韧带和 PCL 挛缩来说，也存在这种情况。对于严重的力线不良或者韧带功能不全，作者很少行 CR-TKA，因为这些病例常需过多地松解和增加假体内外翻的限制性。

47.10 关键手术步骤

- 膝前正中切口，切口的长度依赖于术者的经验和患者的生理参数（身高、软组织顺应性）。
- 深部切口采用髌旁内侧入路，股四头肌间入路或者股四头肌下入路。

深部暴露依赖于术者的经验和患者的生理特征（骨质大小，关节炎的严重程度）。髌旁内侧入路提供了良好的视野，股四头肌间入路和股四头肌下入路保留了股四头肌的功能，但是缩小了手术视野。

- 内侧软组织松解是基于患者术前的力线和内侧软组织松弛度。对于有外翻畸形或内侧软组织松弛的患者来说，内侧软组织松解应该限制在关节线以内（1cm）。减少胫骨侧的截骨量（1/2in，约 1.27cm），就保留了后内侧关节囊和内侧副韧带深层。
- 髌骨外侧脱位，切出股骨远端处的滑膜。
- 屈曲膝关节，胫骨侧放置拉钩以辅助暴露。
- 切除部分髌下脂肪垫以显露外侧股骨髁。
- 松解前交叉韧带胫骨侧止点。
- 松解外侧半月板前角。
- 清除胫骨前内侧骨赘。
- 放置髓外力线杆于胫骨近端内侧，胫骨侧足量截骨，内翻膝（胫骨外侧平台下 9~10mm）或者外翻膝（内侧平台下 4~8mm），胫骨后倾放置于 5°~7°，以匹配大部分患者的生理性后倾（基于侧位 X 线片）。
- 应用摆锯进行胫骨近端截骨，从胫骨内侧开始，方向和内侧髁平行，然后摆锯截骨至胫骨后外侧角。
- 移除髓外力线杆和胫骨截骨导板，胫骨截骨从前内到后外侧。
- 采用带凹槽的钻进行股骨开髓，从股骨髓腔中抽吸骨髓。

· 髓内力线杆完全插入髓腔内，股骨远端截骨板紧贴内侧股骨髁表面。依据患者股骨远端生理外翻角，截骨板可能与股骨外侧髁不贴敷。

· 固定股骨远端截骨板，进行股骨远端截骨，测量股骨远端截骨量。若截骨不足，可以在截骨板上增加截骨量（不需要重新定位）。进行股骨远端和胫骨近端截骨，以获得膝关节伸直位的矩形间隙（图47.5）。

· 股骨旋转和测号器放置在截骨面上，3°外旋。对于股骨外髁发育不良的患者来说，旋转股骨截骨导板，使其与胫骨截骨面平行，钉子固定。

· 股骨远端放置四合一截骨板。选择大一号的股骨假体，避免股骨前髁截骨过多，进行股骨前髁截骨。评估前方截骨量，以确定是否需要调小一号的假体，或者调节股骨型号（若在两号之间）。

  ○ 如果股骨截骨板型号合适，则固定到位。

  ○ 如果股骨型号在两个型号之间，则考虑从股骨远端和后髁加截2mm。

  - 股骨远端截骨板放置在截骨面上，进行截骨导向，摆锯从截骨槽内进行截骨。

  - 钉子固定，股骨截骨板向近端移动2mm，放置在+2mm的位置。固定截骨板，进行股骨远端截骨。

  - 股骨截骨板前置2mm（后髁加截2mm），固定到位。

· 股骨截骨板安放到位，进行前髁、后髁、斜面截骨。评估后髁宽度。如果较应用的锯片窄，应更换锯片至小一号，以降低医源性内髁损伤或侧副韧带损伤的风险。进行股骨远端和胫骨近端截骨，以获得膝关节屈曲位的矩形间隙（图47.6）。

· 应用截骨导板进行髁间窝截骨（如果合适）。

· 重新暴露胫骨，切除半月板组织以完整暴露胫骨平台。

· 放置深部拉钩，髓外定位胫骨截骨板，从胫骨平台的最低点截骨（常是内侧平台）。固定截骨导板，将髓外截骨板留在原位。

· 经截骨导板，直视下进行胫骨截骨。

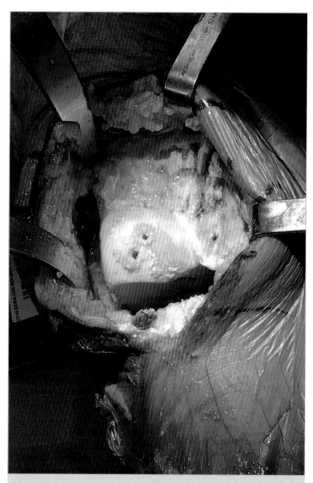

图47.5 胫骨截骨后对称的伸直间隙

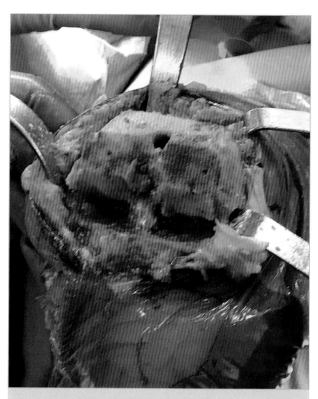

图47.6 对称的屈曲间隙，后交叉韧带完整

- 移除髓外定位装置和胫骨截骨板。最后从胫骨面上移除骨质和软组织。
- 放置胫骨试模，选择合适的假体，能同时接触胫骨前内侧和后外侧皮质。后内侧皮质可以不用完全覆盖（图47.7）。
- 胫骨试模安放到位，采用标准化胫骨截骨流程。
- 放置股骨假体试模。确保内外侧型号合适。股骨假体不能在外侧和PCL处悬出。
- 选择适合截骨间隙的垫片，评估膝关节伸直到屈曲的稳定性。基于软组织平衡调节胫骨垫片的厚度。
- 翻转髌骨，评估髌股关节面（图47.8）。应用卡尺测量髌骨的最大厚度。
- 如果髌骨置换后有残留的骨质，则考虑进行外侧面截骨。
- 如果进行髌骨置换，则膝关节置于轻度屈曲位。截除8~10mm的髌骨骨质，以匹配髌骨假体的厚度（图47.9）。
- 评估截骨后残留髌骨的厚度和对称性。调整髌骨截骨面的平整度，截骨以获得理想的厚度。
- 进行髌骨假体置入，理想的假体位置是靠近髌骨内侧边界。
- 评估髌骨轨迹（图47.10）。如果在过程中有很明显的异常，考虑为髌骨轨迹不良。
- 安装假体（图47.11），进行伤口缝合。

47.11　补救措施

注重手术技巧、急救、施救和救治措施并非必要。内侧副韧带的深层、浅层和后交叉韧带的损伤需要增加假体的限制性。外翻膝松解后，外侧软组织可能会出现内翻不稳或者出现外旋应力。需要转化为翻修假体，采用半限制性（髁限制性假体）或全限制性假体（铰链膝）。

47.12　陷阱

后交叉韧带保留型全膝关节置换术没有明显的缺陷。但是，并不是所有的TKA都可以保留后交叉韧带。对于喜欢将一种技术应用于所有手术的术者来说，PS-TKA是更有效和可持续应用的手术技术。基于CR和PS全膝关节置换临床和功能随访的差异较小，两种技术都适用于应用在初次

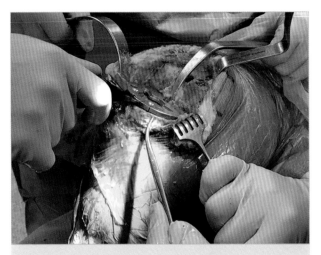

图47.7　胫骨假体的旋转和位置

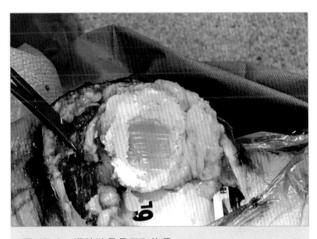

图47.8　评估髌骨骨量和软骨

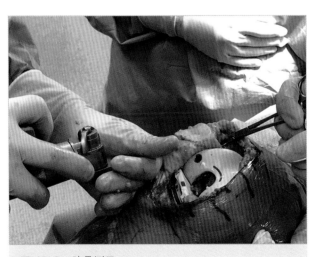

图47.9　髌骨测量

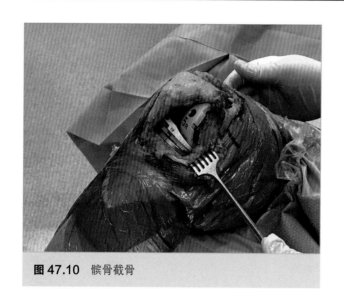

图 47.10 髌骨截骨

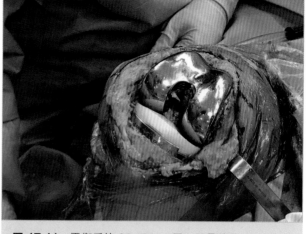

图 47.11 平衡后的 CR-TKA，置入胫骨垫片

全膝关节置换中。对于 CR 和 PS 全膝关节置换术的差别，从作者的经验来说，PS-TKA 有更高的机械性症状（弹响），因为 PS-TKA 采用了股骨横梁和胫骨垫片立柱的机制。CR-TKA 适合于有较高运动需求的患者。PS-TKA 适用于有较低需求的患者，这类患者不在意增加机械性症状的风险。

第四十八章　初次全膝关节置换：后稳定型假体

Ajay Aggarwal

孙京涛 / 译

48.1 概述

终末期膝关节骨性关节炎合并后交叉韧带功能不全，可采用后稳定型假体进行全膝关节置换。后交叉韧带功能不全是因术前就存在的病理状态或术中松解所引起。

48.2 关键原则

虽然争论了很多年，后交叉韧带保留型全膝关节置换术（CR-TKA）和后稳定型全膝关节置换术（PS-TKA）孰优孰劣，依然存在争议。选择 CR 还是 PS 假体，更多是基于术者的偏好和后交叉韧带功能。

后稳定型假体采用了聚乙烯内衬的立柱和股骨的横梁代偿了后交叉韧带功能，两者相互作用阻止了股骨相对于胫骨前移，膝关节屈曲时，允许股骨后滚。PS 假体设计的优势包括：操作简便，矫正畸形容易，降低了聚乙烯磨损，假体接触面更加稳定，活动范围大。缺点包括：松动风险高，本体感觉减退，骨量丢失（因为髁间凸轮机制所导致）。

膝关节骨性关节炎患者的后交叉韧带薄弱，但通常是存在的。在膝关节屈曲时，PCL 引导股骨髁在胫骨平台上滑动和后滚（这就是后滚的现象）。在正常的膝关节中，平台的形态并不会限制这种活动，松弛的半月板连接允许半月板和股骨髁一起后移。假体设计需要考虑股骨后滚，以获得理想的功能。如果切除交叉韧带，需要形合度更高的胫骨平台垫片以获得前后方稳定。然而，后交叉韧带功能不良，股骨后滚受限，理论上限制了关节的最大活动度。如果保留后交叉韧带，胫骨平台必须平坦或者光滑以发生后滚。这种情况下，采用高形合度的假体将会产生假体后方的撞击。应用凸轮机制代替后交叉韧带，不仅重建了股骨后滚，同时允许采用高形合度的关节，而不产生后方撞击。

在生理性膝关节中，后交叉韧带有不同运动学功能。在屈曲过程中，后交叉韧带引导了股骨髁在胫骨平台上后滚，预防屈曲时胫骨相对股骨半脱位。在内外翻稳定性中，起到了二级稳定结构的作用。切除后交叉韧带，膝关节的屈曲度减小，通过身体向前倾斜来代偿。同样也转移了通常由后交叉韧带承担的骨和水泥界面的剪切力；较大的应力转移到了髌骨，从而增加了髌骨骨折的发生率。

48.3 预期

PS 假体的设计，是通过凸轮机制代替后交叉韧带，这为防止前移提供了优势，因为它促进了股骨的后滚，从而增加了屈曲时的活动范围。PS 膝关节在重建膝关节运动学方面更可靠，改善了活动度，降低了聚乙烯内衬的磨损，因为关节面更加契合，更容易矫正严重的畸形，更容易进行软组织平衡。

48.4 适应证

PS 膝关节置换适用于所有的终末期膝骨关节炎患者。然而，在一些患者中，PS 较 CR 的优势更明显，术前严重畸形，屈曲挛缩 > 40°，后交叉韧带功能不全或者断裂，僵直膝，髌骨切除术后的全膝关节置换，股骨远端或胫骨近端截骨史，翻修手术。

48.5 禁忌证

感染和神经病理性关节疾病是任何膝关节置换术的禁忌证。特别指出，一侧或双侧侧副韧带明显松弛或断裂是 PS 膝关节置换的禁忌证，需要转换为内翻或外翻限制性假体或是应用铰链膝。

48.6 特别注意事项

在决定患者是应用使用 PS 关节还是 CR 关节

255

之前，需要明确既往有无创伤史（可能会影响到 PCL 的完整性），髌骨切除术或炎性关节病，这些患者更适合 PS-TKA。

48.7 特殊说明、体位和麻醉

平卧位，足部支撑器用于保持膝关节在手术过程中能够伸屈。止血带放置在大腿上部，肢体驱血后加压。流程化准备和铺巾，避免术中下肢屈曲时外露。

采用硬膜外麻醉和依据需要采用静脉镇静药物进行麻醉，术后应用镇痛泵。也可采用全身麻醉，术后应用镇痛泵。

48.8 手术技巧、经验和教训

1. 当 PCL 或腘肌腱损伤，或者当 PCL 张力不足时，考虑将 CR-TKA 转化为 PS-TKA。

2. 股骨假体如果屈曲位放置，将会产生立柱和横梁的撞击，因为髁间窝顶部和垫片立柱在伸直位过于接近。全膝关节置换采用前参考时，切除 PCL 会导致屈曲间隙张开，测量位于两号之间时，选择大号以弥补增加的屈曲间隙。在 PS 假体的设计中，髁间窝成形必须小心，因为可能会使应力增加，进而导致股骨内侧或外侧髁骨折。通常，PCL 切除后使屈曲间隙增加。PS 假体不需要额外增加的后倾。

48.9 可能遇到的困难

在小号股骨假体中（内外侧直径较小），为了适应凸轮机制而不增加医源性骨折风险，这时很难进行髁间窝截骨。在这些病例中，可以考虑使用窄版的假体或者使用交叉韧带替代性假体（CS）。CS 的设计是深碟形，高形合度，聚乙烯前唇较高以使股骨后滚，而不是采用凸轮机制。同样，在骨质疏松病例中，进行髁间窝成形时，要特别注意以避免股骨髁骨折。

48.10 关键手术步骤

• 膝关节屈曲位，前正中切口，作者喜欢经典的髌旁内侧入路，关节囊切开前，髌骨上下极做横向标记以方便缝合。在切口时，作者常在髌

骨内侧留 0.5cm 的软组织。

• 切开胫骨近端内侧骨膜，有时需要松解胫骨平台内侧结构到半膜肌滑囊，以获得更好的胫骨前脱位。

• 外翻膝避免过多的内侧松解，从胫骨平台侧切除前交叉韧带。

• 先行股骨截骨还是先行胫骨截骨，取决于术者的经验。作者喜欢先进行股骨远端截骨，内翻膝采用 5° 截骨，外翻膝采用 3° 或 4° 截骨。画 Whiteside 线和在内侧髁半月板印记处的水平线。这些线的交叉点是髓内杆的入口（图 48.1）。

• 初次膝关节置换获得可控平衡间隙的顺序是：髌骨截骨，股骨远端截骨，胫骨近端截骨，伸直位平衡膝关节间隙，选择合适的股骨旋转和股骨假体型号以获得矩形间隙，股骨前后髁截骨，使膝关节获得相等的屈伸间隙（图 48.2 和图 48.3）。

• 用卡尺测量所有的截骨面（提示：在大部分内翻和外翻膝中，股骨后内截骨厚度为 9~9.5mm，这就允许了假体有 3° 外旋）。

• 采用标准方式进行截骨，胫骨截骨垂直于胫骨机械轴，不应用后倾。应用撑开器撑开，切除后交叉韧带。撑开器位于骨组织而不位于软组织中（图 48.4）。切除内侧半月板，保留半月板和内侧副韧带的边缘，切除外侧半月板并保留腘肌腱（要点：如果胫骨截骨后出现内、外翻，可以采用内翻或外翻截骨板进行修正，而不再采用完全的截骨板，图 48.5）。

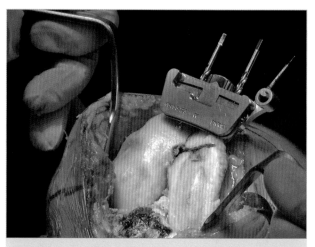

图 48.1 股骨远端截骨板，Whiteside 线和股骨内侧髁半月板压迹的交点是开髓点

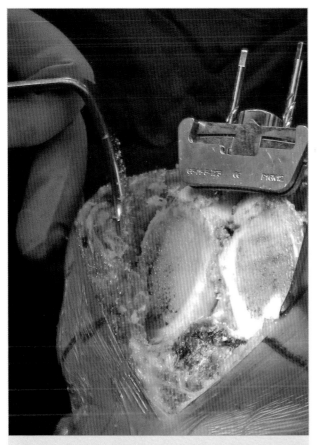

图 48.2　股骨远端截骨

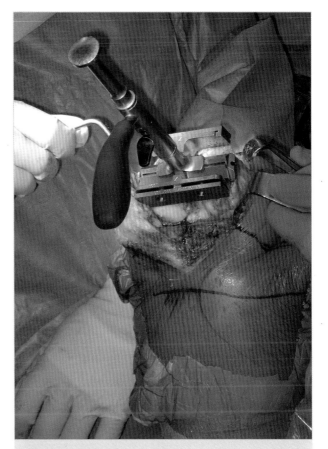

图 48.3　股骨"四合一"截骨

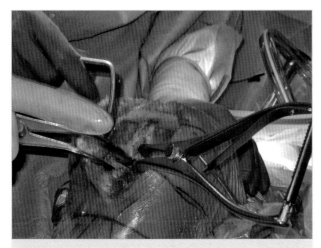

图 48.4　撑开器测试内、外侧软组织张力。截骨后获得两边张力相等的矩形间隙

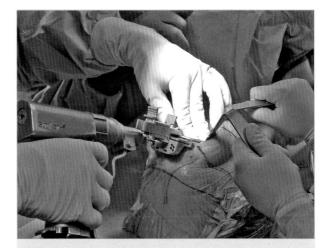

图 48.5　应用内翻截骨板修正胫骨侧截骨

• 髁间窝截骨板靠外放置，以降低术中内侧髁骨折的风险和改善髌骨轨迹。

• 骨块封闭股骨髓腔开口。

• 骨膜下松解后关节囊，清理后髁骨赘，以改善屈曲挛缩畸形和预防高屈曲时撞击。

• 参考胫骨前内和后外边缘，测量胫骨平台大小。为获得胫骨平台的正确旋转对线，胫骨假体的中心位于胫骨结节内侧 1/3 处。确保立柱和横梁对线良好。确认胫骨假体的旋转对线，使胫骨结节前 1/3 和股骨髁间窝共线，并且该线经过胫骨平台的中心。如果应用力线杆，远端指向同侧足第二趾。

• 置换后的髌骨较初始髌骨薄 1~2mm，以辅助改善轨迹和避免关节填塞。

• 膝关节完全伸直，测试股骨假体和垫片立柱是否撞击。若出现撞击，多是由胫骨平台后倾过大或股骨假体屈曲位放置导致的。

48.11 补救措施

为预防严重侧副韧带功能不全和术中股骨髁骨折，术前备限制性假体（铰链膝或者肿瘤假体）。

48.12 陷阱

PS 膝关节的相关并发症包括，骨量丢失增加，髌骨撞击综合征，凸轮脱位，还有少见的立柱断裂。股骨髁间窝截骨引起骨量丢失，这就增加了股骨骨折的风险，或使翻修手术更加具有挑战性。

髌骨弹响综合征，是 PS 膝关节特有的并发症，是因股四头肌腱下方和髌骨近端的瘢痕组织，在膝关节由伸直到屈曲时，进入髁间窝后卡压引起的。

凸轮脱位，是因屈曲间隙过大，立柱脱离横梁并进入横梁的后方。

第四十九章　导航辅助下初次全膝关节置换术

Dominique Saragaglia

李　哲 / 译

49.1 概述

本章介绍了导航技术在初次全膝关节置换术（TKR）中的应用。这项技术起始于 1997 年，主要是为了降低因假体松动或关节不稳所致的手术翻修率。

49.2 关键原则

通过计算机技术对外科手术进行术前规划和术中指导是导航在骨科手术中的应用理念。因此，一个精准三维模型是十分必要的，它可以将术中关注的解剖学区域重现为一幅地图用来进行术中指导。计算机断层扫描（CT）、X 线和其他技术（不依赖影像学技术）均可为外科医生提供所需的导航模型。我们使用了一种导航平台，即骨科导航（BBraun–Aesculap，Tuttlingen，Germany），这是一个基于术中数据收集的无图像导航系统。这个设备包含一个能让系统定位术中关注区域的导航站（图 49.1）。导航站包括一台计算机、一台红外光谱定位器（加拿大北方数字公司）和一台双指令系统的脚踏板。膝关节通过一个由 4 个紧密相连的反射球组成的"定位器"进行标记（图 49.2）。这个导航系统利用红外技术在空间上实时定位标记。定位器通过双皮质骨螺钉固定在骨骼上。外科医生通过金属探针、包含可检测金属球的无线标记笔等辅助设备定位膝关节周围的特定解剖区域，用于在计算机上注册其三维位置。计算机通过特殊算法捕获特定参考区域，以便于建立膝关节的三维模型。外科医生使用脚踏板和专用图形界面为导航系统提供信息。通过球体位置和标记点形状最终计算出每个标记点的定位（位置和方向）。

49.3 预期

导航辅助下初次 TKR 预期目标。

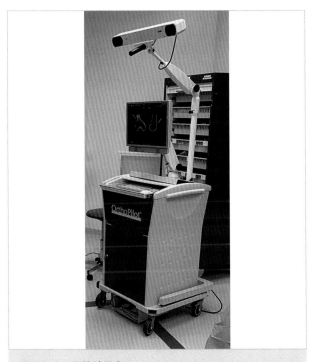

图 49.1　导航站设备

- 精准恢复下肢力线 ［髋膝关节夹角（HKA）为 180° ±3°］。
- 有效改善韧带平衡。
- 改善髌骨轨迹。
- 术中不需要进行股骨开髓。

49.4 适应证

计算机辅助 TKR 适用于所有拥有正常 TKR 手术指征的患者。而在一些存在关节外畸形、髓腔封闭 / 内植物填塞（图 49.3）或取出内固定会增加假体周围骨折风险的病例中拥有更好的效果（图49.4）。

49.5 禁忌证

当髋、膝关节存在强直或融合时，使用运动

学模型（捕捉与髋、膝关节活动相关的多个参考图像）的导航系统不能使用。

49.6 特别注意事项

导航是一项不断发展的技术，同时也需要学习曲线。接受良好的训练在全膝关节置换术中是至关重要的，这样能减少外科医生在手术中对系统提供帮助的质疑。同时还需要培训医务工作人员应对手术区域中增加的设备。

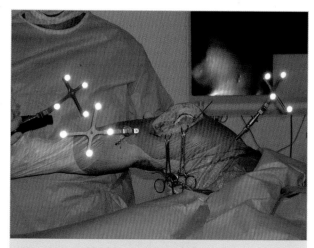

图 49.2 带有 4 个反射球的定位器

49.7 特殊说明、体位和麻醉

TKR 手术中我们一般采用全身麻醉或局部麻醉。患者采用仰卧位，在大腿近端使用止血带。导航系统放置在能有效检测膝关节标记的位置。计算机导航系统放置于靠近患者头部、远离对侧膝关节 1.8~2.2m 的地方（图 49.5）。手术过程中手术人员不能阻挡导航摄像头对膝关节标记点的捕捉。当导航上 HKA 与影像学匹配时，操作过程将会顺利进行。在整个手术过程中，不能随意改变定位器的位置。

检查畸形的可还原性是决定是否需要进行软组织松解的必要条件。分析内外翻应力的稳定性和股骨冠状面对线（外翻／内翻）是我们确定股骨髁旋转的关键。

< 15° 的屈曲畸形可以通过截骨和去骨赘来矫正，特别是当股骨内后髁存在大量骨赘时。在极少数情况下，我们需要跟传统技术一样，向近端移动股骨截骨导向器来增加股骨远端截骨。

对于术前反张（通过导航测量 > 10°）的病例，可以直接将股骨截骨导向器向远端移动，以减少股骨截骨厚度。

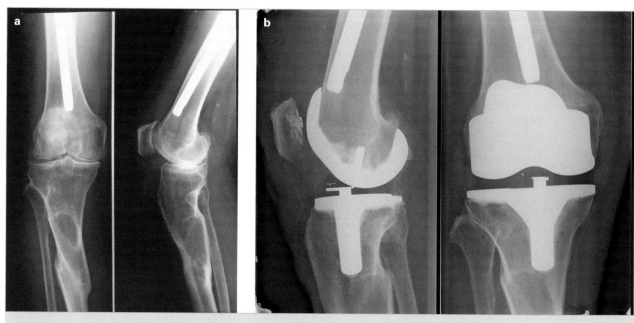

图 49.3 a. 股骨髓腔内存在内置物的膝关节骨性关节炎患者。b. 导航辅助下的全膝关节置换术后

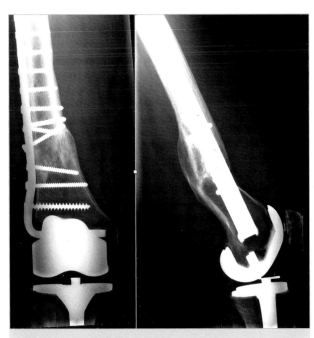

图 49.4　4 例保留钢板和关节外畸形愈合患者在计算机辅助下全膝关节置换术（TKA）后 5 年随访

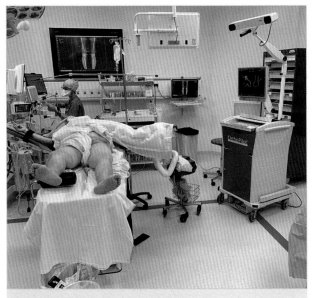

图 49.5　导航装置在手术室的位置

49.8　手术技巧、经验和教训

• 手术开始之前，必须检查定位器的位置是否正确，避免在术中改变定位器的空间位置。

• 在摄像头（定位器）和标记点之间不得有

助手和护士。场地必须便于摄像头能定位到标记点。

• 必须准备常规手术器械和手术方案，以防可能发生的罕见情况（导航计算器故障或因为严重骨质疏松症而不能固定定位器）。

• 应避免在定位器置入部位多次钻孔，这会增加该部位骨折的风险。

• 术前 X 线片［正位（AP）、侧位、水平位、下肢全长］有助于检查下肢畸形是否与导航数据匹配。当出现不匹配情况时，建议重新获取小腿轴线数据。如果差异仍然存在，我们将遵循导航系统。

• 在去除所有骨赘并确定去除骨赘对改善关节畸形程度之前，我们应该避免任何软组织松解。因此，我们仅对不到 10% 的病例进行了软组织松解。

49.9　可能遇到的困难

截骨后有时会出现因为传感器球上沾染血渍导致标记点无法被定位器识别的问题，经常用纱布清洗传感球能较好地解决这个问题。

少数情况下会出现导航识别的 HKA 与 X 线片上的 HKA 不匹配的情况。出现这种情况可能与术前 X 线片拍摄不当或术中解剖学标志获取不良有关。术前 X 线片与术中导航测量值不匹配时，需要外科医生充分验证 X 线片和术中数据收集的准确性。

再次重复收集数据后，如果不匹配的情况仍然存在，我们将遵循导航测量的数据。

49.10　关键手术步骤

对于大多数病例，我们采用髌旁内侧入路，外翻髌骨，显露出膝关节。为了减少手术切口长度，我们通常经皮插入股骨和胫骨标记物（图 49.2）。在不移动导航定位器的情况下，需保证整个手术操作中导航系统均能捕捉到标记物。股骨标记物位于关节线冠状面斜上方 15cm 处，胫骨标记物位于关节线下方 10cm 处，并与冠状面平行。

49.10.1　机械胫股角的导航

导航系统首先收集患者膝关节的解剖学标志。

我们使用无线金属探针捕获软件预设的参考点。以下参考点将被登记注册：

· 滑车上缘的股骨前皮质。

· 股骨髁内外侧后缘。

· 胫骨髁间嵴中心。

· 胫骨平台内侧或外侧中心。当胫骨机械轴内翻时，以平台外侧中心为参考点；当胫骨机械轴外翻时，以平台内侧中心为参考点。这是为了选取胫骨平台的最高点来进行截骨。

· 在这一步的最后是确定膝关节的中心，这样股骨假体的大小就被记录在电脑中。

· 捕获内外踝以及胫距关节中心可以获得踝关节中心位置。

· 最后，通过缓慢地对大腿进行小幅度的圆周运动，同时膝关节进行伸屈活动来定位股骨头的中心位置。

· 手术进行到这一步，我们知道了 HKA 并可以与术前 X 线片测量值相比较。在截骨之前，我们必须检查膝关节伸直（10°屈曲）下畸形能否改善来判断是否需要软组织松解。在膝内翻时，给予膝关节外翻应力并通过计算机检查 HKA。在过度复位（内翻变外翻）或复位后不到 3°的病例中不需要进行内侧副韧带（MCL）松解。如果存在内侧挛缩导致复位后残留 3°~6°畸形则需要松解 MCL。如果复位残留超过 6°，则需要进行更有效的松解（MCL 股骨止点处松解）。如果不进行这些调整，会导致内外侧不平衡，膝关节术前松弛的一侧术后会继续松弛。

49.10.2 导航下截骨

胫骨截骨导向器安装在一个可以调节外翻内翻、截骨厚度和胫骨后倾角度的支架上（图49.6）。目前我们更倾向于徒手定位截骨导向器，不使用任何外部导向可以减小切口长度。胫骨截骨导向器也有定位器结构。当计算机显示外翻角为 0°，胫骨后倾角为 0°~2°，截骨厚度与胫骨平台植入物厚度为 8mm 或 10mm 时，我们使用 4 枚螺钉固定胫骨截骨导向器（图 49.7）。使用摆锯进行胫骨截骨。然后膝关节屈曲 90°，将装有"定位器"的股骨截骨导向器置于股骨远端前皮质。在放置股骨截骨导向器之前，切除滑车上多余骨赘。确认股骨机械轴并与术前 X 线片测量值相比较（图49.8）。然后，术者调节股骨远端截骨导向器的外

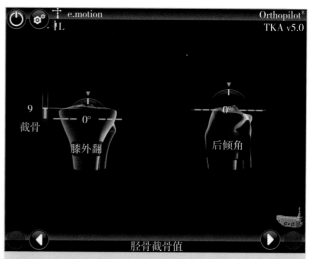

图 49.6 术中测量：胫骨平台截骨厚度，内外翻较多，后倾角度

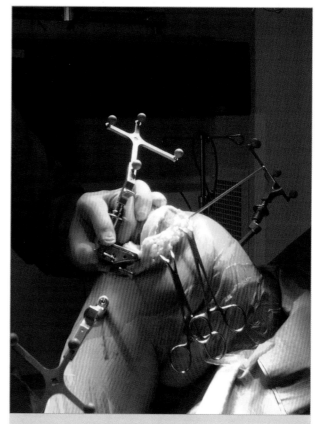

图 49.7 徒手放置胫骨截骨板

翻角（对我们来说是 0°），后倾 0°~2°，以避免截骨损伤前皮质形成切口，以及适当的截骨厚度。我们尽量用最小的截骨量矫正术前畸形。当股骨

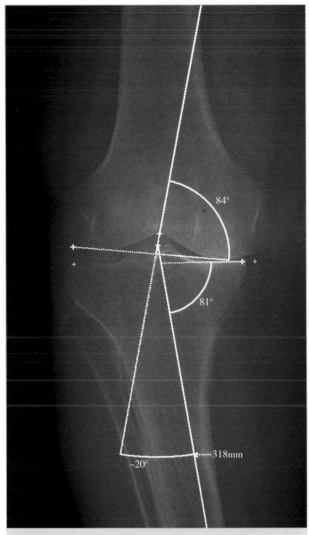

图49.8 内翻畸形的放射学测量：髋膝关节夹角（HKA）、股骨内侧机械角、胫骨内侧机械角

近端和胫骨远端截骨完成后，伸直间隙将被确定，剩下的股骨截骨可以参考初次 TKR 的手术技巧。

49.10.3 假体试模测试

利用计算机辅助系统测量试模置入后的下肢机械轴，同时通过检测外翻或内翻应力可以评估内外侧平衡。在永久性假体置入后我们再次测量下肢力线，由于每 1mm 的骨水泥厚度会造成下肢机械轴 1° 的影响，因此，我们可以通过两次测量判断植入物是否完全黏合。

49.10.4 股骨假体旋转

我们不常规将股骨假体外旋放置，特别是膝内翻的患者。股骨假体的旋转取决于术前和术中对股骨机械轴的测量（图49.9）。我们可以参考以下情况。

• 膝关节内翻，但股骨外翻≥ 3°：在这种情况下，对股骨远端截骨可能会导致股骨内侧髁截骨量过大。因此，为了保证屈曲间隙平衡，需要适当增加股骨假体外旋。

• 膝关节内翻，胫骨内翻：在这种情况下，如果膝关节在应力下出现复位过度，可能会出现股骨远端截骨量过少。因此，为了减少股骨后内侧的截骨，应该适当减少股骨截骨板外旋。

• 在膝外翻的病例中：股骨截骨板外旋应常规使用，通常 1° 的外旋可以解决 1° 的股骨外翻，但由于股骨前皮质截骨的限制，外旋通常不能超过 5°~6°。

49.10.5 软组织平衡

有两种方法选择：要么通过畸形复位试验（内翻和外翻应力），要么通过软组织平衡管理软件。我们更倾向于使用第一种方法（智能 TKA 1.0 软件），这可以让外科医生考虑并做出决定。

我们按以下方法进行操作：在去除骨赘之前，当下肢机械轴出现在电脑屏幕上时，膝关节屈曲

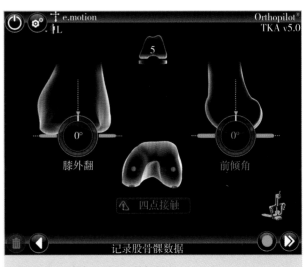

图49.9 计算机测量股骨机械角

5°~10°，予以内翻和外翻应力，评估畸形能否复位和内外侧间隙。如果畸形能完全复位甚至出现过伸情况，我们有信心不进行软组织松解也能实现内外侧韧带平衡。如果复位后仍残留2°~3°畸形，也同样可以不进行软组织松解。如果畸形残留更严重，则需要在去除骨赘后放入垫片试模并逐步松解软组织。完美的平衡并不是要求内外侧完全对称，因为在正常膝关节中外侧较内侧松弛。因此，我们能接受外侧松弛3°~4°的膝内翻。

我们从来没有出现过伸屈间隙的不平衡，一方面，我们通常使用 PCL 保留型假体，保留 PCL 能"保留"间隙；另一方面，截骨厚度通常是与假体厚度相当。因此，我们能很好地维持屈伸平衡。

最后，我们在不使用任何干扰的情况下检测内外侧平衡。我们认为使用撑开器是人工操作，不能保证真正的平衡。在膝关节内外侧制造应力的行为是外科医生的主观且不能复制的行为。在股骨远端放置截骨导板并使用这个支撑点抬高大腿，手动屈曲膝关节至90°，检查截骨导板与胫骨平台截骨后的平行度，就可以检查内外侧平衡（图49.10）。对于膝内翻的患者，大多数情况下平行度是完美的，不需要松解软组织。然而对于膝外翻的患者，有必要逐步松解外侧副韧带（LCL）（首先是髂胫束，然后是LCL，最后是腘肌腱和关节囊）。

49.10.6 假体置入

当 HKA 为 180°±3°，韧带平衡良好及髌骨轨迹良好时，使用骨水泥黏合假体（不需要使用骨水泥的假体不使用）（图49.11），然后逐层缝合关闭膝关节。

49.11 补救措施

主要问题是术中出现定位器脱落。在手术早期，我们可以改变定位器的位置并重新开始手术。但是我们不建议这样做，因为在股骨端重复钻孔会增加骨折的风险，我们建议最好改用传统的 TKR 手术方式。如果在术中对位检查后出现定位器脱落，可以无须再次置入定位器，继续进行程序的最后步骤。

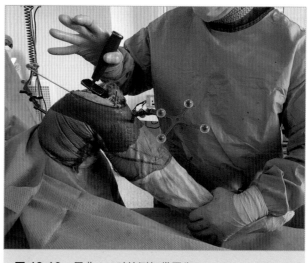

图 49.10 屈曲90°时检测韧带平衡

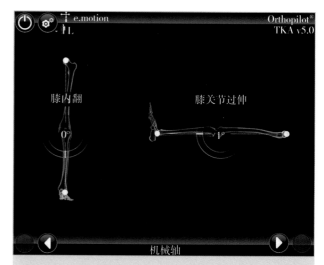

图 49.11 计算机屏幕显示的最终髋膝关节夹角（HKA）

49.12 可能遇到的困难

需要注意的问题：

· 术前 X 线片 HKA 与导航相匹配时，手术操作更流畅。

· 定位器必须牢固固定在骨头上，否则会影响系统精度。

· 必须固定好截骨导板，否则会导致假体置入不匹配。

· 凡事预则立，不预则废，必须遵循所有预先设定的步骤。

第五十章　全膝关节置换翻修术：股骨和胫骨组件

Steven F. Harwin, Julio César Palacio-Villegas

李　哲/译

50.1 概述

本章介绍了全膝关节置换术（TKA）中股骨和（或）胫骨组件的翻修，它可以作为全膝关节翻修的一部分，可用于发生人工关节感染（PJI）的病例，或者解决股骨或胫骨组件本身的问题，如位置不良（包括旋转不良）、尺寸不正确、下沉、僵硬、不稳定或松动。在急性感染的情况下，有时会单独更换聚乙烯衬垫，来促进膝关节的彻底清创。如果聚乙烯已经磨损，则需要增加一个盘状内衬来改变聚乙烯厚度，用于改善膝关节不稳定的情况。

50.2 关键原则

所有的外科手术最好有着系统化的标准。

明确手术失败的原因是翻修手术的首要原则。TKA 术后翻修的最常见原因是关节不稳定、感染、无菌性松动、屈伸功能受限、关节僵硬和骨溶解。虽然我们经常看到的膝关节都是"看起来很糟，感觉也很糟"，但也不乏看到"看起来不错但是感觉很差"的膝关节。看起来很好但感觉不好的膝关节通常存在一些潜在的问题，比如无症状的感染、不明显的松动（骨水泥失效）、屈曲方面的关节不稳（见于后交叉韧带切除和保留的膝关节）、撞击、旋转不良或患者期望过高。这些问题中的大多数都可以通过全膝关节翻修术进行改善，但偶尔也会出现单独的股骨或胫骨方面的问题，比如假体组件过大或过小，截骨不当导致矢状面或冠状面位置不良或松动。

偶尔会考虑单独置换胫骨聚乙烯衬垫。一个轻度前后不稳的患者，如果使用限制性垫片可能会改善膝关节功能。同时出现伸直和屈曲不稳的患者可以通过增加垫片的厚度来达到膝关节稳定。然而，由于根本原因没有得到解决［如股骨和（或）胫骨旋转不良、股骨过大或过小、伸屈间隙不平衡］，TKA 术后大多数的疼痛和（或）不稳并

不能通过简单的聚乙烯衬垫更换来解决。

50.3 预期

一般来说，膝关节翻修术是一种有效的治疗方法。超过 80% 没有发生过 PJI 的患者有良好的效果，PJI 导致的膝关节翻修术的临床效果会稍差一些，但患者的满意度却没有区别。在翻修手术术前谈话时，必须告诉患者，不能保证解决他们的每个症状，且膝关节完全"正常"。膝关节翻修手术的结果并不像初次手术那样可以预测且效果明显。

50.4 适应证

当初级关节置换术确认失败时，需要进行翻修手术。在没有明确病理证据的情况下就进行探索性的手术，往往会导致患者对手术结果仍不满意。翻修手术的时机应该由熟悉情况的主治医生来决定，他必须知道如果推迟翻修手术，可能会出现的问题，特别是关于翻修手术要解决的原发病变的进展风险。

50.5 禁忌证

绝对禁忌证：身体太虚弱的患者不适合做大手术。相对禁忌证：家庭卫生资源不足以支持到其全康复的患者，或只有疼痛症状但没有明确问题的患者。在没有明确诊断的情况下，不应进行翻修手术。

50.6 特别注意事项：诊断

为了增加手术成功概率，在 TKA 翻修术之前明确诊断至关重要。不应该进行"探查手术"。翻修中可能需要纠正的最常见错误包括是否假体位置安装不当、关节线改变、关节不稳定、下肢

力线不当以及假体固定欠佳。如果计划只更换全膝关节的一个或两个部件，应尽量参考既往的手术记录确定生产厂家和假体规格。

必须获得患者详尽的病史，并进行详细的体格检查。了解患者疼痛的特点、模式、发病情况和强度，并注意对刺激性体征是否有积极反应。可以让患者将肢体从检查台上垂下，并检测内外翻应力以及前后稳定性来判断屈曲稳定性。观察患者步态，评估原手术切口是否存在愈合不良或组织覆盖欠佳。应评估患者的神经血管状况。对于有不明原因的疼痛、肿胀和皮肤敏感的患者应进行区域性复杂疼痛综合征的评估。膝关节置换术后出现疼痛和肿胀的患者应考虑 PJI 的发生。最后，术前应回顾性分析既往所有 X 线片。

如果没有明确证据表明常见的失败原因，如感染、松动、不稳定、屈伸功能障碍、假体位置不当、骨溶解、关节僵硬及假体失效，那么应该排除其他原因导致的膝关节疼痛，包括脊柱疾病、髋关节疾病、血管畸形、心理或情绪问题和一些不切实际的期望。手术后膝关节疼痛的其他不常见原因包括软组织与骨撞击（包括腘肌腱）、髌骨骨赘导致的疼痛、髌骨撞击综合征、聚乙烯导致的滑膜炎、髌骨表面的骨坏死和切口神经瘤。

全膝关节置换术后疼痛，适当的检查包括全血细胞计数（CBC）、红细胞沉降率、C- 反应蛋白、骨扫描（锝、铟、磺胺胶体骨髓）、计算机断层扫描三维重建（3D-CT）、磁共振成像（MRI）。排除 PJI 的金标准是膝关节穿刺后进行有氧、厌氧细菌培养及鉴定。越来越多的血清及滑膜标记物有利于 PJI 的诊断，如白细胞酯酶和 α- 防御素。作者建议外科医生需要熟悉最新的指南以及所在的机构能进行检查。

50.7 特殊说明、体位和麻醉

几乎所有的关节置换手术我们都使用区域麻醉，同时我们会使用脊髓或硬膜外麻醉以及神经阻滞麻醉来控制术后疼痛。

50.8 手术技巧、经验和教训

为了确保手术的成功率，术前计划应该包括以下内容。
- 确定最佳手术方案。

- 制订取出假体的计划。
- 术前准备合适的假体和手术器械，考虑潜在的骨缺损和韧带损伤情况。
- 确定是否需要植骨。
- 永远要为最坏的情况做好准备。
- 明确是否存在 PJI，膝关节穿刺获取标本后给予有氧和厌氧培养，推迟翻修的时间直到明确是否存在感染。

50.8.1 是否选择所有的假体

虽然有些只需要简单地更换聚乙烯内衬，但大多数还是需要取出内固定，清创和软组织平衡，也可能会遇到意想不到的副韧带功能不全。因此，应该准备各类型的假体，包括后稳定型假体和全稳定型假体，甚至在少数情况下，需要准备旋转铰链型假体甚至肿瘤型股骨远端或胫骨近端替代假体。术前准备的重要性再怎么强调也不为过。不应该因为无法使用相应的翻修假体而取出牢固固定、位置良好的假体。

50.8.2 术中全程应考虑感染的可能性

如果怀疑 PJI，外科医生可以通过术中检查提供额外的信息，尽管不具有完美的敏感性和特异性。白细胞酯酶试纸已经证明是一种敏感的、简单和廉价的方法。更传统的方式是术中取多个标本（至少 5 个）送去做冷冻切片，尽管结果受抽样误差和病理学家经验的影响。如果组织病理学检查结果与急性炎症（每高倍视野 > 10 个白细胞）或白细胞酯酶阳性一致，则考虑取出假体。在这种情况下，作者倾向于置入"松散黏合"的股骨假体和胫骨假体组成的间隔器，可以很容易地在感染根除后取出，或置入掺和抗生素的关节水泥间隔器或抗生素静态间隔器，具体选择取决于患者的严重程度或外科医生的选择。将含有抗生素的骨水泥制成"雪茄"或"链条"，放置在股骨和胫骨髓腔内也是一种选择。

50.9 可能遇到的困难

充分暴露膝关节是避免并发症的必要条件，但是在 TKA 翻修的情况下可能会非常困难。如果使用股四头肌切开都不能获得足够的暴露，则应考虑进行胫骨结节截骨术。延伸截骨术可使得关节腔清晰可见，随后可以使用钢丝环扎固定。我们建议从近端胫骨结节开始分离，然后在距离胫骨结节内侧远端8~10cm进行延长截骨术，这样外侧软组织套完好无损，在胫骨结节侧面钻孔，骨折线在原位横向"裂开"。在某些伸肌装置严重挛缩的病例中，可能需要在手术早期进行外侧支持带松解术，以使髌骨获得满意的髌骨轨迹和活动度，包括必要时的翻转。当取出骨水泥固定良好的假体时，可能还需要进行截骨或股骨前外侧开窗，以便进入股骨髓腔。

50.10　关键手术步骤

50.10.1　充分暴露

术野必须足够宽，以允许充分地显示和评估整个膝关节。所有病例都使用止血带，首选区域麻醉，静脉或局部使用氨甲环酸（也可以同时使用）。一般来说，可以利用之前的切口，根据需要向近端或远端延伸。膝关节前侧皮肤的血管主要起源于膝关节内侧动脉，因此位于外侧的皮瓣存在风险。如果存在多个切口，应使用最外侧的切口，以便手术中术区能够充分暴露（图50.1）。手术过程中皮缘不应存在张力。如果之前的手术切口位置不佳，或者之前的手术切口不符合标准的中线入路，可以请整形科会诊，避免术后出现伤

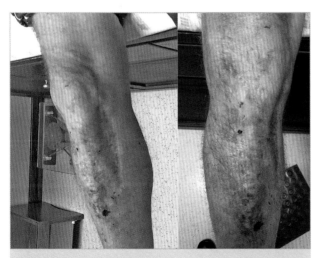

图50.1　1例膝关节多处切口患者，膝关节翻修术应采用最外侧切口

口并发症。筋膜层暴露后就可以确定髌骨和伸膝装置是否有充分的活动度。首先做内侧髌旁切口以打开关节，在髌骨上残留一部分软组织，以便术后缝合关节囊。收集关节腔的任何组织液，进行革兰染色、需氧和厌氧细菌培养及药敏鉴定。如果膝关节屈曲90°时髌骨不能充分活动，可以考虑在髌骨上方约5cm处以45°角从股四头肌外侧进行剪断。拉钩拉开双侧筋膜。对髌上囊、内外侧沟和前室进行清理和松解。确保髌骨和髌腱有足够的活动度，后关节囊应足够松解以便胫骨可以前移。

50.10.2　取出假体时尽可能减少骨量丢失

一旦病理的来源被证实，并确定必须更换假体，那么必须取出现有假体。这个过程必须小心和耐心地进行。首先需要对髌骨部分进行评估。如果髌骨令人满意并且骨水泥固定牢固，即使它可能与翻修假体型号不同也可以进行保留。大多数的髌骨组件都很简单，与所有股骨翻修假体兼容。取出牢固的髌骨假体有骨折的风险，或者遗留的髌骨厚度过薄无法再次进行髌骨置换。如果要取出髌骨假体，可以使用锋利的薄骨刀在假体-骨水泥之间来回移动。另外，在髌骨骨水泥固定良好不易取出的情况下，可以在使用锋利的摆锯在聚乙烯衬垫下面截断，然后用钻头取下固定钉。一旦髌骨假体被取出，残留骨水泥应清理干净，然后用薄的摆锯修理髌骨，使用小咬骨钳和小刮匙去除残留的骨水泥。如果髌骨假体松动，残余髌骨厚度<12mm，则进行"拯救性髌骨成形术"，修整残余髌骨并进行跟踪随访。髌骨假体翻修的进一步讨论见第二十章。

50.10.3　股骨假体取出

通常情况下，下一个处理的是股骨假体，因为这样可以改善胫骨的显露。聚乙烯内衬取出后可以进一步改善显露和"放松"膝关节。外科医生应了解所使用的假体的锁定机制；可能会有锁销或螺钉需要先取出。聚乙烯衬垫比较容易取出，可以在平台上钻一个3.2mm的孔，然后插入一个大的松质骨螺钉，可以将聚乙烯衬垫内侧抬起，或者使用骨刀或锋利的Hoffman撬将聚乙烯衬垫内侧撬起。一个短的薄摆锯可以用来小心地破坏股

骨假体的骨水泥界面。薄的骨刀可以用于破坏假体－骨水泥之间的间隔，在假体周围来回移动释放包括髁间窝在内的所有粘连。吉利锯是清理骨水泥的理想工具。这些步骤应仔细进行以尽可能地保留骨骼。操作完成后，使用股骨持髁器轻轻敲击将其取出。使用这种方法，可以有效减少骨量丢失。然后清除所有残余骨水泥和骨溶解区域。

50.10.4 胫骨假体取出

下一步是评估胫骨部分。如果需要更换，可以用类似的方法取出胫骨托。在假体－骨水泥之间放入薄骨刀，从中间开始，逐渐向后方，然后向外侧和外后方。后外侧角和靠近后交叉韧带（PCL）止点的区域会比较麻烦，显露好非常重要。一旦结合面打开，我们可以采用堆叠骨刀技术（图 50.2）。如果需要，可以在假体中心正下方的胫骨前侧开一个小缺口，以便于不使用扭矩的情况下对胫骨进行向上冲击。专用取出工具可能有帮助，但耐心和细致的技术是必不可少的。如果需要，可以用一个薄的摆锯来破坏顽固的区域。试图在不破坏整个接触界面的情况下移除假体可能会导致严重的骨丢失。

50.10.5 清理膝关节，评估骨缺损并制订治疗计划

当所有假体都被取出后，对残余的骨头和软组织进行清理，特别是后侧屈曲的空间。评估骨的缺损情况，判断是否需要进行骨移植或骨修补。对于一些非常小的缺损可以使用骨水泥填充，但较大的缺损首选骨移植或骨修补。通常情况下，胫骨中央会有一个缺损，内侧和（或）外侧会有骨丢失。对于胫骨平台内侧和外侧的缺损，通常可选择 5mm 或 10mm 厚的垫块。对于中心部位的缺损，胫骨和股骨可采用不同尺寸的延长杆（图 50.3）。延长杆的尺寸和大小取决于缺损的形态，与股骨和胫骨关节线的距离以及屈伸间隙的大小（图 50.4）。

50.10.6 股骨和胫骨的准备

股骨准备进行翻修置入，目前是重现原来的关节线。几乎所有的翻修手术中都会使用延长杆，外科医生必须对延长杆的长度、直径和固定方式（骨水泥或非骨水泥）进行选择。使用短与长、骨

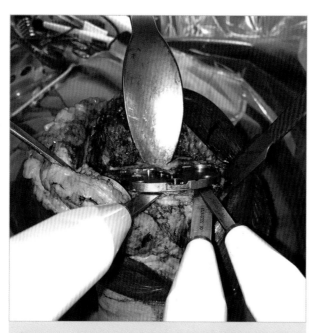
图 50.2 使用堆叠的骨刀轻轻撬出胫骨假体。这种技术最大限度地减少了从单一支点撬动胫骨托对胫骨近端造成的损伤

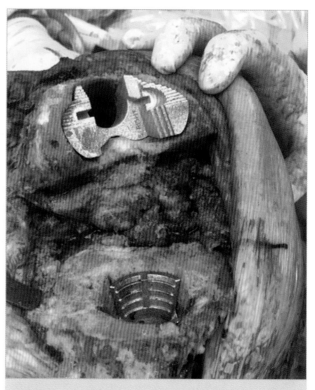
图 50.3 显示股骨和胫骨干骺端锥体试模位置的术中照片

铰刀。当刀在椎管中稳定下来后，就可以使用测号器测量组件的大小，需同时考虑股骨的宽度和前后厚度。确定大小后，合适的股骨远端截骨板应用于股骨远端。然后我们可以适当增大或减小一个尺寸。定位髁上线并参照截骨，定位截骨导向板以确定关节线，通常在髁上轴远端 2~2.5cm 处。股骨远截骨导向板与股骨假体的夹角通常为 6°。假体应避免过度屈曲。截骨板带上偏心杆旋转以匹配股骨髁轴线并放置在股骨远端。如果股骨旋转的髁上参照物能确定，胫骨基底也可作为股骨旋转的参照（图 50.5）。使用"镰刀片"确定假体正确位于股骨前侧。然后可以根据需要是否进行加截。一旦确定了合适的前 / 后位置和假体的正确旋转，就可以固定截骨板。股骨假体的旋转一般通过股骨髁进行评估，同时应确保内外侧屈

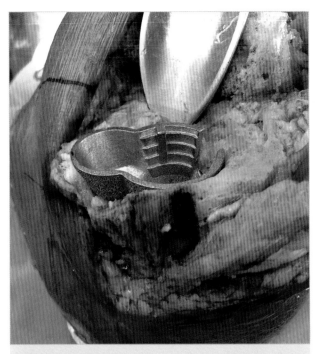

图 50.4　"双裂"胫骨干骺端锥体应用于胫骨平台内侧骨质大量丢失的患者

水泥与非骨水泥假体各有优缺点。如果骨量足够，使用短杆可以避免使用偏心杆。较长的延长杆与骨干进行结合提供了更好的生物力学稳定性。但不幸的是，由于假体位置的固定，通常需要使用偏移耦合器使股骨假体在干骺端的位置得到优化。相对而言，短杆更简单，在骨存留足够的情况下，出现严重骨质流失或骨质减少的情况下通常是足够的。由于全膝关节翻修的具体技术基于假体的选择，为了便于说明，本文展示了 Triathlon TS（Stryker Orthopaedics，Mahwah，New Jersey，USA）股骨带短杆水泥翻修假体的准备过程（图 50.8）。使用其他膝关节翻修假体采用的步骤，详见图 50.3 和图 50.4。股骨或胫骨的大型中央干骺端缺损可以使用 Triathlon 钛合金干骺端锥体增强系统治疗；其他假体系统也有类似的选择和步骤。确保干骺端区域适当的支撑和稳定性对翻修的远期成功率至关重要。

软组织清创和清除所有骨水泥后，第一步是打开髓腔清除内容物。如果术前怀疑感染，则从内容物中选出标本送出。用选定的延长杆参考测量的长度组装一个假体试模来确定扩髓的深度。髓腔逐步扩至预定的深度，直至感受到骨皮质的震颤。根据外科医生的喜好可以使用电动或手动

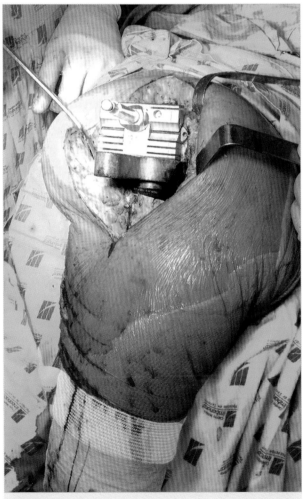

图 50.5　当膝关节处于屈曲状态时，股骨假体的旋转应与胫骨试模的旋转一致，且内侧和外侧的屈曲间隙平衡

曲间隙平衡（胫骨试模置入后很容易进行检测）。

截骨顺序如下：股骨前侧、股骨前斜边、股骨后侧、股骨后斜边。如果需要，股骨后侧可以增加5~10mm。股骨远端的内外侧截骨已经根据髁上线的距离确定。这时一个辅助导向器应用在夹具前面和髁间成形。完成操作后，可以去除夹具和髓内铰刀。如果存在一个大的中心缺损，股骨必须使用更粗的股骨干骺端。股骨由以下步骤进行：首先进行扩髓，然后干骺端扩大直到合适的植入物（图50.6）。

然后我们将注意力转向胫骨。在此之前，我们会移除植入物和残留的所有骨水泥。我们评估残余骨量是否需要在内侧或外侧或干骺端进行截骨增加。胫骨部分的大小已经初步测量，在安装假体之前，先置入假体试模。打开并清理髓腔，必要时取标本进行培养和送病理。与股骨扩髓方法一致，在开始扩髓之前，测量平台的大小及可能需要的垫块。当铰刀在髓腔内达到稳定时，就可以应用胫骨截骨导向板，可以根据需要在内侧

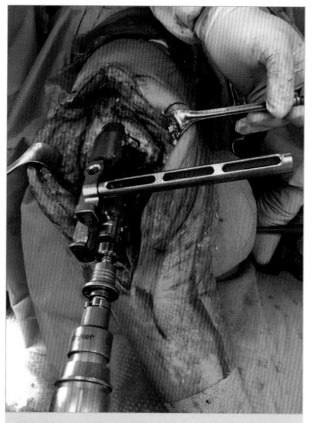

图50.6 术中照片显示用于股骨远端干骺端扩髓的翻修器械

或外侧适当调整手术切口。如果存在骨缺损，最后使用植骨而不是切除更多的骨头。胫骨截骨指南表明，可以在平台内侧和外侧单独使用5mm或10mm垫块，如果需要这些垫块也可以与干骺端锥形垫块一起使用。腓骨头可以作为判断原胫骨关节线的标记点。尽量将胫骨假体试模覆盖在皮质骨上，并调节胫骨旋转至胫骨结节中心的内侧，固定后必须避免旋转的改变。如果需要增加干骺端锥形垫块，首先需要在干骺端使用髓腔扩大钻，然后在中央或内外侧使用"瓣状"扩髓器（图50.4）。

50.10.7 评估试模的运动和稳定性

截骨完成后，关节腔冲洗并准备下一步，这时我们需要评估屈伸间隙并进行适当的松解以平衡间隙，然后组装试模。放置胫骨干骺端锥形垫块，插入胫骨假体及延长杆。如果需要可以对位置进行最后的调整。同样插入股骨干骺端锥形垫块，组装股骨试模包括延长杆和任何远端后端垫块，然后将试模安装在股骨远端。如果有必要，调整股骨试模的位置和匹配度。最后，装入胫骨试模，旋转合适尺寸保证膝关节能充分伸展和最大屈曲，并需要保证足够的内/外侧和前/后稳定性。为了评估真正的稳定性，应使用标准的后交叉韧带保留型（CR）和后方稳定型（PS）假体试模（图50.7）。对于一些不能达到足够的冠状面稳定，可以使用限制性的垫片。膝关节通过全方位的活动检查其运动稳定性和髌骨轨迹。如果活动度欠佳，必要时可以进行外侧支持带松解，松解前应检查试模的正确位置和旋转。在松解前把股四头肌置入最大张力下进行支持带松解也是非常重要的。髌骨因为没有合适的张力出现半脱位是常见的情况。用外科持钩牵拉外侧皮瓣的边缘，向近端拉，而不是向中间拉。

50.10.8 松止血带、止血、清理骨面和安装固定假体

大多数完整的翻修手术包括广泛的情况和削减瘢痕组织，特别是松解膝关节后侧给膝关节提供活动空间。因此，对于使用止血带的患者，最好是在手术结束前敷料包扎膝关节，然后止血带放气并止血。完成操作后，肢体再次抬高，驱血

查后关节囊是否有多余的骨水泥或碎屑。关节周围注射布比卡因、肾上腺素、吗啡、酮咯酸和甲泼尼龙。置入聚乙烯假体，复位膝关节，检查其对位、稳定性、活动范围、力线和髌骨轨迹（图 50.8）。

50.10.9 牢固地缝合伤口

假体置入后，伤口内倒入稀释的碘伏（0.35%）溶液浸泡 3min，然后使用脉冲冲洗器彻底冲洗干净。在大多数的全翻修病例中，在深层和浅层分别放置负压吸引瓶。使用 1 号 Maxon 缝线缝合劈开的股四头肌和关节囊，皮下组织用 2-0 Vicyl 缝线闭合，皮肤用皮下 Monocryl 缝线或订皮机闭合。伤口表面涂抹稀释的碘伏，然后覆盖 Aquacel 敷料和一个大而笨重的敷料。将止血带放气，检查血液循环情况。

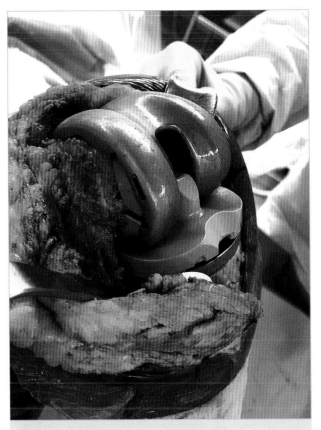

图 50.7　术中照片显示膝关节试模下复位

并再次止血带充气。如果使用了延长杆，可以在股骨近端和胫骨远端距离延长杆尖部约 1cm 处放置骨水泥或生物降解栓。"婴儿奶瓶刷"可以用来彻底清除松动的骨头或碎片。使用脉冲冲洗骨髓腔和骨面，可以用过氧化氢浸泡过的棉垫去除骨面上的血液，最后使用干燥的棉垫擦干骨面的水分。通常先处理胫骨部分。对于相对较短的延长杆（100mm），使用两份聚丙烯甲酯水泥与妥布霉素分别在真空搅拌机中混合，然后在稍微液态（而不是面团状）的状态下以逆行的方式插入和加压。如果外科医生更喜欢无骨水泥的髓腔，在骨水泥涂抹表面时可以用手指或棉垫堵住髓腔孔。在假体组件上覆盖骨水泥，然后使用冲击器冲击直至与骨面齐平。可以使用试模和力线杆检查假体放置位置，然后去掉多余的水泥。股骨假体以类似的方式置入。一旦骨水泥变成面团状，就可以使用试模垫片复位膝关节，并在膝关节伸直状态下进行骨水泥加压，必须注意不能改变假体的位置。当骨水泥变硬后，可以去除试模垫片，检

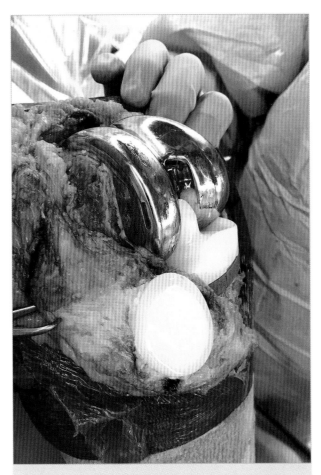

图 50.8　术中照片显示最终翻修膝关节假体组间复位

50.10.10 伤口恢复优于功能锻炼

我们都明白术后康复对于取得满意的结果非常重要。大多数的翻修患者可以接受标准的康复锻炼，包括即时的活动范围锻炼和完全负重。如果伤口没有正常愈合，有大量引流、出血、红肿或裂开，那么所有的康复应暂停直到伤口改善和愈合。术后的伤口问题或感染会使得良好的翻修术前功尽弃。持续的伤口渗出或明显的皮缘坏死应早期进行手术干预而不是拖延。

50.11 补救措施

对于严重的韧带松弛，应考虑使用旋转铰链假体。对于严重的骨缺损，可以采用肿瘤型股骨远端替代假体。

50.12 陷阱

伸肌系统的不完全松解可能会导致胫骨近端前方髌腱止点的无意破坏。必须避免髌腱的破坏。如果存在这种可能性和（或）髌骨活动达不到预期，第一选择应该是给予股四头肌切开，如果这样还不能解决问题，可以进行胫骨前结节截骨术。显露不充分在取出假体时会出现骨折和更多的骨量丢失。

在 TKA 翻修手术中常需使用带延长杆的股骨和胫骨假体，如果对延长杆的位置把握不准，可以使用术中透视确保延长杆的正确放置，避免延长杆无意穿透和位置错误。

第五十一章 膝关节翻修——髌骨组件

Benjamin Hansen

骆晓飞 / 译

51.1 概述

髌骨组件翻修可能是一项单独手术操作，也可能是全膝关节翻修的一部分。这一操作可能是为了解决髌骨组件松动，也可能是为了解决髌骨位置不良引起的髌股关节症状，尤其是股骨或胫骨假体旋转不良，尺寸 / 位置放置不当引起的。

51.2 关键原则

髌骨组件翻修最重要的一个原则是关注残余髌骨骨床的厚度，特别是对于能够支撑髌骨假体组件的骨量的评估非常重要。髌骨骨折以及髌骨骨量缺失带来的伸膝装置功能不全的风险增加。如果髌骨残余厚度 ≤ 10mm，为了能够安装新的髌骨假体，则不能去除更多骨质。事实上，在这类病例中，由于髌骨残余骨量过少，往往不能进行再次置换，仅仅是进行修整处理。新的髌骨组件通过骨水泥黏合在残余的薄层硬化骨上很容易松动，这种操作是难以成功的，需要将髌骨假体黏合在健康骨上才能实现假体的牢靠固定。股骨假体前方过厚、放置靠前，或者髌骨重建后厚度（骨床厚度 + 假体厚度）过厚，将造成髌股关节过度填充，引起膝前疼痛，膝关节屈曲受限。

第二个考虑髌骨翻修的重要原则性问题是，需要考虑髌骨的运动轨迹，运动轨迹与股骨和胫骨假体的对线和位置息息相关。股骨和胫骨假体对线或位置不良会导致髌骨轨迹异常，出现膝关节功能不良。

51.3 预期

髌骨假体翻修的最主要目标是恢复伸膝装置的完整性和功能。在整个翻修手术过程中要始终牢记这一目标。在进行髌骨翻修后，患者往往能获得可以接受的结果，即使髌骨可能未能进行完美的翻修。无论是单纯髌骨翻修，还是作为膝关节翻修手术的一个部件进行的翻修，2 年的假体生存率达到 95%。对 TKA 术后髌股关节疼痛患者进行的髌骨翻修手术中，未发现假体错位、感染、假体松动的风险增加。

51.4 适应证

初次膝关节置换的髌骨假体翻修指征包括：松动，感染，伸膝装置功能障碍。伸膝装置功能障碍的原因可能来自髌股关节过度填塞，髌骨轨迹不良或者股骨 / 胫骨假体旋转异常。在髌骨轨迹异常或髌骨不稳的病例中，如果髌骨假体固定良好，往往不需要对髌骨进行处理，大多数情况下需要对股骨假体或者胫骨假体进行翻修。在髌骨假体松动的病例中，往往有足够的骨量来安放新的髌骨假体。在此类病例中，需要去除残留的骨水泥和骨水泥下方的硬化骨，直至显露出健康骨以支撑新的骨水泥性聚乙烯髌骨假体。需要注意的是，新的髌骨假体不能安放在硬化骨上，因为硬化骨会导致骨水泥与骨的接触显著减少，造成髌骨假体早期松动。在感染的病例中，所有假体均需取出，包括髌骨假体。多数情况下，髌骨假体是稳定的，在取出假体的过程中，尽可能减少骨量丢失。髌骨假体放置严重错位时同样需要进行髌骨翻修，包括髌骨假体放置极度靠下或靠内，导致髌骨轨迹异常引发疼痛。髌骨厚度（骨床厚度 + 髌骨假体厚度）过厚导致膝前疼痛或者膝关节强直时，也需要进行髌骨假体翻修。

51.5 禁忌证

髌骨假体固定良好，尺寸合适是髌骨假体翻修的禁忌证。如果是继发于感染、松动、位置不佳，必须进行髌骨假体翻修，必须考虑到残留健康骨床是否 > 10mm 以满足新的骨水泥型髌骨假体置入。因为前文已提到，将骨水泥假体置入在硬化骨上，容易出现假体早期松动。尽管有报道称，对髌骨完全缺失的患者采用小梁金属髌骨假体缝合入软组织代替髌骨的技术，其早期松动发生率高。在作者进行的膝关节翻修手术中，大多数病例都保留了原有髌骨假体。

51.6 特别注意事项

在膝关节感染旷置时，禁止在髌骨上放置"骨水泥间隔物"。股骨侧抗生素骨水泥间隔物包绕股骨前方即可，达到填充髌股关节的目的。因为将骨水泥间隔物置入髌骨会导致后期去除骨水泥时进一步加重髌骨骨缺损，增加骨折的风险，并由此可能导致伸膝装置断裂（图51.1~图51.3）。

因为髌骨位置不佳进行髌骨翻修的情况非常少见。髌骨假体放置过于靠内导致外侧未能覆盖，在膝关节屈曲时未覆盖的髌骨与股骨滑车的外侧髁接触引发疼痛（图51.4），这种情况下需要进行翻修手术。这类患者在翻修手术中，需要检查髌

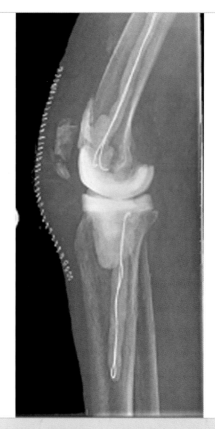

图51.2 同一患者侧位片。该患者第一次旷置术后感染未能控制，行第二次旷置术后仍然失效同时合并髌骨骨折，最终该患者选择膝关节以上截肢

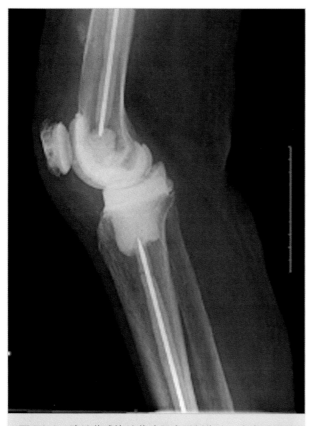

图51.1 膝关节感染关节旷置术后侧位片，患者采用关节型间隔物。骨水泥被牢固地黏合在髌骨上，取出骨水泥时会导致髌骨骨量丢失

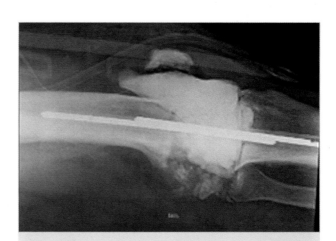

图51.3 膝关节感染关节旷置术后侧位片，患者采用静置型间隔物。注意骨水泥填满髌股间室。充分填充髌股间室在使用静止型骨水泥间隔物时是必需的。没有骨水泥放置在髌骨侧，便于保持髌骨骨量

骨的稳定性。稳定性的检查可以用一把骨刀放于髌骨假体下方向上撬，看是否能够撬起髌骨假体，如果髌骨假体稳定，则不去除。这时需要将外侧

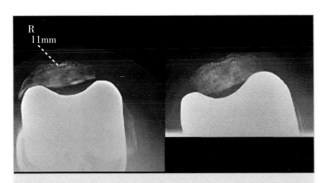

图51.4 术前和术后的髌骨轴位图像。图像显示髌骨假体未覆盖的外侧部分悬挂于股骨假体外侧髁上。在行髌骨翻修时，该外侧未覆盖部分被去除。该患者术中可见髌骨假体松动，拥有足够的骨床置入新的髌骨假体。术后患者膝关节功能良好，疼痛消失

髌骨假体未覆盖的剩余髌骨去除，直至其剩余部分不再悬挂于股骨假体外髁，这一步骤借助摆锯和咬骨钳很容易实现。

51.7 特殊说明、体位和麻醉

椎管内麻醉和全身麻醉均可。在翻修髌骨假体时，膝关节取完全伸直位。全膝翻修的器械和假体均需准备。包括各种各样的器械：直的和带角度的刮匙，各种宽度的、弯的和平直的骨刀和尖锥等。

51.8 手术技巧、经验和教训

术前计划至关重要。胫骨和股骨旋转不良和髌骨厚度问题是膝关节置换术后最常见问题。术者在术前需要考虑到术中的术式变化，因为伴有假体旋转不良，有可能在术中需要进行全膝关节假体的翻修。术前CT扫描有助于鉴别股骨假体旋转不良。

51.9 可能遇到的困难

充分的术野显露是必需的。在单纯的髌骨置换患者中，简单向近端延长切口，松解粘连就足以外翻髌骨。股四头肌的"Snap"在少数情况下也可能用到。取出一个固定良好的髌骨假体往往非常困难。可以使用摆锯紧贴聚乙烯假体下方进行截除，但是在这一过程中需要非常小心，切勿

锯断髌骨。最好是沿着聚乙烯假体或者其下方骨水泥锯除。随后，使用尖锥和钻小心取出剩余的骨水泥和残留在髌骨中的聚乙烯柱子。使用尖锥取出骨水泥能够最大限度地保留骨量。

髌骨轨迹不良意味着股骨或者胫骨假体旋转存在问题。解决这一问题可能需要进行全膝关节翻修或者胫骨结节截骨。

51.10 关键手术步骤

• 膝关节翻修术野显露仍采用原有的膝关节前正中切口。切口近端通常需要延长，清理瘢痕组织，并进行松解直至能够外翻髌骨。在髌骨下极和上极靠近骨床处各放置一把巾钳，边外翻髌骨边进行松解直至髌骨顺利外翻。髌骨外缘的软组织需要彻底切除，显露出髌骨的骨性外缘。如果不这样做，髌腱张力太高，可能出现髌骨撕脱。

• 髌骨外翻以后，髌骨假体和骨接触面需要充分显露。

• 使用巾钳固定髌骨，使用一把小的骨刀平行于髌骨假体下表面插入假体与骨水泥之间，使髌骨假体松动。如果髌骨假体固定良好，需要使用摆锯。使用上面介绍的方法，沿着假体下缘和骨水泥交界处锯除假体，再用尖锥和钻去除残余骨水泥和残留的聚乙烯柱子。

• 根据特定的需要确定新的髌骨假体的大小，随后根据假体型号使用合适的器械制备骨床。

• 置入试模假体，评估髌骨轨迹。

• 使用脉冲式冲洗器对髌骨骨床表面进行冲洗，纱布擦干，混合好的骨水泥将髌骨组件固定到位。

• 根据术者习惯关闭切口。

• 术后康复根据翻修手术的具体情况。如果是标准的翻修术，不需限制功能锻炼。如果进行了股四头肌"Snap"或者胫骨结节截骨，功能锻炼需要相对延迟以保护伸膝装置。

51.11 补救措施

对于那些髌骨缺损大的患者，残留骨床（<10mm）无法支持一个新的聚乙烯髌骨假体，需要采取一些补救措施。这些补救措施通常在遇到以下情况时才是可取的：患者因未置换髌骨而出现疼痛，或者由于轨迹不良而功能障碍。在没有足

够骨床进行髌骨置换的病例中，最常见的是中央型缺损，这类患者边缘皮质完整。最常用的方法是进行松质骨植骨填充骨缺损，然后采用邻近滑膜包裹缺损处的移植骨，将滑膜翻转覆盖在骨上。这种方法的优势是不再使用金属填充物。小梁金属髌骨假体也是一种选择。小梁金属假体的长期生存依靠骨张入，这就需要足够的假体与骨床接触面积，而不是将其作为一个髌骨的替代物埋入软组织中。当面对骨缺损时，作者最初的方法是保留残留髌骨，不置入新的假体，尤其是既往有感染的患者。如果没有感染病史，患者需要进行髌骨重建以恢复髌骨的支点功能。作者更喜欢采用骨移植的方法，因为采用小梁金属假体一旦需要再次取出，将造成更严重的骨缺损，进而造成伸膝装置断裂的风险显著增加。

51.12 陷阱

· 膝关节置换术后髌骨相关的疼痛并不一定与髌骨植入物本身有关。

· 关注可能被忽略的假体位置不良或者股骨尺寸过大造成的髌股关节问题。

第五十二章 伸膝装置重建——人工合成网片

Kevin I. Perry, Arlen D. Hanssen
骆晓飞 / 译

52.1 概述

这一章节主要讲解初次全膝关节置换或者膝关节翻修手术过程中伸膝装置断裂的处理。以往治疗类似患者，往往采用单纯缝合固定，同种异体肌腱移植，同种异体全伸膝装置移植。而人工合成网片重建伸膝装置提供了一种有效的、廉价的重建方法。该技术利用聚丙烯移植物折叠并采用不可吸收缝线缝合固定。可以将移植物于髓外固定于胫骨前方骨皮质，或者将其固定于髓内胫骨翻修假体前方。伴随着股内侧肌和股外侧肌移位，将网片通过一个下外侧入口跨越髌骨，使用不可吸收和可吸收缝线将其与近端的股外侧肌和股内侧肌缝合在一起。网片采用"背带裤 Pants-Over-Vest"技术确保其表面的软组织覆盖。采用这一技术能够提高临床效果，显著提升术后 KSS 评分。减轻术后疼痛，改善膝关节功能，具有良好的经济性和可操作性。

52.2 关键原则

• 将一条规格为 25~35.5cm 的人工合成聚丙烯网片折叠成长条状，并使用不可吸收缝线进行缝扎。

• 将移植物于髓外固定（借助骨槽）于胫骨前方骨皮质，或者将其放置于胫骨髓内，将其放置于胫骨翻修假体的龙骨前方。

• 将骨内侧肌和股外侧肌向远方转移，在保持张力情况下，将网片穿过软组织骨道，采用不可吸收缝线将其与股内侧肌和股外侧肌缝合在一起。

52.3 预期

在既往治疗中，伸膝装置断裂的治疗方法包括：单纯缝合固定（急性损伤），异体跟腱移植或者同种异体全伸膝装置移植。这些治疗方式疗效中等且治疗费用昂贵。同时不可避免地具有相关并发症，包括伸膝装置迟滞、免疫反应和疾病传

播的风险，以及组织来源受限和价格昂贵。重建伸膝装置的一项具有低廉成本的替代方案是采用人工合成网片重建伸膝装置。一系列病例也证实了采用这种成本低廉的办法具有良好的临床效果，是一项值得推广的技术。

人工合成网片重建伸膝装置被证实能够缓解患者膝关节疼痛，显著改善膝关节功能，提高患者膝关节 KSS 评分。对于无菌性膝关节翻修，KSS 评分由术前平均 36 分提高至 75 分。社会功能评分由术前平均 20 分提高至术后 50 分。在中期随访过程中，患者伸膝迟滞显著改善。随着时间的推移，术后膝关节屈曲度数的改善也并未增加伸膝迟滞的发生。无论是在无菌性翻修还是感染相关的翻修中，整体生存率良好。人工合成网片并没有增加感染等并发症，是一项非常有优势的选择。

52.4 适应证和禁忌证

初次伸膝装置修复通常用于髌腱急性断裂。而人工合成网片通常可用于有菌性或无菌性假体失败的翻修患者，合并有急性、亚急性或者慢性伸膝装置断裂。使用人工网片重建伸膝装置的禁忌证包括：持续存在的感染或者软组织条件差，不能闭合伤口。非绝对禁忌证：糖尿病被认为是重建失败的一个危险因素。可能与该病引起的体质和血管异常相关，导致重建后的伸膝装置不能与周围软组织成功整合。

52.5 特殊说明、体位和麻醉

所有接受伸膝装置重建的患者均需检查膝关节正侧位、髌骨周围 X 线检查。同时检查患者红细胞沉降率、C- 反应蛋白（CRP）排除感染。如果确定存在膝关节感染，同时还合并有伸膝装置断裂，那么推荐先进行膝关节旷置，感染控制后行二期伸膝装置重建。手术过程中，患者取仰卧位，推荐使用无菌止血带，放置位置不影响手术

操作。人工合成网片在无菌台上缝制完成，取一块 25~35.5cm 大小规格的网片，折叠 8~10 层，宽为 2~2.5cm，并用不可吸收缝线缝扎。

52.6 手术技巧、经验和教训

人工合成网片尽管已被证实能够保证足够的强度，但是如何确保网片能与骨进行坚强的固定至关重要。在既往手术中发现，无血管化的同种异体移植物具有高的失败率。因此在伸膝装置重建过程中，要适当切除移植网片周围的无血管组织。对于网片胫骨侧的固定，已发现髓内固定优于髓外固定。髓内固定可以防止胫骨结节不愈，也能避免固定部位发生胫骨骨折或撕脱性骨折。

应在膝关节伸直位进行网片固定，拉紧网片同时，并将股内侧肌尽量向远端推移，将两者最大限度地吻合在一起。通常情况下，在固定完成后，膝关节能够顺利屈曲至 40°~60°。

52.7 可能遇到的困难

• 如果没有将股内侧肌和股外侧肌移动到正确的位置将导致膝关节伸膝迟滞和（或）重建失败。通常情况下，由于伸膝装置断裂，股内侧肌和股外侧肌均向近端缩回，因此切口需向大腿近端延长才能准确识别，并将其拉回膝关节周围。

• 未能正确识别并去除无血供组织可能导致软组织与网片整合不佳，导致机械性失败。

• 皮下软组织未能完全覆盖网片，导致关节液渗出至皮下，形成皮下血肿。应尽一切可能保证皮下软组织完全覆盖网片。

52.8 关键手术步骤

• 在无菌台上对网片进行准备时要使用不可吸收缝线缝扎（图 52.1）。

• 皮肤切口通常沿用患者膝关节原切口，如有多个切口，沿用最外侧的既往切口相对更加安全，因为这样能够更好地保持膝关节前方的血供。切开皮肤后，对皮下组织进行锐性分离显露出内侧关节囊，采用标准的髌旁内侧入口切开关节囊。

• 网片在胫骨前方的固定，主要有两种方法。一种是在胫骨前方打一骨道进行固定。另一种方法是在行胫骨翻修时，将网片的远端固定在胫骨

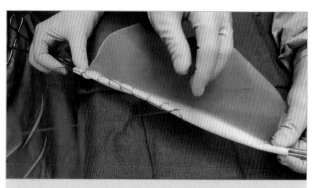

图 52.1 在无菌台上用不可吸收缝线缝制网片

髓腔内。

（a）如果胫骨侧假体不需进行翻修，那么只能采用第一种方法，在胫骨前内穿透骨皮质开一骨道，位置位于胫骨假体龙骨远端。将缝制好的网片插入骨道，用骨水泥进行固定，在网片远端加用一枚拉力螺钉辅助固定（图 52.2 和图 52.4）。

（b）如果患者同期进行胫骨假体翻修，可以将网片远端固定于胫骨髓腔内。具体方法是在胫骨部件进行骨水泥固定前将网片插入胫骨髓腔内，放置于胫骨部件和前方骨皮质之间。位置位于胫骨前内侧，也就是位于胫骨嵴内缘（图 52.3 和 52.4）。胫骨部件长度需满足远端超过网片远端 4~6cm，以确保胫骨部件的稳定。

• 胫骨固定后，做一个外侧软组织瓣或借助残余支持带填入网片和聚乙烯垫片之间，减少聚乙烯衬垫对网片的磨损。

• 在残余髌腱或支持带中间做一小切口，将网片穿过残余的髌腱和支持带，尽可能用软组织包绕网片，使用不可吸收缝线将软组织和网片进行缝合。随着网片向膝关节近端推进，于髌骨前方穿出。髌骨切除不作为手术的常规，但是如果软组织缺乏，可以将髌骨切除以容纳网片。

• 在膝关节完全伸直位，采用钝性剥离的方法松解所有粘连，游离部分股外侧肌和股内侧肌。皮肤切开根据松解范围可以适当延长。股外侧肌和股内侧肌向远端转移恢复合适的膝关节张力和髌骨高度。在术中可以借助非可吸收缝线将股外侧肌和股内侧肌向远端牵拉，与此同时，将聚乙烯网片拉紧。使用不可吸收缝线将移植物与外侧支持带、股外侧肌和股四头肌腱进行缝合，近端多余的网片予以切除。网片固定于股外侧肌浅面、股内侧肌深面，类似于"背带裤"式固定。需要

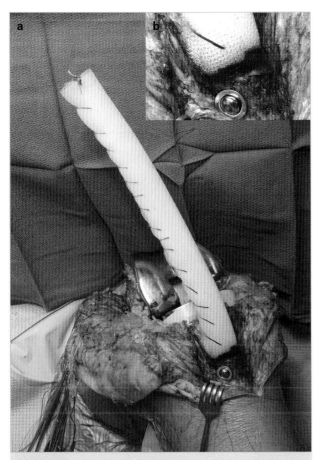

图 52.2　a. 网片通过骨道和螺钉固定。b. 网片、骨水泥和骨皮质表面螺钉的特写。通常，骨道为 2cm×2cm，网片远端在骨道内部用骨水泥填充固定

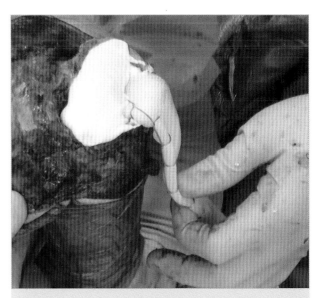

图 52.3　在同期进行胫骨侧翻修时，可以将网片置入髓腔内固定

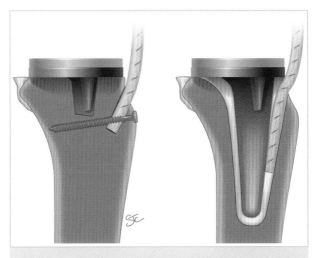

图 52.4　左侧图片显示不翻修胫骨侧假体的情况，通过骨道来固定网片。右侧图片显示进行胫骨侧假体翻修时的情况，将网片放置于胫骨假体前方，在置入骨水泥假体时将网片固定于髓腔内

注意的是网片必须有软组织袖套全程覆盖。

- 关节囊缝合采用标准的关节囊缝合技术。
- 术后需要佩戴长腿支具 12 周。支具去除后，开始进行膝关节屈曲功能锻炼，每 4 周增加 30° 屈曲。在去除支具后的 12 周达到膝关节屈曲 90°。

52.9　补救措施

在行网片伸膝装置重建失败的情况下，补救方案包括：再次行网片重建，同种异体全伸膝装置移植，膝以上截肢或者膝关节融合。

52.10　陷阱

- 缺乏血供的软组织未能完全去除导致网片与软组织整合不佳。这种情况最常见于既往尝试同种异体移植重建伸膝装置失败的患者。

- 股外侧肌和股内侧肌向膝关节远端移位不够，导致伸膝装置重建失败或残留伸膝迟滞。病程较长的患者，由于肌肉回缩严重，术中需向近端延长切口，进行广泛松解，确保股内侧肌和股外侧肌能够有足够的远端移动度。

- 术后制动时间不足导致网片与周围软组织整合失败，造成重建早期失败。作者推荐佩戴下肢长支具 12 周，限制膝关节活动。12 周后开始渐进性的膝关节屈曲功能锻炼。

第五十三章　股骨骨软骨置换

Luis Eduardo Passarelli Tirico, William D. Bugbee

蔡松涛 / 译

53.1 概述

股骨骨软骨置换可通过新鲜异体骨软骨移植术（OCA）来治疗股骨髁关节软骨全层病变。OCA 有超过一个世纪的临床经验。许多临床和基础研究表明，同种异体移植是修复软骨或骨软骨病变的金标准。股骨髁异体移植的外科技术包括 Dowel（骨软骨塞镶嵌）技术或 Shell（骨软骨片移植）技术，以恢复股骨髁成熟的关节软骨骨软单元（骨和软骨）。

53.2 关键原则

• 下肢力线不良和韧带不稳必须在同种异体移植手术之前或同时处理。
• 来自器官 / 组织供体的同种异体移植物在移植前需要在正确温度下保持新鲜。
• 组织恢复通常在移植后 2~6 周，平均约 20 天。
• 随着贮存时间的推移，软骨细胞活力逐渐下降。目前正在研究新的组织培养基来提高组织培养时间和维持细胞活力。
• OCA 通常用于骨软骨病变 > 2cm² 或作为初次软骨修复失败后的挽救措施。
• OCA 的优点包括：单阶段手术，无须考虑供体病变，一次性恢复受累区域的关节软骨到正常状态。
• OCA 的缺点包括：异体移植组织获取的有限性，移植供体传播传染病的可能性，以及受体的免疫反应。
• 手术操作可以使用特定的器械（固定钉技术）或小碎片移植（外壳技术）来恢复骨软骨单元。
无论使用什么技术，都应遵循以下基本原则。
• 供体与受体匹配差 < 2mm。
• 必须最低限度对受体区域切除。
• 由供体获取的移植组织的部位与受体损伤部位一致。
• 准备供体移植物，深度与受体部位测量的深度相同，边缘用锉刀修整齐。
• 必须非常轻柔地操作来固定移植物。

53.3 预期

OCA 治疗股骨髁的优良结果已被证实，基于该项技术的研究和临床评估正在持续进行，以进一步阐明膝关节异体骨软骨移植的适应证和临床结果。

53.4 适应证

OCA 的适应证包括广泛的病理性缺损，如软骨修复和复杂的骨软骨重建。

53.4.1 软骨修复

• > 2cm² 的软骨或骨软骨缺损。
• 剥脱性骨软骨炎。
• 失败的软骨修复手术翻修。
• 无全层软骨缺损的软骨下骨病变。

53.4.2 复杂的骨软骨重建

• 关节周围骨折畸形愈合。
• 部分单间室关节炎或多发性的退行性病变患者。
• 大范围Ⅲ型或Ⅳ型剥脱性骨软骨炎。
• 股骨髁骨坏死。

53.5 禁忌证

由于增加了并发症的风险，OCA 不应用于某些病理性缺损。其中一些情况有：
• 常规的骨性关节炎。

- 经常使用含有尼古丁的烟草。
- 炎症性关节病活动期。
- 持续存在关节感染。

53.6 特别注意事项

当考虑使用 OCA 进行软骨修复时，外科医生必须找到一个合适的供体，以便使受体缺损特征与供体相匹配，因此并不是总能在预定的日期和时间进行外科手术。通常情况下，为了保持移植物的高细胞活力，患者会在手术前 7~10 天内收到供体可用的通知。供体和受体的匹配通常根据测量胫骨近端大小来实现，我们可以使用膝关节正位平片进行比对。受者胫骨宽度测量经放大矫正的标准正位 X 线片，供体胫骨测量可使用卡尺直接测量其宽度，观察二者数据是否相匹配。当供者和受者的测量数据相差 2~3mm 时是可以接受的。通常情况下，根据供者的性别、身高和体重进行匹配即能满足需要。在进行拼接技术时，供体胫骨宽度应大于或等于受体，这样才能允许供体股骨髁的凸度与受体相似或更平坦。

Dowel（骨软骨塞镶嵌）技术和 Shell（骨软骨片移植）技术是制备和置入 OCA 的两种常用技术，这两种技术各有优缺点。Dowel 技术在原理上类似于自体骨软骨移植（OATS）。该技术借助现成的手术工具完成这一过程，适用于直径为 15~30mm 的髁间病变。由于 Dowel 技术通过压配插接的稳定性固定于受体股骨髁，通常不需要额外的固定。缺点是非常靠后的股骨髁和胫骨平台病变不利于圆形取芯系统（这需要与关节表面垂直的入路）的使用，这种情况更适合采用 Shell 技术。此外，病变的卵形或细长程度越高，就需要在受体部位牺牲越多的正常软骨，以容纳圆形供体骨软骨塞。Shell 移植技术在操作上比较困难，通常需要固定，但 Shell 技术可以根据受体软骨缺损形状进行移植，以最大限度地减少受体正常软骨的丢失。

53.7 特殊说明、体位和麻醉

手术时患者取仰卧位，采用腰硬联合麻醉或全身麻醉加股神经阻滞麻醉，患侧大腿近端使用止血带。根据病变位置，选择前内侧或前外侧 5cm 左右手术切口。注意记录病变的大小。

53.8 手术技巧、经验和教训

- OCA 可用于大型骨软骨病变的初次软骨修复，或作为之前软骨修复失败后的挽救性手术。OCA 可在解剖学上修复任何解剖表面的大型或复杂病变，特别是对于软骨下骨疾病的处理。
- OCA 对剥脱性骨软骨炎（OCD）损伤所引起的骨和软骨丢失均有修复作用。
- Dowel 技术在准备移植区域时，导丝必须垂直于关节面。特别在股骨内侧髁外侧壁的典型 OCD 病例中这是最重要的，这些病例的病变中心通常位于髁的负重中心区域的斜面上。
- 移植区域在找到健康的软骨下骨之前必须尽量减少切除的深度。
- 用脉冲冲洗骨表面去除骨髓成分，以降低移植物的免疫反应。
- 内侧髁的病变通常又长又窄，如果病变较大，可能需要进行两次移植。当使用两个移植物时，它们可以相邻放置或在其界面上重叠一小部分。
- Dowel 技术在使用多个骨软骨塞移植时，骨软骨柱的方向必须彼此汇聚，以恢复股骨髁弯曲的关节面。
- 对于简单的骨软骨塞移植，很少需要辅助固定。

53.9 可能遇到的困难

同种异体骨软骨移植手术特有的早期并发症很少。与其他手术相比，使用同种异体移植物似乎没有任何增加手术部位感染的风险。在膝关节中使用小切口能降低术后膝关节僵硬的风险。偶尔也会出现伤口持续渗出，这可能提示免疫介导性滑膜炎。新鲜异体骨的延迟愈合或不愈合是最常见的早期并发症，这一情况可以通过持续的不适感和（或）在 X 线片评估移植物 – 宿主界面是否异常来判定。延迟愈合或骨不连在较大的移植物中更为常见，如用于胫骨平台的移植物，或用于骨折复位的移植物，如治疗骨坏死。在这种情况下，临床观察是必不可少的，完全的愈合或恢复可能需要很长一段时间。

延迟愈合的早期处理包括：减少活动，制订负重预防措施，或使用拐杖。在这种情况下，仔细评估连续 X 线片可以帮助评估是否存在愈合倾向。磁共振成像（MRI）很少用于早期诊断，特别是术后 6 个月内，因为它们早期通常显示广泛的难以解释的异常信号。骨融合失败的移植物的后果是不可预测的。临床症状可能很轻，也可能有进行性的临床恶化和破碎、骨折或塌陷的影像学表现。

53.10 关键手术步骤

53.10.1 Dowel 技术

• 当进行 Dowel 技术时，在病变中心使用 2.5mm 克氏针钻孔，并使用 15~30mm 圆柱形模板测量需要修复的尺寸。

• 使用圆形铰刀对受体部位进行清理和准备。当遇到健康的软骨下骨出血时可确定清创深度，通常清创深度不超过软骨下骨 3~7mm，受体的制备总深度为 5~11mm（图 53.1）。

• 供体移植物通常在受体病变完全相同（原位）的位置取材，然后修剪到相同的厚度。供体移植物使用脉冲冲洗（1~2L），以便冲洗出潜在的免疫骨髓成分，以减少同种异体移植物的整体生物免疫负荷（图 53.2）。

• 用手适当地旋转插入移植物，然后轻轻按压到位，并手动活动膝关节。最后，必要时进行非常轻柔的夯实，使移植物完全就位（图 53.3）。在大多数病例中采用压合技术固定，在少数病例中可采用可吸收内固定装置进行补充固定。

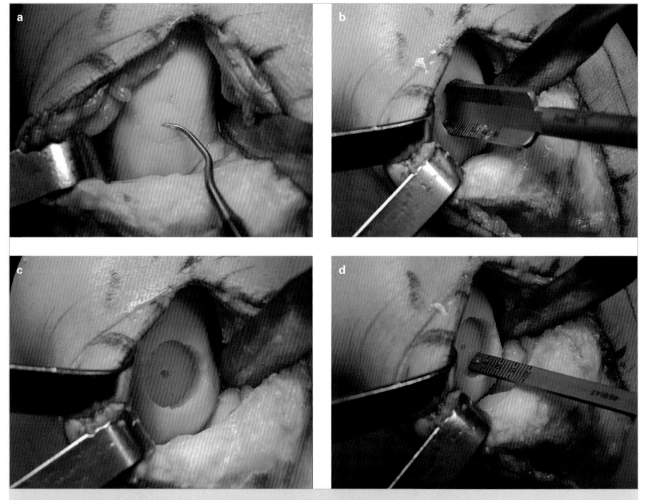

图 53.1 a. 股骨内侧髁自体骨软骨移植失败。b. 铰刀准备移除受体受损的关节软骨和软骨下骨。c. 准备完善的病变部位视图。d. 四象限准备完成后测量病灶深度

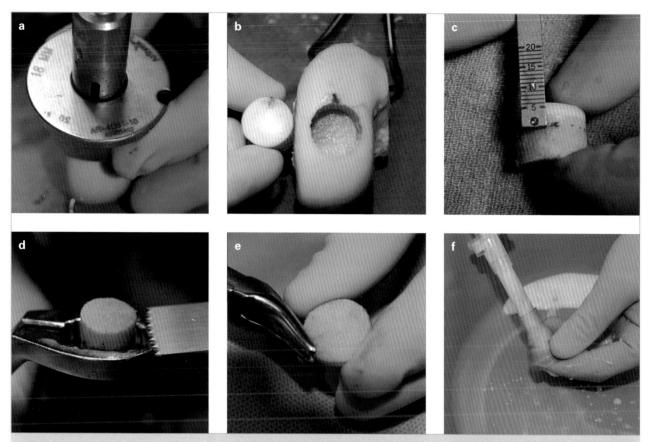

图 53.2 a. 移植物收集导管和锯放置在垂直于关节面的位置。b. 获得的供体股骨髁同种异体移植物。c. 根据受体深度修剪移植物到适当的厚度。d. 移植物安装在移植物支架上，作为切割导向，并用摆锯切割。e. 修整移植物的边缘，以便于置入受体缺损处。f. 用高压灌洗液冲洗，以除去移植骨中的骨髓成分

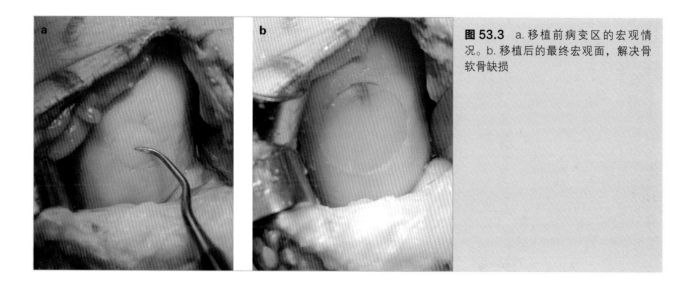

图 53.3 a. 移植前病变区的宏观情况。b. 移植后的最终宏观面，解决骨软骨缺损

•术后立即允许膝关节全范围活动，不适用免疫抑制疗法。术后 4~6 周允许患者负重 25%，6 周后，在患者能忍受的情况下逐步负重。4~6 个月允许患者逐步恢复娱乐和体育活动。

53.10.2 Shell 技术

尽管对于大多数病变，通常最先考虑钉状 Dowel 技术（塞或栓状异体移植方法），但如果病变的大小或位置不适合放置环装移植器械，外科医生应该准备好进行 Shell。

•对于 Shell 技术，可通过前面描述的关节切开术确定缺损的位置，病变的尺寸可以通过记号笔标记。

•使用电动摆锯、锋利的刮匙和截骨刀，将软骨下骨切除 4~5mm。

•使用长宽深测量或箔模板测量受体的大小，使用摆锯从供体髁上切下最初的移植物形状，通常会稍微大几毫米，然后使用多个手术器械将多余的骨头和软骨去除。

•然后将移植物与关节面齐平放置，充分冲洗移植物和宿主面。

•是否需要固定取决于固定的稳定程度。当需要固定时，通常使用生物可吸收螺钉，但也可使用埋头加压螺钉作为替代（图 53.4）。

•全范围活动膝关节确保移植物稳定性后，规范缝合伤口。

•术后早期处理包括疼痛、肿胀的控制，肢体协调性和活动度。根据移植物的大小和稳定性。患者通常保持非负重下地活动 4~6 周。髌股关节移植的患者可以在伸直状态下负重，在前 4 周内，可以使用固定装置或部分活动范围支具，一般屈曲度限制在 45°。在第 2~4 周加入骑自行车等闭环运动。在第 2~4 个月暂缓负重，使用轮椅或拐杖辅助下地活动。在第 3~4 个月可以逐步开始完全负重和正常步态行走。在关节康复完成和影像学证实完全愈合之前，一般不早于术后 6 个月进行娱乐和运动。

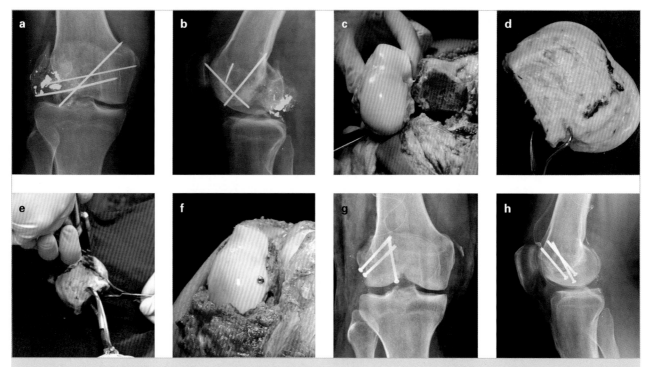

图 53.4 a. 右膝正位 X 线片显示枪伤后股骨外侧髁爆裂后固定失败。b. 右膝侧位 X 线片显示股骨外侧髁远端和后端骨折移位。c. 采用徒手技术，用锯片和供体移植物制备供移植用的股外侧髁。d. 用手术笔在供体移植物上测量受体解剖值。e. 用锯片切割供体移植物，使其与受体缺损相匹配。f. 用 3 枚空心螺钉固定供体外侧股骨髁的最终宏观面。g. 术后正位 X 线片显示移植后股骨外侧髁的恢复情况。h. 术后侧位 X 线片显示股骨髁轮廓恢复，大小与股骨内侧髁相似

53.11 补救措施

对于失败的同种异体移植的治疗可以选择临床观察，如果患者症状轻微，则认为关节疾病进一步进展的风险较低。关节镜检查和清创也可用于手术失败的治疗。最后，改良异体移植术的成功率接近原代异体移植术。新鲜骨软骨同种异体移植术可作为初次异体移植失败的翻修手术，这也是新鲜骨软骨同种异体移植术的特殊优势之一。在缺损范围更大的关节疾病中，尤其对于老年人，改用关节置换术是很好的选择。

53.12 陷阱

• 如果存在未处理的力线异常和韧带不稳，将增加骨与软骨修复失败的风险。

• 供体和受体的形态匹配非常重要，尤其是在使用 Shell 技术时。

• 移植物的厚度和受体区域深度需保持一致。用力敲打移植物使其达到目标深度的做法可能导致软骨细胞坏死，造成移植失败。

• 移植物的愈合依靠细胞的爬行替代，大的移植物的愈合时间较长。

第五十四章　髌骨骨软骨置换

James P. Stannard

蔡松涛 / 译

54.1 概述

该手术主要针对髌骨和（或）滑车的大型全层关节软骨缺损的治疗。

54.2 关键原则

成功的新鲜异体骨软骨移植术（OCA）需要遵循一些关键原则。首先，为了获得长期的成功，移植物在移植时必须至少有 70% 的软骨细胞活力。这可以通过使用密苏里骨软骨保存系统（MOPS）技术保存移植物来实现。一些评估软骨细胞活力的研究发现，只有 27% 的移植物中的存活软骨细胞超过 70% 阈值，并且这些细胞存活良好移植物的储存时间在 17~20 天。使用 MOPS 保存的移植物软骨细胞存活率均显著高于 70% 的阈值，且平均储存时间超过 44 天。

髌骨 OCA 的第二个关键原则是在大多数情况下需要更换整个髌骨或整个滑车。滑车和髌骨的解剖学特征使得它们不适合用 Dowel 技术进行移植。第三个关键原则是将移植物切薄，关节软骨和骨的厚度约为 7mm。第四个关键原则是将异体移植物的松质骨浸泡在从受者身上采集的骨髓浓缩液中。

54.3 预期

这项技术属于一项新的技术，缺乏长期的临床随访数据。早期的研究结果是令人鼓舞的，一旦移植物完全纳入，大约需要一年的时间移植和爬行替代。患者移植后的一年应能避免膝关节碰撞和剪切应力。

54.4 适应证

OCA 适用于活动量大的全层关节软骨缺失（> 2.5cm²）患者，因软骨损伤继发关节疼痛和功能障碍。一般情况下，患者应为年龄 < 55 岁且日常从事高强度活动，但 > 55 岁活动量大的患者也可能是合适的手术候选者。患者在准备 OCA 之前，应该有过休息、抗炎治疗和理疗失败的治疗经历。

54.5 禁忌证

久坐的患者不适合进行 OCA。合并有关节基础疾病（如类风湿关节炎）的患者不能作为候选者，除非能够证明基础疾病得到了很好的控制，并且不太可能导致移植物过早退变。体重指数（BMI）> 35 和吸烟的患者应视为相对禁忌证。

54.6 特别注意事项

一般来说，活动量大的患者最适合进行 OCA。< 40 岁的活动量小的患者也可以考虑，但是患者必须有一个稳定的膝关节和正常下肢力线，才能取得成功的 OCA。髌骨轨迹和髌骨或滑车发育不良也是需要考虑的因素，对于这些不正常的患者必须接受同期的或分阶段的手术（如胫骨结节截骨术）来解决异常。

明显的滑车发育不良伴正常关节软骨是一个必须解决的挑战。我们已经成功移植了一个形态正常的滑车，与被移植的髌骨相匹配。第二个可以考虑的选择是滑车成形术。目前还没有足够的数据在这两种手术之间给出明确的循证建议。

54.7 特殊说明、体位和麻醉

患者取仰卧位，用 Stulberg 支架固定在手术台上。通常采用全身麻醉，术前可使用周围神经阻滞麻醉来帮助控制术后疼痛。

54.8 手术技巧、经验和教训

· 文献报道，从髌骨和滑车上铰刀扩孔的圆形移植物没有取得良好的预后。这可能是移植物的形状结构难以与患者匹配。

· 如果髌骨需要更换，我们强烈建议更换整个关节面。

· 内侧髌旁入路必须延长到股四头肌建，以便在手术中外翻髌骨。

· 远端骨块和近端骨槽为髌骨移植物提供三维稳定性，以实现膝关节早期运动（图 54.1）。

· 偶尔出现髌骨或滑车一侧受损的情况，可以考虑只更换损坏的面。在很多情况下，这比替换整个关节面更加困难。

· 移植骨的松质骨侧应用脉冲冲洗器冲洗，然后浸泡在受体患者的骨髓抽取液（BMAC）中。这能显著地提高移植物与受体结合的速度和程度。我们通常将从股骨远端抽取骨髓作为手术的第一步。

· 髌骨的固定方法如图 54.1 所示，切开移植物和患者髌骨，然后用 4 根生物可吸收针固定。

· 滑车置换的稳定是依靠移植物和受体三维解剖结构吻合、2~3 个可吸收的植入物（Smart Nail，Convatech）来固定的，如果有必要可吸收针也可以使用（图 54.2）。

· 髌股置换术后膝关节初始运动为 0°~60°。如果患者情况良好，我们会在 2~4 周后将屈曲度提高到 90°。6 周的康复训练后可以完全正常活动。

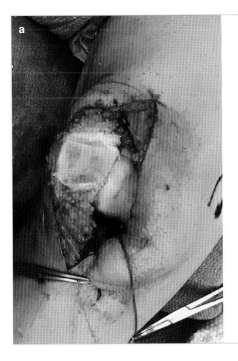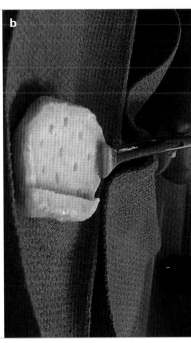

图 54.1　髌骨异体移植物置入术前准备。a. 受体部位应用摆锯进行截骨，截除关节面并重建偏心距，髌骨上极凸起，髌骨下极凹陷。b. 异体移植骨的软骨面朝下，对接区域的偏心距与受体相匹配

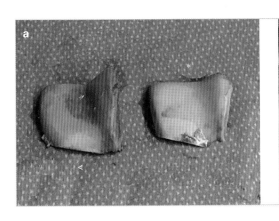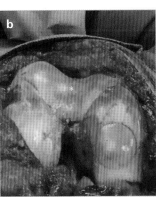

图 54.2　同种异体滑车移植。a. 已切除滑车的坏损骨软骨表面（<）和拟匹配的新鲜同种异体骨软骨移植物（*）。b. 同种异体滑车移植（*）

54.9 可能遇到的困难

在许多情况下会遇到髌骨宽度是匹配的，但移植物的长度比受体髌骨短，这时只要宽度匹配，就会形成良好的匹配。

修整滑车以使其表面与受体的滑车完美匹配是很困难的。在部分患者中移植物与受体之间有一些小间隙是很常见的。用自体移植骨（取自受体切除的髌骨和滑车）和BMAC的混合物对这些小间隙进行骨移植填充效果很好。

54.10 关键手术步骤

54.10.1 滑车

- 采用膝关节前正中手术切口。
- 用Jamshidi针收集60~120mL骨髓抽吸液，浓缩后在手术后期使用。
- 内侧或外侧髌旁入路都是可行的，我们常规使用内侧髌旁入路，当患者外侧同时伴有损伤时我们会选择髌旁外侧入路。
- 使用摆锯将供体滑车切除至7mm（骨头与软骨）深度。在大多数情况下切除整个滑车。但如果所有的软骨损伤都位于内侧或外侧，可以考虑只切除滑车受损部分。切割导板正在开发中，目前这些都是使用的徒手切割。
- 切割下来的供体残余部位需要带到手术台上，用作切割异体移植物滑车的模板。
- 在最初的同种异体移植物切割之后，将其带到患者身边，用摆锯进行微调切割，以获得最佳的吻合度。这一步骤通常需要对初始切割的多个细节进行改动，以实现最佳的可能匹配。

- 一旦获得理想的匹配，同种异体移植物将被带到器械台上，用脉冲灌洗去除松质骨侧。
- 然后将受体的BMAC浸泡在异体移植物的松质骨表面。
- 用1~2根直径1.25mm的克氏针将移植物暂时固定在某个位置。
- 压缩固定是通过钻孔和放置两个可吸收压缩钉（Convatech，NJ）来实现的。这些植入物通常放置在滑车内侧和外侧的非关节面（图54.3）。
- 另外两根生物可吸收针（Arthrex，Naples，FL或Convatech，NJ）放置在移植物的近端。
- 混合BMAC的部分骨移植物被填充到移植物和患者之间的空隙中。然后把注意力转向髌骨。

54.10.2 髌骨

- 用卡尺测量髌骨厚度，同时需要考虑关节软骨缺失的情况。这一测量将用于评估移植物所需的厚度，避免移植物太厚或太薄，最重要的是要避免髌骨"过度填塞"。
- 在大多数情况下，切除整个关节面大约7mm的深度。如果所有的损伤局限在内侧或外侧关节面，可以考虑只切除和替换受累的关节面。切割下来的部位被带到手术台上，用作切割异体移植物的模板。
- 本体髌骨去除远端骨块，近端截出一个骨槽。同样，在移植物的近端留下一个骨片，以便于受体髌骨的骨槽相吻合，以提供三维稳定性。
- 在完成最初的截骨后，移植体被带到患者术野进行对比，使用往复锯完成最后的修正达到完美地贴附。使用卡尺测量移植骨和原骨的厚度，使之与原髌骨关节相匹配。在检查二者的配合度

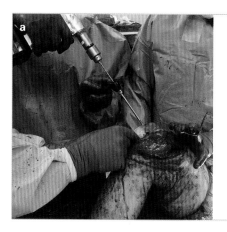
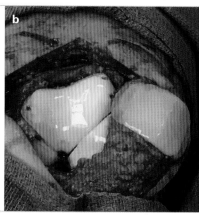

图54.3 用可吸收针固定移植物。a. 在移植物外围钻孔。b. 可吸收针埋在软骨下（移植物周围的暗点）

良好后，将移植骨带到器械台上。

・使用脉冲灌洗法冲洗移植骨的松质骨面。

・然后将移植骨浸泡在受体 BMAC 中。

・将移植骨放回患者身上，在近端和远端分别放置两根可吸收生物针固定（图 54.4）。

・然后将移植物放回其正常解剖位置，通过活动膝关节或关节镜探察评估髌骨的轨迹。

・可以在缝合髌旁入路切口时进行调整以解决轻微的髌骨轨迹不良。严重的情况可能需要胫骨结节截骨术。可根据术前体格检查、TT–TG 等指标确定是否需要截骨。

54.11 补救措施

如果在术后恢复期出现移植失败，外科医生可以使用新的移植骨来修复，或者进行髌股关节成形术。在术前和手术结束前应发现下肢力线不齐和髌骨轨迹不良的问题。如果没有发现或处理不当，应再次进行检查来明确轨迹不良的原因，然后进行胫骨截骨手术或其他重建手术。

在切除损伤的髌骨软骨时，必须在髌骨伸膝装置保留足够的骨床。由于截骨过度后没有更好的补救方法，因此宁愿残留过多的骨骼。

54.12 陷阱

应用卡尺评估移植骨和残留骨的厚度，可以选择增加移植骨的厚度或从异体移植骨中截除额外的骨（减少厚度），避免使用过厚的移植骨造成髌股关节"过度填充"。

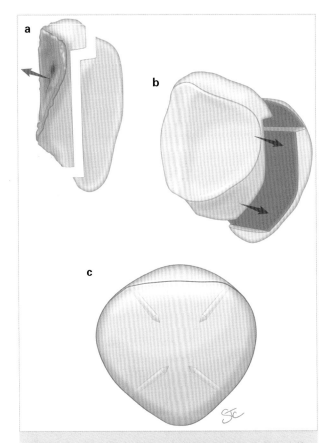

图 54.4　异体髌骨移植。a. 切除受损骨软骨表面（箭头），新鲜同种异体骨软骨移植物。b. 用从受者股骨远端获得的自体骨髓抽吸浓缩液浸泡同种异体骨软骨。c. 骨软骨移植物置入后的最终形态

索引